小児科ステロイドの使い方・止め方・続け方

効果は最大，副作用は最小をめざす診療のすべて

編集 **稲毛康司**
前 日本大学医学部小児科学系小児科学分野准教授

文光堂

執筆者一覧

■編集
稲毛　康司　　前　日本大学医学部小児科学系小児科学分野准教授

■執筆 (執筆順)

田中　廣壽	東京大学医科学研究所附属病院抗体・ワクチンセンター免疫病治療学分野教授
稲毛　康司	前　日本大学医学部小児科学系小児科学分野准教授
赤嶺　孝祐	大分大学医学部附属病院眼科
久保田敏昭	大分大学医学部附属病院眼科教授
堀川　玲子	国立成育医療研究センター内分泌代謝科診療部長
五十嵐　徹	日本医科大学付属病院小児科講師
岡藤　郁夫	神戸市立医療センター中央市民病院小児科医長
金澤　伸雄	和歌山県立医科大学附属病院皮膚科准教授
笠井　和子	兵庫県立こども病院アレルギー科科長
小林　一郎	KKR札幌医療センター小児・アレルギーリウマチセンター長
居石　崇志	東京都立小児総合医療センター集中治療科
余谷　暢之	国立成育医療研究センター総合診療部緩和ケア科診療部長
宮前多佳子	東京女子医科大学病院膠原病リウマチ痛風センター小児リウマチ科講師
金子佳代子	国立成育医療研究センター周産期・母性診療センター母性内科
山出　晶子	千葉県こども病院アレルギー・膠原病科部長
岡本　奈美	大阪医科大学泌尿生殖・発達医学講座小児科助教
秋岡　親司	京都府立医科大学大学院医学研究科小児科学講師
中川　憲夫	京都府立医科大学大学院医学研究科小児科学
山崎　崇志	埼玉医科大学総合医療センター小児科講師
西小森隆太	京都大学大学院医学研究科発達小児科学准教授
井澤　和司	京都大学大学院医学研究科発達小児科学助教
冨板美奈子	国立病院機構下志津病院小児科医長
今井　耕輔	東京医科歯科大学茨城県小児・周産期地域医療学准教授
上島　洋二	埼玉県立小児医療センター感染免疫・アレルギー科医長
佐藤　　智	埼玉県立小児医療センター感染免疫・アレルギー科医長
深澤　隆治	日本医科大学附属病院小児科准教授
河島　尚志	東京医科大学小児科学分野主任教授
野村　芳子	野村芳子小児神経学クリニック院長
内田　智子	千葉大学大学院医学研究院小児病態学
藤井　克則	千葉大学大学院医学研究院小児病態学講師
池原　　甫	千葉大学大学院医学研究院小児病態学
塩濱　　直	千葉大学医学部附属病院小児科助教
白石　一浩	国立病院機構宇多野病院小児神経科医長
加藤　雅崇	日本大学医学部附属板橋病院小児科
鈴木　潤一	日本大学病院総合診療センター小児科病棟医長

佐藤　真教	順天堂大学医学部小児科
大塚　宜一	順天堂大学医学部小児科客員准教授
山﨑　晋	順天堂大学医学部小児科
乾　あやの	済生会横浜市東部病院小児肝臓消化器科部長
富澤　大輔	国立成育医療研究センター小児がんセンター血液腫瘍科診療部長
幡谷　浩史	東京都立小児総合医療センター総合診療科・腎臓内科部長
久保田　亘	二子新地ひかりこどもクリニック院長
梅原　実	うめはらこどもクリニック院長
手塚純一郎	福岡市立こども病院アレルギー・呼吸器科科長
小林　茂俊	帝京大学医学部小児科教授・小児アレルギーセンター長
青木　崇倫	京都府立医科大学眼科学教室併任助教
外園　千恵	京都府立医科大学眼科学教室教授
永田　健児	京都府立医科大学眼科学教室助教
岸部　幹	旭川医科大学医学部耳鼻咽喉科・頭頸部外科講師
原渕　保明	旭川医科大学医学部耳鼻咽喉科・頭頸部外科教授

序

　小児科診療において，正確な診断と的確な治療が大原則であることはいうまでもない．この的確な治療にあっては，輸液療法，抗菌薬療法，ステロイド療法が三本柱である．いかに切れ味のよい治療が達成可能かはこれらの三療法に精通しているかによる．中でも，ステロイド療法は伝家の宝刀である．とっておきの切り札だが，使い方を誤ると自らが怪我をしてしまう．そうかといって，副作用を恐れて臆病になるのも困ったものである．ステロイド薬の特性を知った上で，大上段に構えて相対する病態に一撃を加えてほしい．

　ステロイド療法を扱った図書は数多くあるが，小児科領域に特化した参考書は見当たらない．本書は「小児科ステロイドの使い方・止め方・続け方」と題して，小児科領域に関わるあらゆる疾患におけるステロイド療法を幅広くカバーした現在唯一の参考書である．本書で取り上げた疾患すべてが，ステロイド療法の適応というわけではない．むしろ，ステロイド薬を使用しないほうがよいと論述している疾患項目もある．指南書として，必ずやお役に立てるものと確信をしている．

　本書を企画する中で，たまたま病棟医から寄せられた質問が気になった．経口プレドニゾロン薬 10 mg と水溶性プレドニゾロン薬 10 mg はともに等力価なのだから効果も同じはずなのに，どうして経口プレドニゾロン薬を優先して使用するのかがわからない，という内容であった．なるほど説明するとなると，なかなかの難問である．実際にリウマチ膠原病診療では，同じ力価であっても，経口投与のほうが静脈投与よりも効果がある．成書には静脈投与をする場合，経口投与量の 1.5～2 倍に増量 (2 分割で) したほうがよいとされている[1]．

　ステロイドの基本骨格はシクロペンタノヒドロフェナントレン環であり，脂溶性で水に溶けにくい特性がある．コハク酸でエステル化して水溶性にしたのが，水溶性プレドニゾロン薬（プレドニゾロンコハク酸エステルナトリウム）である．水溶性プレドニゾロン薬を静注すると，体内で加水分解されてプレドニゾロンとなって種々の作用を発揮する．どの程度の加水分解が起こって，遊離型プレドニゾロンに変化するのかは，個体差で異なる．血中濃度でみた薬物動態では，経口プレドニゾロン薬も水溶性プレドニゾロン薬も差異はないという報告が多く，用量依存性では説明できない．これらの報告では，平均滞留時間 (mean residence time：MRT) について言及はされておらず，薬効を理解するには不十分であった．

　そのような中で，体内での水溶性プレドニゾロン薬静注後のプレドニゾロンとしての MRT は，経口プレドニゾロン薬の MRT の 49 % であり，血中からの消失が速く，体内を通過するのに要する時間が短いことを報告している論文に出会った[2]．これは，静脈投与量を増量する考えを支持するものである．また，経口ステロイド薬投与では，腸で自然抗体や自己抗体を産生する B-1 B 細胞に作用することが優れた治療効果に関係しているという推論もある[3]．

　併せて，ステロイド薬の抗炎症効果はコルチゾール血中濃度で 1 μg/mL（プレドニゾロン 10 mg/日相当）で得られ，免疫抑制効果はコルチゾール血中濃度で 2.6 μg/mL（プレドニゾロン 25～30 mg/日相当）で得られる．ステロイド投与量を，抗炎症と抗免疫作用を分けて考え

ることが大切である[3]．

　先の質問は，投与するステロイド薬，投与方法，投与量，剤形の違いで，生理学的，薬理学的作用も変わり，結局のところ臨床効果を左右する範例として取り上げてみた．なかなか，ステロイド療法は奥深く，科学的に説明したくとも経験則が優先される不可思議なところがある．とはいっても，常に合理的に病態生理に沿って，ステロイド療法を行う上での心構えとしてご参考になればと思う次第である．

　多忙にもかかわらず，本書の企画に賛同していただきご執筆下さった，斯界のエキスパートの先生方に深謝をいたします．また出版にあたりまして，文光堂編集企画部の佐藤真二氏，臼井綾子氏のご協力をいただいたことに感謝をいたします．

2019年1月

稲毛康司

●文献
1) 三森明夫：膠原病診療ノート　症例の分析 文献の考察 実践への手引き，第2版，日本医事新報社，2003
2) Lee KH：Bioavailability of oral prednisolone. Seoul J Med 1991, 32(3)：131-137
3) 塩沢俊一：膠原病学　免疫学・リウマチ性疾患の理解のために，改訂5版，丸善出版，2012

目 次

I 総論

A ステロイドの作用機構と薬理作用，副作用 — 2

B ステロイド療法の実際 — 8
1. 投与方法 — 8
2. ステロイド薬の使い分け — 12

C ステロイド薬の副作用 — 16
1. 全身投与ステロイド薬（経口薬，注射薬） — 16
   a. 概説 — 16
   b. 成長障害 — 20
   c. グルココルチコイド誘発性骨粗鬆症 — 23
   d. ステロイド緑内障・白内障 — 27
   e. ステロイド糖尿病 — 30
   f. 高血圧・可逆性後頭葉白質脳症など — 33
2. 吸入ステロイド薬（鼻，気管支） — 36
3. 皮膚外用ステロイド薬 — 39

D ステロイド薬に対する過敏反応（ステロイドアレルギー） — 42

E その他 — 46
1. 患者・家族への説明—日常生活上の注意点 — 46
2. ステロイドと予防接種 — 49

II 各論

A 病態に応じたステロイド療法 — 54
1. 敗血症性ショック — 54
2. 緩和ケア—がん疼痛 — 57
3. 移行期医療—ステロイド薬と妊娠 — 60
4. 周術期管理，ステロイドカバー — 63

5．ステロイド離脱症候群 ………………………………………………… 66

B 疾患別のステロイド療法 ― 69

1．リウマチ膠原病 ………………………………………………………… 69
 a．若年性特発性関節炎（JIA） ………………………………………… 69
 b．全身性エリテマトーデス（SLE） …………………………………… 72
 c．若年性皮膚筋炎・多発性筋炎，免疫介在性壊死性ミオパチー …… 75
 d．IgA 血管炎（Henoch–Schönlein 紫斑病） ………………………… 78
2．自己炎症性疾患 ………………………………………………………… 81
 a．PFAPA 症候群 ………………………………………………………… 81
 b．ステロイド療法が主に行われる自己炎症性疾患 ………………… 84
  TRAPS，PAPA 症候群，Blau 症候群/若年発症サルコイドーシス，
  中條–西村症候群，高 IgD 症候群，クリオピリン関連周期熱症候群
3．免疫疾患 ………………………………………………………………… 88
 a．IgG 4 関連疾患 ………………………………………………………… 88
  コラム 原発性免疫不全症とステロイド療法 ……………………… 91
4．感染症 …………………………………………………………………… 93
 a．細菌性髄膜炎 ………………………………………………………… 93
 b．マイコプラズマ肺炎 ………………………………………………… 96
 c．ウイルス性肺炎 ……………………………………………………… 98
 d．伝染性単核球症 ……………………………………………………… 100
 e．敗血症 ………………………………………………………………… 102
5．川崎病 …………………………………………………………………… 105
6．菊池病 …………………………………………………………………… 109
7．神経疾患 ………………………………………………………………… 111
 a．急性脳症 ……………………………………………………………… 111
 b．重症筋無力症 ………………………………………………………… 114
 c．免疫性中枢性神経疾患 ……………………………………………… 118
  多発性硬化症，視神経脊髄炎，急性散在性脳脊髄炎
 d．免疫性末梢性神経疾患 ……………………………………………… 121
  Guillain–Barré 症候群，Fisher 症候群
 e．自己免疫性脳炎・脳症 ……………………………………………… 124
  NMDAR 脳炎，橋本脳症
8．筋疾患 …………………………………………………………………… 127
 a．デュシェンヌ型筋ジストロフィー ………………………………… 127
9．循環器疾患 ……………………………………………………………… 130
 a．心筋炎 ………………………………………………………………… 130
10．内分泌疾患 ……………………………………………………………… 133
 a．リンパ球性漏斗神経下垂体炎 ……………………………………… 133

ｂ．亜急性甲状腺炎 ……………………………………………………… 135
11．消化器疾患 …………………………………………………………………… 137
　　　ａ．炎症性腸疾患 ………………………………………………………… 137
　　　　　潰瘍性大腸炎，Crohn 病
　　　ｂ．好酸球性消化管疾患 ………………………………………………… 140
　　　　　好酸球性食道炎，好酸球性胃腸炎
12．肝疾患 ………………………………………………………………………… 142
　　　ａ．自己免疫性肝炎 ……………………………………………………… 142
13．血液疾患 ……………………………………………………………………… 146
　　　ａ．免疫性血小板減少症 ………………………………………………… 146
　　　ｂ．血栓性血小板減少性紫斑病 ………………………………………… 149
　　　ｃ．血球貪食症候群 ……………………………………………………… 152
　　　ｄ．Kasabach-Merritt 現象 ……………………………………………… 156
　　　ｅ．好酸球増加症 ………………………………………………………… 158
　　　コラム　TAFRO 症候群 ………………………………………………… 160
14．腎疾患 ………………………………………………………………………… 161
　　　ａ．ネフローゼ症候群 …………………………………………………… 161
　　　ｂ．紫斑病性腎炎 ………………………………………………………… 164
15．呼吸器疾患 …………………………………………………………………… 166
　　　ａ．クループ症候群 ……………………………………………………… 166
　　　ｂ．特発性間質性肺炎 …………………………………………………… 169
　　　ｃ．過敏性肺炎 …………………………………………………………… 172
16．アレルギー疾患 ……………………………………………………………… 175
　　　ａ．アレルギー性鼻炎 …………………………………………………… 175
　　　ｂ．気管支喘息 …………………………………………………………… 178
　　　　　1）長期管理 ………………………………………………………… 178
　　　　　2）急性増悪（発作） ……………………………………………… 183
17．眼科疾患 ……………………………………………………………………… 187
　　　ａ．アレルギー性結膜炎 ………………………………………………… 187
　　　ｂ．ぶどう膜炎 …………………………………………………………… 190
18．耳鼻咽喉科疾患 ……………………………………………………………… 193
　　　ａ．突発性難聴，ANCA 関連血管炎性中耳炎 ………………………… 193
　　　ｂ．顔面神経麻痺 ………………………………………………………… 197
19．皮膚科疾患 …………………………………………………………………… 200
　　　ａ．アトピー性皮膚炎 …………………………………………………… 200
　　　ｂ．Stevens-Johnson 症候群・中毒性表皮壊死症 …………………… 203
　　　ｃ．薬剤性過敏症症候群と急性汎発性発疹性膿疱症 ………………… 206

索　引 ……………………………………………………………………………… 209

本書では以下のように用語を統一した．
- ステロイド製剤は，ステロイド薬に．
- グルココルチコイドは，ステロイドに．ただし，グルココルチコイド誘発性骨粗鬆症のように一般化した用語は変更しない．
- コルチコステロイドは，ステロイドに．コルチコステロイドは，糖質コルチコステロイドと鉱質コルチコステロイドの総称とする．ただし，コルチコステロイド結合グロブリンのように一般化した用語は変更しない．

実臨床のステロイド療法は，おそらく経験に基づくことが多いかと思うが，エビデンスレベルの分類，ガイドラインにおける推奨グレードについて評価可能かも記載するように試みた．各論各項目を読む際に，**表1，2**を参考にしていただきたい．

表1 エビデンスレベルの分類

I	システマティック・レビュー，ランダム化比較研究のメタアナリシス
II	1つ以上のランダム化比較試験
III	非ランダム化比較試験
IVa	分析疫学的研究（コホート研究）
IVb	分析疫学的研究（症例対照研究，横断研究）
V	記述研究（症例報告，ケースシリーズ）
VI	患者データに基づかない，専門委員会や専門家個人の意見

(Minds診療ガイドライン作成の手引き2007, Minds診療ガイドライン選定部会(監修)，福井次矢他(編)，医学書院, 2007, p15より引用)

表2 推奨グレード

A	強い科学的根拠があり，行うよう強く勧められる
B	科学的根拠があり，行うよう勧められる
C1	科学的根拠がないが，行うよう勧められる
C2	科学的根拠がなく，行わないよう勧められる
D	無効性あるいは害を示す科学的根拠があり，行わないよう勧められる

(Minds診療ガイドライン作成の手引き2007, Minds診療ガイドライン選定部会(監修)，福井次矢他(編)，医学書院, 2007, p16より引用)

文献欄において，"＊"が頭に付いている文献は，推奨文献である．

著者,編集者,監修者ならびに弊社は,本書に掲載する医薬品情報等の内容が,最新かつ正確な情報であるよう最善の努力を払い編集をしております.また,掲載の医薬品情報等は本書出版時点の情報等に基づいております.読者の方には,実際の診療や薬剤の使用にあたり,常に最新の添付文書等を確認され,細心の注意を払われることをお願い申し上げます.

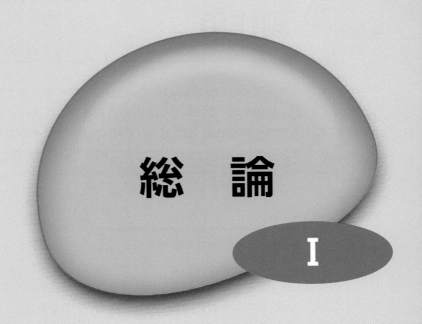

総論

I

I 総論

A ステロイドの作用機構と薬理作用，副作用

Key Points

1. ステロイドのレセプターはグルココルチコイドレセプター（GR）1種類であり，生理作用，薬理作用，副作用はいずれもGRを介した遺伝子発現調節による．
2. ステロイド作用は，GR上流，GR，GR下流，各々のレベルで制御される．
3. ステロイドの作用と副作用の分離に向けた研究が進展している．

はじめに

ステロイドは，内因性生理活性物質としての副腎皮質ステロイドホルモンと炎症性疾患などの治療薬という2つの側面を併せ持つ物質である．医療現場において日常的に汎用されるためか，改めてステロイドの特異な性質に関心が寄せられることは少ないかもしれない．しかし，いまだにステロイドの作用機構は十分にわかっておらず，その解明に向けた研究も活発である．本項ではステロイドの作用機構に関する現時点での理解をまとめ，薬理作用・副作用との関連を解説する．

1 ステロイドの作用機構

ステロイドの作用は，①リガンドであるグルココルチコイド（あるいは薬剤としてのステロイド），②グルココルチコイドのレセプターであるグルココルチコイドレセプター（glucocorticoid receptor：GR）（図1A），③GRの下流，に分けて考えるとよい．

a. グルココルチコイドリガンドとしてのステロイド

ストレス時，視床下部-下垂体-副腎系のエフェクター分子として内因性ステロイドであるコルチゾールが副腎皮質より分泌される．コルチゾールは細胞内で11β-hydroxysteroid dehydrogenase（11β-HSD）2により不活性型（コルチゾン）に，コルチゾンは11β-HSD1により活性型に，各々変換される（図1B）．すなわち，これらの酵素の発現量や活性の変化により細胞内活性型ステロイド濃度が変化し，ステロイド作用にも差が生じる．医学的にも肥満などの病態においてその関与が検討されている．

b. グルココルチコイドのレセプター（GR）は核内レセプター

細胞内でステロイドは，ほぼ全細胞に存在する核内受容体スーパーファミリーに属するリガンド依存性転写因子GRに結合し，遺伝子の発現を制御することでその作用を発現させる．GR遺伝子の異常は致死的と想像されていたが，部分的機能欠失にとどまるGR遺伝子変異を有する家系の存在も知られている．

GRはN末端の転写活性化領域，中央のDNA結合領域（DNA binding domain：DBD），C末端のリガンド結合領域（ligand binding domain：LBD）の3つの機能ドメインを有する．DBDは核内レセプター間で最も保存された構造で，zinc finger構造を有し，DNA上のグルココルチコイド応答配列（glucocorticoid response element：GRE）に結合する．N末端側転写活性化領域は転写共役因子や基本転写因子と結合するAF（activation function）-1領域を有する．LBDは12

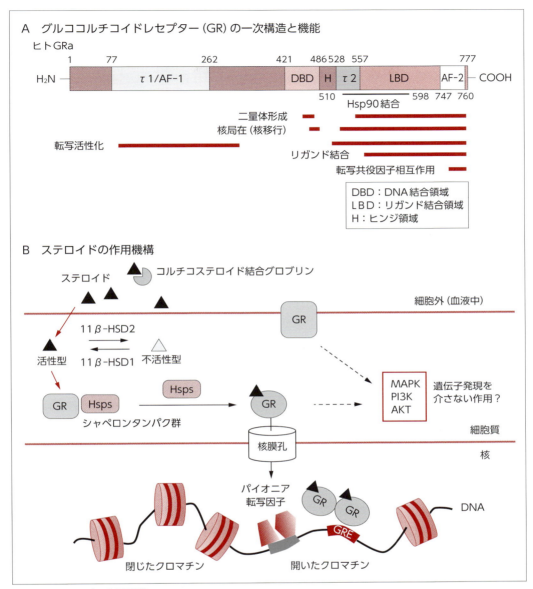

図1 ステロイドの作用機構

のαヘリックス構造と4つのβシート構造，リガンド結合ポケットを有し，AF-2でリガンド依存性にCBP（CREB-binding protein）/p300などの転写共役因子と結合する．2つの核局在シグナル（nuclear localization signal：NLS）の働きによりGRはリガンド依存性に核へ移行する．典型的（古典的）GREは6塩基からなるハーフサイトが3塩基のスペーサー配列をはさんで回文状に並んでいる（図1B）．最近，二量体GRが結合して遺伝子発現を負に制御するいわゆるnGRE（negative GRE）も新たに同定された．

GRの発現量の制御機構には不明な点が多い．現在まで，ユビキチン-プロテアソーム系

によるタンパクレベルの調節，ステロイド自体によるダウンレギュレーションなどが知られている．また，タンパク量には変化がなくても，酸化還元修飾，リン酸化やアセチル化などの修飾がGRの機能に影響を与える．一方，GR遺伝子の産物の多くは単にGRといわれるGRαであるが，alternative splicingや翻訳開始点が異なるなどの機序によってGRβなどの多数のアイソフォームが生じる．GRβはGRαを抑制性に調節するとされ，最近，その変異によりステロイド過敏症をきたす症例が発見されたのが興味深い．しかし一般的には，生体における主要なGRは従来から最もよく研究されているGRαであろう．GR遺伝子の多型とステロイド反応性の関係も注目されているが，人種差などもあり，一定の見解は得られていない．なお，膜型GRを介したノンゲノミック作用に関する報告もあるが，生物学的意義は不明である．

c. GRの下流

当初，GRは転写因子としてDNAに結合後，標的遺伝子の発現を活性化させてホルモン作用を現すとされていた．しかし，このモデルではステロイドの多くの組織における多様な作用を説明し得ない．その後，標的とするDNA配列，相互作用する転写因子とその相互作用様式，そして，エピジェネティック因子の多様な関与が相次いで報告され，ステロイドによる遺伝子発現制御の理解は時に"landscape"とも称されるように広がっている．実際，ステロイドはGRを介して約10％以上の遺伝子の発現に影響を与える．個々の組織，細胞のみならず，同一遺伝子においても発現制御機構は多様であり，組織特異的なステロイド作用に合理的に対応している．代表的な例として，COX(cyclooxygenase)-2遺伝子の例を挙げる．ステロイドの抗炎症作用機構としてNF-κB拮抗作用を介したCOX-2遺伝子の転写抑制作用が有名である．しかし，心筋細胞では，ステロイドはCOX-2遺伝子発現をむしろ亢進させ，PGD (prostaglandin D)合成を介して心筋保護に働く．

ここで，クロマチンの状態は組織，遺伝子ごとに異なり，時間依存的にも変化し，ステロイドの組織特異的作用発現に関連している．GRのDNAへのaccessibilityはクロマチンによって規定され，GRが標的DNA配列に結合するためには開裂状態（オープンクロマチン）であることが必要とされる．その機序は，AP (activator protein)-1など他の転写因子の近傍への結合（このような転写因子はパイオニア転写因子と称される），クロマチン関連因子の修飾など多様であり，GR標的遺伝子発現の時間的，空間的多様性の基盤となっている（図1）．また，GR自体によってもクロマチン構造が変化して標的遺伝子以外の遺伝子の発現に影響を与えることもわかってきた．例えば，マクロファージにおいてGR結合によりクロマチンレベルでの非緻密化が生じ，多くの遺伝子発現に関与するらしい[1]．

GRは核内，特にDNA上で多くの因子とアロステリックに相互作用を行うことでも遺伝子発現の多様な調節を可能としている．GRの立体構造修飾は，リガンド以外にもDNA結合サイト自体も関与する．相互作用する因子には，概日時計関連因子，NF-κBやAP-1, interferon regulatory factor (IRF)-3, signal transducer and activator of transcription (STAT) 5などがある．遺伝子発現制御様式も多様であり，GRが直接DNAに結合せずにDNAに結合した他の転写因子に結合する(tethering)，あるいは，他の転写因子とともにDNAに結合して転写を制御する(composite)などが知られている（図2）．ごく最近，GRはNF-κB結合部位に内在する進化的に保存された配列に結合してNF-κBのDNA

A　ステロイドの作用機構と薬理作用，副作用

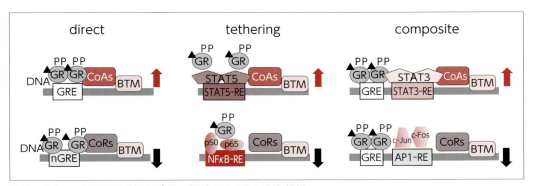

図2　グルココルチコイドレセプター(GR)による転写制御機構

結合を阻害することが明らかにされ，抗炎症作用機構を考える上で興味深い[2]．

ラットにおいては雌雄でステロイドによって制御される抗炎症遺伝子群が異なることが示されており，自己免疫性疾患などの性差を考える上で重要な知見である．このように，ステロイドの作用はGRという鍵分子の特性によって時間的，空間的に多様な制御を受けている．

2 ステロイドの薬理作用と副作用

先述したように，ステロイドの作用は一義的にGRを介した遺伝子発現によって規定される．したがって，生理作用，薬理作用と副作用もそれらの遺伝子産物の作用の総和であることに変わりはない．しかしながら，ステロイド濃度によって活性化されるGR量は異なり，標的遺伝子の発現レベルのみならずレパートリーが変化し得ることからも，ステロイドの生理作用，薬理作用，副作用がなぜ多くの臓器にわたって多様であるかが理解可能であろう．ステロイドの生理作用，薬理作用，副作用を臓器別に図3にまとめた．薬理量のステロイドを使用する場合，これらの遺伝子発現変化の帰結のうち，臨床的に有益なものが薬理作用，不利益なものが副作用である．

現時点ではステロイドの生理作用，薬理作用，副作用に対応するGR標的遺伝子の全貌は明らかではないが，その解明によってステロイド作用の基礎的理解のみならず特定の薬理作用に特化した新薬の開発や副作用対策が格段に進歩することは疑いなく，今後の研究が待たれる．実際，筆者の研究室では骨格筋におけるGR標的遺伝子の探索からステロイドの副作用であるステロイド筋萎縮に対する治療法の提案に至っている．

3 ステロイドの作用と副作用の分離 ─SGRMsとSEGRAs

合成ステロイドに関して，半世紀前に電解質作用（ミネラルコルチコイド作用）を分離した薬剤が数多く登場し，現在も臨床に用いられている．その分子基盤は，コルチゾールはGRとミネラルコルチコイドレセプターいずれにも結合するが，現在使用されている合成ステロイドの多くは後者とは結合しないことである．電解質作用以外の副作用に関してはGR下流を薬理学的に切り分ける必要性があり，原理的には不可能であると考えられてきた．しかし1990年代に入り，GR標的遺伝子選択性を有するGRアゴニストが開発可能であることが理論的に示された（図4）．当初，

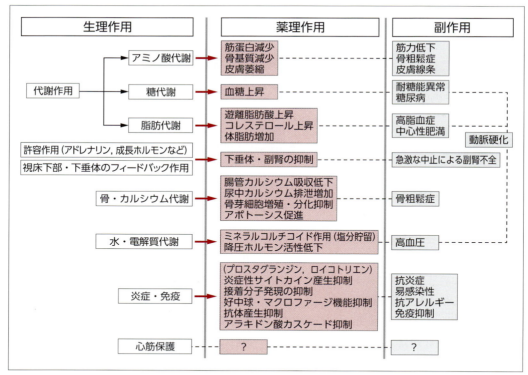

図3 ステロイドの生理作用，薬理作用，副作用

GR単量体は転写抑制作用/抗炎症作用を発現し，GR二量体はDNAに結合して転写活性化作用/副作用を発現するという古典的な作用選択的ステロイドの開発スキームが先行した．それらの化合物のうち転写抑制作用が強く転写活性化作用が弱いものは作用選択的GRアゴニスト（selective glucocorticoid receptor agonists：SEGRAs）や選択的GR修飾薬（selective glucocorticoid receptor modulators：SGRMs）などと呼ばれ，このクライテリアを満たす多くの化合物が同定された．mapracorat（ZK-245186, Bayer Schering Pharma社）がアトピー性皮膚炎（Phase 2），白内障術後性炎症（Phase 2），アレルギー性結膜炎（Phase 2）に対して臨床試験が進められている．GW870086（GSK社）は気管支喘息，アトピー性皮膚炎に対する臨床試験が進められている．ナミビアに生息するオ

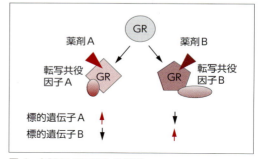

図4 SGRM/SEGRAの原理

カヒジキ属に属する植物から抽出されて合成された化合物A（compound A）は，さまざまな細胞種，動物モデルにおいてSGRMsのクライテリアを満たすことが示されたが，既存のステロイドに比して抗炎症作用の力価が弱い点が問題である．一方で，ステロイドの抗炎症作用にはGRの転写活性化が重要であるとする報告も増加している．今後，GRの標

的遺伝子の全貌が明らかにされ薬理作用と副作用の責任遺伝子が明確になれば，各病態や疾患に応じた理想的な SEGRAs/SGRMs が開発される可能性は十分にある．

Tips

- ステロイドの生理作用，薬理作用，副作用は，標的臓器における GR 標的遺伝子産物の働きによって規定される．
- 次世代シーケンサーなどにより GR 標的遺伝子の全貌が明らかにされつつある．

●ステロイド作用機構の理解を深める上で重要な最近の文献

本項の理解の助けになると思われる文献を以下に挙げた．スペースの関係から多くの重要な論文を割愛せざるを得なかったことをお詫びする．これらの知見を基盤に将来のステロイド療法を考えていただきたい．

1) Baschant U, et al. The multiple facets of glucocorticoid action in rheumatoid arthritis. Nat Rev Rheumatol 2012, 8：645–655
2) Jubb AW, et al. Glucocorticoid Receptor Binding Induces Rapid and Prolonged Large-Scale Chromatin Decompaction at Multiple Target Loci. Cell Rep 2017, 21：3022–3031
3) Harms MJ, et al. Historical contingency and its biophysical basis in glucocorticoid receptor evolution. Nature 2014, 512：203–207
4) Evans RM, et al. Nuclear Receptors, RXR, and the Big Bang. Cell 2014, 157：255–266
*5) Kadmiel M, et al. Glucocorticoid receptor signaling in health and disease. Trends Pharmacol Sci 2013, 34：518–530
6) Surjit M, et al. Widespread negative response elements mediate direct repression by agonist-liganded glucocorticoid receptor. Cell 2011, 145：224–241
7) Gathercole LL, et al. 11β-Hydroxysteroid dehydrogenase 1：translational and therapeutic aspects. Endocr Rev 2013, 34：525–555
*8) Quax RA, et al. Glucocorticoid Sensitivity in health and disease. Nat Rev Endocrinol 2013, 9：670–686
9) Busillo JM, et al. The five Rs of glucocorticoid action during inflammation：ready, reinforce, repress, resolve, and restore. Trends Endocrinol Metab 2013, 24：109–119
10) Hudson WH, et al. Cryptic glucocorticoid receptor-binding sites pervade genomic NF-κB response elements. Nat commun 2018, 9：1337
*11) Desmet SJ, et al. Glucocorticoid receptors：finding the middle ground. J Clin Invest 2017, 127：1136–1145

（田中廣壽）

I 総論　B ステロイド療法の実際

1. 投与方法

Key Points

1. 「なぜ，ステロイド薬を投与するのか」，その理由と根拠を明確にする．
2. 患者，保護者へ確実に服薬するよう指導する．
3. 経口薬が基本であり，静注薬は漫然と使用しない．
4. 同じステロイド薬でも，全身性炎症を伴う疾患と伴わない疾患で投与方法が異なる．

はじめに

臨床医がステロイド薬を使用する上で大切なことを表1に示す．この中で「誤った使い方をしない」こととは，病態生理，診断に基づく合理性のある判断と，想定される副作用に注意を払う慎重さのもとで投与を行うことをいう．

また，患者への服薬指導が大切である．患者の理解度を，投与初期，投与途中に繰り返して確認することが重要である．思春期には怠薬が目立ってくる．服薬を自分で勝手に止めてみたりする時期である（testing behavior）．普通に会話が成立する軽度知的障害の場合，隔日投与をする場合などでは，正確に服用していないことがある．保護者も患者の服薬を実際に確認していないことがある．なぜステロイド薬を服用するのか，服薬しているステロイド薬の名称などを質問して，患者の理解度を投与初期，投与途中に確認することが必要となる．

表1　ステロイド薬の上手な使い方の基本
1. 副作用を最低限に抑える．
2. 効果を十分に引き出す．
3. 長期服用をできる限り控える．
4. 誤った使い方をしない．
5. ステロイド薬の選択を誤らない．
6. 服薬指導をしっかりとする．

表2　ステロイド薬服用者携帯カード（例）

わたしはステロイド薬を服用している患者です．
　ステロイド薬を突然にやめたりしてはいけません．また，なにかの病気にかかったりした時には増量しなければいけない場合があります．
　専門医あるいはかかりつけ医による，ステロイド薬のくわしい内容については裏面に記載してあります．

必ずおぼえておいてほしいこと．
・医師からの指示なしに，かってにステロイド薬服用をやめてはいけません．ステロイド薬は，よぶんにもっておいたほうが安心です．
・発熱，事故，手術，下痢，嘔吐などのストレスの際には，ステロイド薬を絶対にやめてはいけません．主治医からステロイド薬の増量あるいは注射への変更をすすめられるかもしれません．
・ステロイド薬がのめない状態なら，すぐに主治医に連絡しましょう．
・ステロイド薬を服用している時はかならずこのカードを携行しましょう．
・主治医以外の医師，歯科医に診察をしてもらう時にはこのカードをみせるようにして下さい．
・ステロイド薬による治療が終了したあとでも，あらたな医師，歯科医に診察をしてもらう時には，ステロイド薬による治療をしたことを言うようにしてください．

1　ステロイド薬投与中の注意点を患者，保護者に説明する

表2に示す内容を患者，保護者に説明する．患者自身の認識を高めることと，旅行中，広域災害などの際には，関係者への情報提供にも役立つ内容である．

可能ならば説明内容を，ステロイド薬服用者携帯カード（例）にして手渡すようにする（表2）．

2 ステロイド薬の投与経路

ステロイド薬の投与経路は全身投与と局所投与に2大別できる．

a. 全身投与

全身投与には，経口投与（経口薬），静脈内投与（静注薬），筋肉内投与（筋注薬）がある．

1）経口薬

a）経口薬の種類

経口薬の吸収は非常に良好であり，ほぼ100％近くが30分以内に吸収される．錠剤の1錠は成人副腎1日分泌量のコルチゾール10 mgに相当する用量を含有している．例えば，ヒドロコルチゾン（コートリル®）1錠10 mgとプレドニゾロン（プレドニン®）1錠5 mg，デキサメタゾン（デカドロン®）1錠0.5 mgおよびベタメタゾン（リンデロン®）1錠0.5 mgとは等力価である．

コルチゾンであるコートン®1錠25 mgは成人副腎1日分泌量の約2倍量であり注意が必要である．生理的なコルチゾールではなく，通常は使用しないほうがよい．なお，プレドニゾロン錠1 mgは，ステロイド減量のときに使用する．

b）投与量

高用量ステロイド投与をすべき患者に対しては，ステロイドが血漿中に存在する時間が長いように投与する．ステロイドの生物学的活性の持続期間は半減期を超えてはいるが，最大の効果を引き出すためには，毎日頻回投与をするべきである（次項「I-B-2.ステロイド薬の使い分け」表1を参照）．ステロイド療法は，常に生理的投与量を上回る量を投与することになる．症状が安定している小児リウマチ性疾患では，長期コントロールを維持するために通常の副腎皮質から産生されるステロイド以下の投与量でよい場合もある．

ステロイド薬で頻用されるのは，血漿中半減期が短いプレドニゾロンである．血漿半減期は副作用出現の危険性を判断するために重要である．薬物動態学/薬力学（PK/PD）は，十分には研究されていないが，プレドニゾロンを早朝に1回服用するなら，おそらくは，翌朝のコルチゾール分泌の24時間周期リズムに影響はないとされている．

2）静注薬

ステロイドは脂溶性で難溶性のため，C21に親水基を導入して，さらにエステル化すると水溶性となる．このため，コハク酸エステルやリン酸エステルの抱合型水溶性製剤が開発されている．静注薬の使用の注意点として，静注薬は抱合型のままで代謝されずに，一部は腎臓から排泄される．静注薬の薬物利用率は，経口薬に比べて劣る．そのため，急性期以降も漫然と静注用ステロイド薬を使用しないこと．ステロイドアレルギーを発症しやすいため，緩徐に静注すること．

ターゲット療法に用いる薬剤に，関節リウマチに保険適応があり2週に1回静注するリポ化ステロイド静注薬（リメタゾン®）がある．このリポ化製剤は，選択的に病巣（マクロファージ）に高濃度にドラッグデリバリーするため，小児のマクロファージ活性化症候群に使用されることがある．

3）筋注薬

静注薬の一部は筋注が可能であるが，小児科領域での使用機会はほとんどない．ただし，静脈ライン確保が困難な先天性副腎過形成（21水酸化酵素欠損症）の副腎クリーゼにおいて，ヒドロコルチゾンコハク酸エステルナトリウムを筋注することがある．

b. 局所投与

局所投与には，経皮投与（外皮用薬），経鼻投与（噴霧），経気管支投与（吸入剤），関節腔内投与，経粘膜投与（点眼薬，点鼻薬，口腔内噴霧薬，経直腸噴霧，坐薬）がある．

1) 外皮用薬

外皮用薬では，C17 の水酸基を吉草酸でエステル化すると脂溶性が増して吸収がよくなる［例：ベタメタゾン吉草酸エステル（リンデロン®–V 軟膏）］．軟膏類の経皮吸収は，以下のようにさまざまな要素が影響する．外性器＞間擦部位＞前頭部＞頭皮＞顔＞前腕部の順で吸収されやすい．配合基剤に尿素，ジメチルスルホキシド，プロピレングリコール，サリチル酸が含有されていると，皮膚吸収が増す．乳幼児は角質細胞層が成人よりもかなり薄いので，たやすく吸収されてしまう．

a) 外皮用薬の塗布方法

単純塗布法は，外皮用薬を人差し指の先端から第 1 関節までに絞り出して（1 finger tip unit：1FTU），やさしく塗る．5 g チューブで 1FTU は 0.2 g 程度となる．重層療法は外皮用薬を塗布後，吸収を高めるために亜鉛華軟膏を塗布したガーゼを上から貼付する．外皮用薬と亜鉛華軟膏などを混合して使用することがあるが，外皮用ステロイド薬は酸性であり，混合薬により加水分解してアルカリ性になると効果が落ちることがある．希釈しても副作用が低減するとは限らないことに留意する．密封法（ODT）では，経皮吸収が通常の 10 倍増加する．全身投与したときと同等の副作用が出現するため，小児では行わないようにする．

ジフルプレドナート（マイザー®）やプレドニゾロン吉草酸エステル酢酸エステル（リドメックス® コーワ）のように局所にしか作用を発揮せず，体内で代謝されて不活性の物質になるアンテドラッグがある．しかし，ステロイド薬の副作用がまったくないということではない．

b) 経皮的，経粘膜的投与薬への工夫

C17α と C21 の水酸基を吉草酸，プロピオン酸，酢酸などでエステル化すると，経皮的，経粘膜的吸収が増加するので，皮膚外用薬，吸入薬，経直腸噴霧薬として利用される．これらのステロイド薬は強力な局所抗炎症作用を有するにもかかわらず，全身性の副作用が比較的少ないステロイド薬である．ただし，用量依存的に副腎皮質抑制作用がみられることに留意する．

2) 関節内注射薬

関節内注射薬は，関節内にステロイドが長期間残存するので，短期間に頻回関節内注射をすることは避ける．デキサメタゾンの単回大量注射で，Cushing 症候群の発症がみられる．

3 ステロイド薬服薬方法の工夫

視床下部 – 下垂体 – 副腎皮質系（hypothalamic–pituitary–adrenal axis：HPA 系）抑制の軽減を図ることが基本となる．そのために，内因性ステロイドの日内リズムに合わせるように投与量に加減をする．全身性炎症を伴わない疾患（ネフローゼ症候群，気管支喘息など）や急性期を脱した全身炎症性疾患や悪性疾患では，経口ステロイド薬を朝に多く，夕は少なくする．例として，朝：夕（2：1）のようにする．

ステロイド薬は，単回投与よりも 2～3 回食後連日投与のほうが効果を引き出しやすい．また，1 日のうち夕方以降のステロイド投与量を多くすると効果が増す．しかし，HPA 系抑制がかかりすぎて，ステロイド離脱症候群を引き起こしやすくなるという短所がある．

全身炎症性疾患や悪性疾患の初期投与量がプレドニゾロン 30 mg/日以上の場合は，等量投与とする．2～4 週間継続して，1～2 週間ごとの減量から，HPA 系抑制を軽減するために，朝：昼：夕を 3：2：1 に配分する処方とする．プレドニゾロンで 5 mg/日になると，朝 1 回投与とする．

4 ステロイド薬の減量

1日の生理的なステロイド分泌量はプレドニゾロン（5 mg）1錠である．ネフローゼ症候群でプレドニゾロン5 mg以下に減量するときは，副腎不全が発症する可能性を常に考えること．いったん抑制されたHPA系が回復するには9〜12ヵ月かかる．

全身炎症性疾患（膠原病・リウマチ性疾患，炎症性腸疾患，間質性肺炎など）では，初期投与量を2〜4週間投与後，赤沈値を含む炎症マーカーの増悪のないことを確認しながら，1週間に5 mg（〜10 mg）ずつ減量する．プレドニゾロン30 mg/日以下になった時点で，できるだけ1日2〜3回投与へと変更する．以降1〜2週間ごとに10%程度ずつ減量する．

5 隔日投与法の注意点

隔日投与は連日長期高用量の副作用を抑える投与法である．2日分の投与量を1日ごと隔日に投与することで，連日でステロイド濃度を高濃度にさらすことを回避する投与法である．隔日投与には，プレドニゾロン，メチルプレドニゾロンなどの生物学的半減期12〜36時間の比較的短時間作用のステロイド薬を使用する．ヒドロコルチゾンは，生物学的半減期8〜12時間と短く，デキサメタゾンやベタメタゾンは，生物学的半減期36〜72時間と長く不向きである．隔日投与では1日分割投与でなく，隔日朝1回法とする．

全身性炎症を伴わないネフローゼ症候群で隔日投与法は採用されるが，全身性炎症疾患では効果が弱く，再燃する可能性がある．

6 ステロイドパルス療法

ステロイドパルス療法とは，メチルプレドニゾロンを用いた大量投与をいう．該当疾患自体あるいはステロイド薬大量投与による血液凝固亢進状態が悪化する可能性があり，事前に抗凝固療法を行う．メチルプレドニゾロンの複数回投与で，ステロイドアレルギーを発症することがあるので注意する．

7 ステロイド薬と免疫不全

プレドニゾロン20 mg/日以上（体重10 kg未満は2 mg/kg）相当を14日間以上使用した場合は，重度の免疫不全状態にあるとされる．ステロイド薬使用前には，各種予防接種の接種状況を確認しておくようにする．

8 肥満におけるステロイド薬投与量

肥満はステロイドの吸収，貯蔵，排泄に影響を与える．プレドニゾロンの代謝は早いが，メチルプレドニゾロンやデキサメタゾンでは代謝が遅いとされている．投与量は理想体重をもとにステロイド薬投与量（mg/kg）を算出する．

> 理想体重：理想体重（kg）＝身長（m）×身長（m）×20

Tips

- 本書の序でも述べたが，経口薬と静注薬とでは治療効果に違いがある．
- IgA血管炎（Henoch-Schönlein紫斑病）で長期間にわたる禁食のため，水溶性プレドニゾロン薬を静注していても満月様顔貌にはならない．やはり，経口薬と静注薬とでは治療効果に違いがあるのだなと実感した経験がある．

（稲毛康司）

Ⅰ 総論　Ⓑ ステロイド療法の実際

2. ステロイド薬の使い分け

Key Points

1. 長時間作用型ステロイド薬は，抗炎症効果は強いが，HPA系の抑制も強い．
2. デキサメタゾンは，血中で遊離型が多く効果発現が速い．
3. 組織移行性（肺，髄液）から，ステロイド薬を選択する．
4. ステロイドパルス療法には，組織拡散性のよいステロイド薬を選択する．
5. ベタメタゾンとデキサメタゾンは，胎児移行性が高い．
6. 吸入ステロイド薬の全身への分布は，ベクロメタゾン＞フルチカゾン＞ブデソニドの順で，ブデソニドの移行率が低い．

はじめに

臨床的には，抗炎症効果を引き出して，一方では副作用，特に視床下部-下垂体-副腎皮質系（hypothalamic-pituitary adrenal axis：HPA系）抑制とNa蓄積作用の出現を抑えることを目標にステロイド薬を選択する．臨床でよく使用するのは，中間型のプレドニゾロンであり，各種疾患での使用経験が豊富で使い勝手がよい．ベタメタゾンやデキサメタゾンは長時間作用型であり，抗炎症効果は強いが，HPA系の抑制も強い．合成ステロイド薬は非投与者の年齢が増すと半減期が遅くなり，結果的には副作用が出現しやすくなる（表1）．最近では，各種疾患で治療ガイドラインが作成されており，初期ステロイド薬選択に問題はないといえるが，個々の患者の病態や病状に沿うステロイド薬選択と投与量決定は臨床医として大切な意思決定と考える．

1 ステロイド薬選択の基礎

抗炎症作用自体は，合成ステロイド間で力価以外では大差はない．しかし，投与する合成ステロイド薬の脂溶性，血中蛋白との結合，体内分布，受容体との親和性，血中半減期，代謝経路，生物学的半減期，投与方法によって，抗炎症効果は異なっている．

プレドニゾロンが有効でない場合には，同力価のデキサメタゾン，ベタメタゾンへと変更をしてみるのも一考である．

a. 細胞内グルココルチコイド活性化酵素について

細胞内グルココルチコイド活性化酵素（11β-hydroxysteroid dehydrogenase type 1：11β-HSD1）は，全身の組織に発現しており，細胞内で生理活性の弱いコルチゾンを活性型のコルチゾールに変換する生体内で唯一の酵素である．11β-HSD2は，逆にコルチゾールをコルチゾンへ変換する．11β-HSD1活性が高いことによって，ステロイドの副作用である糖代謝異常，脂肪代謝異常，肥満になりやすい．一方，ステロイド薬を服用しても肥らない場合は11β-HSD1活性低下を疑う．

11β-HSD1活性が低い場合には，ヒドロコルチゾンを服用しても治療効果がない．一方，米国で使用されているプレドニゾンは11β-HSD1により，C11が還元されてプレドニゾロンに転換して作用を発揮する．国内では経験しないが，プレドニゾンを選択するこ

表1 各種ステロイド薬の力価と半減期

薬剤名	抗炎症力価	Na 蓄積作用	血中半減期 (hr)	生物学的半減期 (hr)	作用時間からの分類
ヒドロコルチゾン	1	++	1.2	8～12	短時間型
コルチゾン	0.8	++	1.2	8～12	短時間型
プレドニゾロン	4	+	2.5	12～36	中間型
メチルプレドニゾロン	5	−	2.8	12～36	中間型
トリアムシノロン	5	−	3～5	12～36	中間型
ベタメタゾン	20～30	−	3.5	36～72	長時間型
デキサメタゾン	30	−	3.5	36～72	長時間型

とが妥当である．

先天性副腎過形成（21 水酸化酵素欠損症）では，ヒドロコルチゾン（コートリル®錠）の服用が推奨されており，コルチゾン酢酸エステル（コートン®錠）は使用しない．これは，乳児期は肝での 11β-HSD 1 活性が生理的に低下していることによる．

b. ステロイド薬の血中動態

1）天然型コルチゾール

天然型コルチゾールは，血中では約 90～97％が蛋白と結合した状態で存在しており，生物学的活性を持つ遊離コルチゾールは約 3～10％にすぎない．大部分のコルチゾールは，高い親和性を持つが結合容量の低い corticosteroid-binding globulin（CBG）に結合しており，一部のコルチゾールは，親和性は低いが結合容量が高いアルブミンにも結合している．

2）プレドニゾロン，その他の合成ステロイド

プレドニゾロンの CBG に対する親和性はコルチゾールの約半分であり，コルチゾールと同様に低濃度で飽和され，血中濃度の増加とともに遊離型の割合が高くなる．ベタメタゾンやデキサメタゾンは，CBG とはほとんど結合せず，約 70％がアルブミンと結合しており，約 30％が遊離型として存在し，この割合は高濃度になってもほとんど変化しないために，作用発現が速くなる．

表2 ステロイド薬の効果発現時間

	効果発現時間
生理的グルココルチコイド作用	数分
抗ショック作用	数分～数時間
抗炎症作用	数時間

2 作用発現時間からの選択

緊急性を要する疾患では，作用発現が速いことが求められる．デキサメタゾンは血中で遊離型である割合が高く，非ゲノム作用（nongenomic action）による膜の安定化，ライソゾームの安定化が期待される．このため，ショックやクループの治療に使用される．

ステロイド薬の効果発現時間を示す（表2）．

3 組織移行性からの選択

血中で遊離型である割合が高いステロイド薬のほうが，肺，筋肉，髄液や他の組織に拡散しやすく，末梢作用を発揮しやすい．

a）気管支喘息発作においては，メチルプレドニゾロンとプレドニゾロンのうちメチルプレドニゾロンを選択する．抗炎症効果はプレドニゾロン：メチルプレドニゾロン 1：1.6 だが，メチルプレドニンのほうが肺への分布が優れていることが選択の決め手となる[1]．

b）髄液移行性は，蛋白結合性が低いメチルプ

レドニゾロン，ベタメタゾンやデキサメタゾンがプレドニゾロンより勝る．この理由で，中枢神経系疾患ではメチルプレドニゾロンやデキサメタゾンが使用される．

4 ステロイドパルス療法におけるステロイド薬の選択

　ステロイドパルス療法とは，グルココルチコイドのnon-genomic actionを通して抗炎症効果，免疫抑制効果を最大限に引き出して，副作用出現をできるだけ抑える目的で，大量ステロイド薬を短期投与する治療法である．経口投与でも静脈内投与でも可能であるが，経口大量投与では嘔吐がみられ，予定した量を投与できない可能性があり，静脈内投与が一般的である．メチルプレドニゾロン静脈内投与では，投与された約60％が薬理学的効果を発揮する．使用可能なステロイド薬は，組織拡散性のよいメチルプレドニゾロンとデキサメタゾンである[2]．メチルプレドニゾロンはデキサメタゾンより細胞膜透過性がよいので主に使用されている．

5 他剤との相互作用：ステロイド薬投与量の増減に関して

　ステロイド薬が他剤により代謝されてクリアランスが増大するないし，吸収低下のためにステロイド薬血漿中濃度を低下することがある．この場合には，ステロイド薬の投与量を増加させるか別のステロイド薬に変更する．フェノバルビタール投与中は，血漿中濃度がプレドニゾロンでは約25％，メチルプレドニゾロンでは約86％の低下がある．同様に，フェニトイン，カルバマゼピン，リファンピシン投与中はステロイド薬の増量を考慮する．
　ステロイド薬が，他剤により代謝が抑制されてクリアランスが低下ないし吸収亢進するために，ステロイド薬の血漿中濃度が増加する．この場合にはステロイド薬の投与量を減量する．エリスロマイシン投与中は，メチルプレドニゾロンの血漿中濃度が約46％増加する．
　インドメタシン，ナプロキセン，ケトコナゾール投与中はステロイド薬の減量を考慮する．
　タクロリムス，シクロスポリンは，multi-drug resistance protein-1 (MDR-1：P糖蛋白)の発現を抑制して，細胞外へのステロイド排出抑制があり，効果を増強する．ステロイド薬減量効果 (sparing effect) がある．

6 胎児へのステロイド療法

　ベタメタゾンやデキサメタゾンは胎盤で11β-HSD2による代謝を受けず，胎児移行性が高い．ヒドロコルチゾン，プレドニゾロン，メチルプレドニゾロンは胎盤で11β-HSD2により代謝されて，胎児には母体の10％程度が移行する．
　コルチゾールにフッ素原子を導入したフッ素化ステロイド薬にはフルドロコルチゾン，フルチカゾン，ベタメタゾンやデキサメタゾンがある．フルドロコルチゾンを除くフルチカゾン，ベタメタゾンやデキサメタゾンは，ミネラルコルチコイド作用を抑えて，抗炎症活性が格段に向上しており，グルココルチコイド受容体との親和性もよい．ベタメタゾンやデキサメタゾンは胎盤移行を考慮した際に選択するフッ素化ステロイド薬である．

7 吸入ステロイド薬

　強力な抗炎症作用があり，局所粘膜からゆっくりと吸収される．全身循環に達すると

急速に代謝される．ベクロメタゾンプロピオン酸エステル（beclomethasone dipropionate：BDP）→フルチカゾン→ブデソニドと有効性と安全性が高まっている．まずは，全身性副作用はほとんどないとされるが，吸入ステロイド薬のHPA系抑制のデータを読むときの注意点として，多くの論文では，ワンポイントでの血漿コルチゾール値の増減を評価に用いていることが挙げられる．本来のHPA系抑制は，コルチゾールの日内変動消失を確認すべきである．また，24時間蓄尿での17-OHCS量も重要である（「II-A-5．ステロイド離脱症候群」を参照のこと）．

吸入ステロイド薬も用量依存的に，副腎皮質抑制作用がみられる．吸入ステロイドは，気道局所で高い脂肪親和性を持ち，全身に分布した場合には，低い脂肪親和性となる薬剤が理想である．吸入ステロイド薬の全身への移行率（%）を示すと，HFA-MDI BPD 60%（定量噴霧式プロピオン酸ベクロメタゾン，代替フロン），CFC-MDI BPD 33%（定量噴霧式プロピオン酸ベクロメタゾン，フロンガス），フルチカゾンディスカス16.6%，ブデソニド吸入液 Pari LC Jet Plus™ 6%と，ブデソニドの移行率は低い．副腎皮質抑制作用を考慮した場合，ブデソニドを選択することが妥当である．

Tips

- 各種ステロイド薬の1錠はすべて等力価である．知っていれば便利である．
- プレドニゾロン錠（1 mg）はステロイド減量を微妙に調節するときに便利である．
- ステロイド薬の減量方法にゴールドスタンダードはない．経験の多い施設の減量方法を参考にする．
- メチルプレドニゾロンパルス療法では事前に抗凝固療法を行うが，ヘパリン薬よりも低分子ヘパリン薬のほうが使い勝手はよい．

●文献
1) Greos LS, et al. Am Rev Respir Dis 1991, 144：586-592
2) Sinha A, et al. Indian J Pediatr 2008, 75：1057-1066

（稲毛康司）

I 総論　C ステロイド薬の副作用　1. 全身投与ステロイド薬（経口薬，注射薬）

a. 概説

Key Points

1. ステロイド薬の副作用発現は，ゲノム作用と非ゲノム作用からなる．
2. ゲノム作用には，転写促進（活性化）と転写抑制（不活性化）がある．
3. ステロイド薬の副作用は，転写促進（ステロイド糖尿病，緑内障）が主体か，転写抑制（皮膚萎縮，HPA系抑制）が主体かで便宜的な理解が可能である．

はじめに

ステロイドの受容体には，ミネラルコルチコイド受容体（MR）とグルココルチコイド受容体（GR）の2つがある．MRはGRよりもステロイドに親和性が高く，Na^+貯留と血圧上昇に関与している．腎臓，大腸，唾液腺の上皮細胞と脳と心臓の非上皮細胞に分布している．我々が使用している合成ステロイド薬は，GRに選択的に作用をするように工夫されており，MRによるNa^+貯留作用が減弱されている．GRは全身の多くの臓器の細胞に分布しており，副作用も多様となる．

ステロイド薬の主な副作用は別項で述べられているので，ここでは副作用発現に関係する標的分子と作用受容体について概説する．

1 ステロイド薬の作用発現

ステロイド薬の作用発現には，ゲノム作用（genomic action）と非ゲノム作用（non-genomic action）がある．ゲノム作用は，ステロイドが細胞質内で核内受容体であるGRと結合して，標的遺伝子の発現を転写レベルで制御してステロイドの作用発現をする．非ゲノム作用は，細胞質GRを介さず細胞膜でステロイドが作用発現をする[1]．

2 ステロイド薬の薬理学的作用と副作用：転写促進と転写抑制

ステロイド薬の副作用発現も，ゲノム作用（genomic action）と非ゲノム作用（non-genomic action）からなる．ゲノム作用には，転写促進（活性化）transactivation（DNA-タンパク結合による）と転写抑制（不活性化）transrepression（DNA-タンパク結合による）があり，ステロイド糖尿病は転写促進により，糖新生に関与する酵素の産生亢進によって発症する．ステロイド薬の抗炎症効果は，炎症性サイトカインとシクロオキシゲナーゼ（COX）-2産生抑制によるが，これは転写抑制によるもので HPA 系を抑制する．実際はこれほど理論的ではないが，概念として理解するには便利である（図1）[2]．

GR はリガンド依存性転写因子であり，リガンド（ステロイド）と結合しない状態では，分子シャペロンとして HSP-90，P60/Hop，HSP-70，HSP-40 という heat shock protein と結合して分子複合体を形成して細胞質にとどまっている．GR がリガンドであるステロイドと結合すると，この分子複合体が分離して，受容体が核内に移行する．核内では，ホモ二量体を形成してグルココルチコイド応答性遺伝子のプロモーター領域の制御エレメントに結合して，遺伝子転写調節を行う[1,2]．

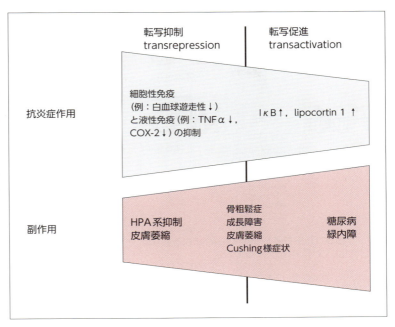

図1 ステロイド薬の抗炎症作用と副作用—転写促進 transactivation と転写抑制 transrepression
（文献2）より引用）
糖尿病や緑内障のような副作用は，主に転写促進により発症する．骨粗鬆症，成長障害，皮膚萎縮，Cushing様症状は一部が転写促進が関与をしている．一方，抗炎症作用は主に転写抑制が関与している．
IκB：specific inhibitor of transcription factor NF-κB（nuclear factor-κB）

（図2, 3, 4）．さらに，ステロイドにより活性化されたGRのホモ二量体が，NF-κBのp50サブユニットとp65サブユニットに結合して，炎症性タンパク産生抑制により抗炎症作用を発揮する干渉機序もある（図5）[1]．

3 ステロイド薬の副作用に関係する標的分子と作用受容体

ステロイドは標的分子に作用して，薬理学的作用を発揮する．この場合，我々が求める好ましい作用（desirable effects）はよいが，好ましくない作用（undesirable effects）は副作用となる．表1で記した標的分子も各疾患や病態によって重要性に軽重の差異があるといえるが，転写促進（ステロイド糖尿病，緑内障）が主体か転写抑制（皮膚萎縮，HPA系抑制）が主体かを考えて臨床を行う姿勢は大切である．

選択的グルココルチコイド受容体アゴニスト（selective glucocorticoid receptor agonist：SEGRA）の開発コンセプトも副作用を最低限に抑え，治療効果を上げることにあるが，ステロイドの副作用発現機序は，標的分子，標的遺伝子のレベルでの理解が要求されている．

Tips

- ステロイドは筋肉や脂肪組織の異化を亢進することで，筋萎縮（ステロイド筋症）や肝臓で肝糖放出の促進を増長する（ステロイド糖尿病）．アスコルビン酸は副腎皮質に多量に存在し，ステロイドホルモンの生合成促進または異化抑制作用があるため，ビタミンCの摂取を心がけるようにする．

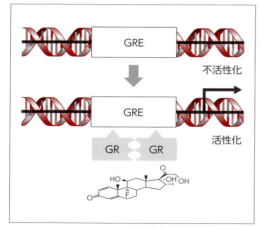

図2　グルココルチコイド受容体(GR)による転写促進(活性化)（文献3）より引用改変）
リガンドにより活性化されたGRのホモ二量体は，グルココルチコイド感受性遺伝子のプロモーター領域にある，グルココルチコイド応答領域(GRE)とDNA-タンパク結合して遺伝子転写が誘導される．

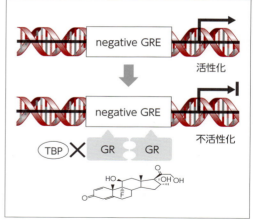

図3　グルココルチコイド受容体(GR)による転写抑制(不活性化)（文献3）より引用改変）
リガンドにより活性化されたGRのホモ二量体が，グルココルチコイド感受性遺伝子(オステオカルシン，*POMC*遺伝子など)のプロモーター領域にあるネガティブグルココルチコイド応答領域(negative GRE)とタンパク-DNA結合すると，転写活性因子であるTBP(TATA box binding protein)などの結合が干渉されて，遺伝子転写が阻害される．

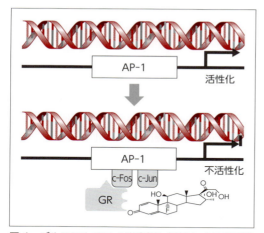

図4　グルココルチコイド受容体(GR)による転写抑制(不活性化)（文献3）より引用改変）
リガンドにより活性化されたGRの単量体が，他の転写因子(AP-1のc-FosサブユニットあるいはNF-κBのp65サブユニット)と結合することで，これらの転写因子による遺伝子転写が阻害される．図2, 3と異なり，タンパク-タンパク結合である．
AP-1(activator protein 1)は，さまざまな刺激に応答して遺伝子発現を制御するc-Fos, c-Jun, ATF, JDPファミリーに属するヘテロ二量体タンパク質の転写因子である．

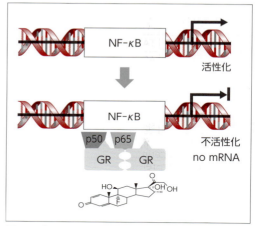

図5　グルココルチコイド受容体(GR)による炎症性タンパク産生抑制の干渉機序（文献1）より引用）
ステロイドにより活性化されたGRのホモ二量体が，NF-κBのp50サブユニットとp65サブユニットに結合して，炎症性タンパク産生抑制により抗炎症作用を発揮する．

C ステロイド薬の副作用

表1 ステロイド薬の副作用に関係する標的分子と作用受容体（文献3）より引用改変）

副作用	標的分子	ゲノム作用 (genomic action) 転写促進 (transactivation)	ゲノム作用 (genomic action) 転写抑制 (transrepression)	非ゲノム作用 (non-genomic action) 抑制 (repression)
皮膚萎縮	I型コラーゲン			(+)
	III型コラーゲン		(+)	(+)
	テネイシンC tenascin C		(+)	(+)
	硫酸化グリコサミノグリカン		(+)	(+)
骨粗鬆症	骨芽細胞/骨細胞アポトーシス	+		
	OPG-L	+		
	OPG		(+)	(+)
	オステオカルシン		+	
	I型コラーゲン			(+)
筋萎縮/ミオパチー	グルタミン合成酵素	(+)		
	ユビキチンプロテアソーム経路成分	(+)		
緑内障	TIGR/MYOC 遺伝子産物	+		
	フィブロネクチン	(+)		
	IV型コラーゲン	(+)		
	I型コラーゲン	(+)		
ステロイド精神病	$5-HT_{1A}$ 受容体			+
HPA系抑制	CRH			+
	POMC/ACTH		+	
ステロイド糖尿病	TAT	+		
	AST	+		
	G6Pase	+		
	PEPCK	+		
高血圧	αEnaC	+		
	sgk	+		

＋：作用受容体，（＋）：作用受容体の可能性あり
OPG：osteoprotegerin，TIGR/MYOC：trabecular meshwork-induced glucocorticoid response/myocilin，CRH：corticotropin-releasing hormone，POMC：pro-opiomelanocortin，ACTH：adrenocorticotropic hormone，TAT：the promoter of the TAT gene, encoding an hepatic enzyme of gluconeogenesis，AST：aspartate aminotransferase，G6Pase：Glucose-6-phosphatase，PEPCK：phosphoenolpyruvate carboxykinase，αEnaC：αepithelial Na＋channel（アミロライド感受性上皮性ナトリウムチャネル），sgk：serum-and GC-regulated kinase

●文献
*1) Rhen T, et al. N Engl J Med 2005, 353：1711-1723
2) Buttgereit F, et al. Lancet 2005, 365：801-880
*3) Schäcke H, et al. Pharmacology & Therapeutics 2002, 96：23-43

（稲毛康司）

I 総論　C ステロイド薬の副作用　1. 全身投与ステロイド薬（経口薬，注射薬）

b. 成長障害

Key Points

1. 成長障害は，小児のみにみられる唯一のステロイド薬副作用である．
2. ステロイド薬を中止すると成長が回復する catch-up growth がみられるが，全身性炎症を伴う疾患では catch-up growth がみられないこともある．
3. プレドニゾロン 0.5 mg/kg/日投与で，成長障害がみられるようになる．
4. 成長ホルモン療法を行っても，プレドニゾロン 0.5 mg/kg/日投与で成長ホルモンによる成長促進効果はみられなくなる．

はじめに

小児にステロイド薬を投与するときは，成長障害について説明をする必要がある．ステロイド薬の副作用は数多いが，成人にはみられない副作用である．ステロイド薬による成長障害の発症機序は，多因子が複雑に影響し合うが，小児科医にとってステロイド薬を投与する機会は多く，必ず概要は知っておくべきである．ステロイド薬による成長障害は，グルココルチコイド誘発性成長障害（glucocorticoid-induced growth failure）といわれている．

1 ステロイド薬による成長障害の機序

ステロイドは，a. 骨形成の直接的ないし間接的な阻害，b. 軟骨細胞の分化障害，c. I 型コラーゲン線維合成障害，d. 成長ホルモンの脈動的分泌阻害，e. 肝での成長ホルモン受容体の減少とシグナル伝達の低下，f. 循環血中インスリン様増殖因子（insulin like growth factor：IGF）-1 を増加させる一方で，IGF-1 の生物学的活性を阻害して，成長ホルモン作用を相殺するなどの作用を有している．

a. 骨形成への作用

ステロイドは，骨に局所的に作用して成長障害をきたす．グルココルチコイドレセプターが破骨細胞や骨芽細胞に認められており，ステロイドの骨への直接作用が考えられる．

b. 軟骨細胞への作用

ステロイドは，成長軟骨に直接的，間接的に作用して軟骨細胞の成長を抑制したり，成長軟骨の血管増生を阻害したりする．さらに，軟骨細胞の分化増殖を抑制して，休止期にとどめる．

c. 膠原線維合成への作用

I 型コラーゲン C 末端が成長ホルモン投与により増加することから，成長ホルモンはコラーゲン合成（骨基質形成）に影響しているとされる．ステロイドは，I 型コラーゲン線維合成障害をきたす．

d. 下垂体での成長ホルモン分泌への作用

ステロイドによりソマトスタチンニューロンが優位となり，成長ホルモン放出ホルモン（GHRH）による成長ホルモン分泌刺激が抑制される．その結果，下垂体内には成長ホルモンの貯留が起こる．成長ホルモンの脈動的分泌を阻害する．

e. 肝臓での作用

肝での成長ホルモン受容体の減少とシグナ

C ステロイド薬の副作用

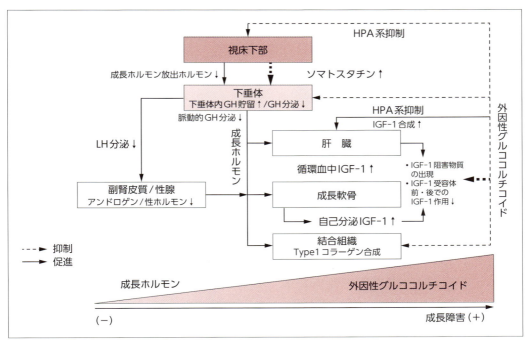

図1　ステロイド薬による成長障害の発症機序
HPA系：hypothalamo-pituitary-adrenal axis（視床下部-下垂体-副腎皮質系），GH：growth hormone（成長ホルモン），LH：luteinizing hormone（黄体形成ホルモン）

ル伝達の低下によりIGF-1阻害物質が分泌される[1]．小児では，プレドニゾロン（プレドニン®）0.5 mg/kg/日以上投与にて，肝由来のIGF-1阻害物質が出現してIGF-1活性が低下する．

f. IGF-1細胞受容体前後での作用

プレドニゾロンは血清IGF-1濃度を増加させ，同じく血清IGF-1の生物学的活性も増加させる．しかし，逆説的だが組織局所作用部位ではIGF-1の生物学的活性が低下している．これはプレドニゾロンには，IGF-1受容体（IGF-1R）の細胞内シグナル伝達阻害作用があるためである．生理学的にはインスリン様成長因子結合蛋白（IGFBP）結合IGF-1複合体ではIGF-1Rに結合することができず，IGF-1が切離されてIGF-1Rに結合してIGF-1としての効果を発揮する．

pregnancy-associated plasma protein (PAPP)-AとPAPP-A2は，特異的にIGFBP-結合IGF-1複合体からIGF-1を分離する作用を有する蛋白分解酵素である．stanniocalcin（STC）2は，広く生体内で分泌されているグリコプロテインであり，PAPP-Aの効果を阻害する作用と，PAPP-A2を蛋白分解する活性を有している（STC2-mediated inhibition of PAPP-A）．グルココルチコイドは，このSTC2-PAPP-A/PAPP-A2-IGFBP系に対して抑制作用がある．その結果，IGF-1は切り離されずIGF-1Rに結合できずに効果を発揮できなくなる．さらに，プレドニゾロンは血清IGF-1の生物学的活性を増加させる一方で，同時に細胞内IGF-1作用のシグナル伝達を受容体後に阻害する[2]．

ステロイド薬による成長障害の発症機序を示す（図1）．

2 ステロイド薬の種類，投与量などの影響

　使用したステロイド薬の種類，投与量，投与期間が影響を与える．通常，ステロイド薬による成長障害は，使用したステロイド薬を中止すると成長が回復する catch-up growth を認めるが，投与期間が長くなる場合や全身性炎症を伴う疾患では，catch-up growth が起こらずに低身長のまま最終身長に至る場合もある．

　ステロイド薬の種類では，**生物学的半減期の長さの順にデキサメタゾン＞プレドニゾロン＞ヒドロコルチゾンで成長障害が起こる**．投与方法では，連日投与は隔日投与に比して成長障害が起こりやすい．

　投与量では，生理的投与量である**プレドニゾロン 3〜5 mg/m²/日ないし 0.075〜0.125 mg/kg/日でも成長障害が起こる**．さらに，**プレドニゾロン 0.5 mg/kg/日投与で明らかに成長障害がみられるようになる**．プレドニゾロン 16 mg 投与で局所作用部位での IGF-1 生物学的活性が 50％に低下する．メチルプレドニゾロンでも同様に IGF-1 活性が低下する．

　投与期間では，**ヒドロコルチゾンを 0.3 mg/m²/日以上あるいは通常の 2〜3 倍量継続投与すると，3ヵ月以内に成長障害が起こる**．吸入ステロイド長期使用でも最終身長への影響がある．

3 ステロイド薬投与中における成長ホルモンの効果

　ステロイド投与中に成長ホルモン療法を施行して身長増加の程度を検討したところ，プレドニゾロン 0.5 mg/kg/日以上を投与した場合には，成長ホルモンの効果はまったくなく，身長増加はみられなくなってしまう．プレドニゾロン 0.35 mg/kg から 0.5 mg/kg/日まででは，1 cm/年以下の年間身長増加にとどまっている．プレドニゾロン 0.35 mg/kg/日以下で少量であればあるほど，年間成長率が漸増する[3]．

　成長障害を防ぐには，生物学的製剤の適応がある疾患では，ステロイド薬を減量しつつ，生物学的製剤への切り替えを図るようにする．

Tips

- 成長障害を抑えるには，ステロイド薬の減量と中止しかない．免疫抑制薬，生物学的製剤への切り替えを考慮するように工夫をする．
- かつて 1990 年代の英国で，成長障害を起こさないデフラザコート（deflazacort）という夢のステロイド薬が話題になったが，虚構であったことで有名になった（deflazacort scandal）．奇しくも近年このステロイド薬は，筋ジストロフィー症に効果があるとされている．

●文献
1) Unterman TG, et al. J Clin Endocrinol Metab 1985, 61：618-626
2) Ramshanker N, et al. J Clin Endocrinol Metab 2017, 102：4031-4040
3) Rivkees SA, et al. J Pediatr 1994, 125：322-325

（稲毛康司）

I 総論　C ステロイド薬の副作用　1. 全身投与ステロイド薬（経口薬，注射薬）

c. グルココルチコイド誘発性骨粗鬆症

Key Points

1. プレドニゾロン換算 5 mg/日以上で，骨折のリスクが上昇する．
2. 隔日投与は連日投与に比して骨量減少をきたしやすい．
3. ステロイド薬を 3 ヵ月以上使用中の 4 歳から 17 歳までの小児には，健全な日常生活のもとでカルシウム 1,000 mg/日，ビタミン D 600 IU/日を摂取することを勧告している．
4. 骨への影響（骨量の減少）はステロイド投与開始後 3 ヵ月以内に始まり，6 ヵ月でピークとなる．

はじめに

ステロイド薬による治療中において，グルココルチコイド誘発性骨粗鬆症（glucocorticoid-induced osteoporosis：GIOP）は，合併しやすい続発性代謝性骨疾患である．

思春期は，経年的に成長ホルモン，性ホルモンにより骨皮質の厚みが増え，骨梁の厚み，骨梁数の増加をみる時期である．小児期の骨量増加は成人後も必要であり，小児期のGIOP は生涯にわたっての負担になる．

1 GIOP の病態生理

成人では，プレドニゾロン換算で 2.5～7.5 mg/日といった少量から骨への影響がみられ，総投与量よりも 1 日投与量のほうが影響が大きい．隔日投与は連日投与に比して骨量減少をきたしやすいとされる．年齢，性，基礎疾患にかかわらず，プレドニゾロン換算 5 mg/日以上の使用ですべての部位での骨折リスクが上昇する．

a. 骨代謝回転

原発性骨粗鬆症は，高骨代謝回転（骨吸収優位＞骨形成）のために骨量が減少する．GIOP では，低骨代謝回転（骨吸収＜骨形成抑制）のために骨量が減少する．骨量減少は，皮質骨よりもリモデリングの盛んな海綿骨においてみられる．骨量減少は治療開始直後が著しい．

b. ステロイドの全身への直接作用

1）カルシウム代謝

十二指腸と上部空腸でのカルシウム吸収を直接的に阻害する．腎でのカルシウム再吸収の阻害により，尿中カルシウム排泄を増加させる．

2）副甲状腺ホルモン

カルシウム代謝の負のバランスにより，二次性副甲状腺機能亢進症となり，成長軟骨の増殖に障害をきたす．

3）下垂体ホルモン

ゴナドトロピン分泌抑制による性ホルモン分泌抑制による骨吸収促進をきたすことで，グルココルチコイドが全身へ直接作用する．

c. ステロイドの骨組織への直接作用

ステロイドは骨形成抑制作用と骨吸収亢進作用を有する．

1）骨形成抑制作用

① 直接に骨芽細胞への分化を阻害，② PPARγ 発現促進にて骨髄間質細胞から脂肪細胞への分化増大，骨芽細胞への分化減少，③ 骨芽細胞のアポトーシス誘導，④ 骨形成

I 総論

因子（I型コラーゲン，オステオカルシン，IGF-1，TGF-β）産生低下によって骨形成抑制をする．⑤骨芽細胞分化，骨形成に重要な役割をするWntシグナル系を抑制する．

2）骨吸収亢進作用

①破骨細胞分化因子であるRANKL (receptor activator for nuclear κB ligand)の発現増強，②OPG (osteoprotegerin)の産生抑制，③破骨細胞のアポトーシス抑制によって破骨細胞を形成促進する．

d. 骨代謝マーカー

1）骨形成マーカー

ステロイド薬投与により，I型プロコラーゲンN末端プロペプチド（PINP），オステオカルシンの低下をみるが，骨型アルカリホスファターゼ（BAP）の変化はみられない．これは，ステロイドの直接制御をPINP，オステオカルシン遺伝子は受けるが，BAP遺伝子上流にはグルココルチコイド受容体領域がないためと考えられている．

2）骨吸収マーカー

ステロイド治療1ヵ月以内で，骨吸収マーカーの酒石酸抵抗性酸性ホスファターゼ（TRACP5b），I型コラーゲン架橋N-テロペプチド（NTx），デオキシピリジノリン（DPD）の上昇を認める．

3）血清RANKL，OPG

ステロイド投与により，血清OPGは低下するが，血清RANKLの変動はみられず，血清RANKLの意義は明らかにされていない．

e. 成長

ステロイドは末梢組織での成長ホルモンの作用を抑制する．この結果，成長障害が起こり，骨サイズが小さくなり骨密度が低下する．

f. 二次性徴

ステロイドは性腺刺激ホルモン，性ホルモン，アンドロゲンの分泌を抑制して，二次性徴発来が遅れる．性ホルモン分泌低下は骨量減少となる．特に思春期女子では生涯で必要な骨量の40～50％を蓄積する時期であり，影響は大きい．

g. 栄養，特にビタミンDの評価

栄養は成長や二次性徴発来に重要である．特にビタミンDの欠乏に注意する必要がある．小児において，ビタミンD（血清25-OH vitamin Dとして）は20 ng/mL以上が基準値と考えられており，骨量の維持の目安とされる．

2 GIOPの予防と治療対象となる疾患

成人では，3ヵ月間以上，プレドニゾロン換算5 mg/日以上を投与する疾患が，GIOPの予防と治療対象となる（日本骨代謝学会）．

2017年米国リウマチ学会のGIOP予防と治療の勧告[1]によると，ステロイド薬を3ヵ月以上使用中の4歳から17歳までの小児には，健全な日常生活のもとでカルシウム1,000 mg/日，ビタミンD 600 IU/日を摂取すること．GIOPによる骨折の既往があるプレドニゾロン0.1 mg/kg/日を3ヵ月以上使用中の4歳から17歳までの小児では，経口ビスホスホネート，カルシウムとビタミンDを併用することと勧告されている．ただし十分なエビデンスはなく，この勧告は強制するものではないとの注意喚起もされている．

小児の場合，集団ベース研究では[2]，プレドニゾロン30 mg/日を4コース以上（1コースをプレドニゾロン30 mg/日，5日間）投与した際には，上腕骨骨折が約20％増えるとされている．この研究の観察期間は，4歳から17歳までの対象者が18歳になるまでとされており，対象疾患には気管支喘息（約16％）も含まれている．若年性特発性関節炎での検討では，2.6年間の観察中にプレドニ

ゾロン 5 mg/日服用者で，プレドニゾロン総量が 5.0 g を超えてから腰椎骨折の頻度が 2.3 倍に増加している．この研究からは，プレドニゾロン 5 mg/日を長期服用する場合には，骨折予防をすべきといえる．

骨への影響（骨量の減少）はステロイド投与開始後 3 ヵ月以内に始まり 6 ヵ月でピークを迎えるとされるため，長期投与が予想される場合には，ステロイド投与開始と同時に予防策を講じることが得策といえる．

3 GIOP 治療の基本

治療の最終目的は骨量増加ではなく，骨折をしないことである．すなわち，骨折リスクファクターを少なくすることが基本である．食事を通して年齢相当のカルシウム，ビタミン D を摂取する．小児では，血清 25-OH vitamin D 濃度を 20 ng/mL 以上にする．標準体重を維持して，適度な運動をする．炎症を抑えるように投薬を工夫する．炎症性サイトカイン（IL-1，TNF-α，IL-6）のいくつかは，RANK/RANK ligand システムを介して，ステロイドと同様に，骨形成抑制，骨量減少に関与する．基礎疾患によっては生物学的製剤の使用が病勢と GIOP のコントロールに有効である．

4 GIOP 予防と治療の実際

a. 投与されている薬剤について

ステロイド投与量は，可能な限り少量とする．メトトレキサート（メソトレキセート®），シクロスポリン，抗けいれん薬も骨量を減少させることに留意すること．

b. カルシウムとビタミン D

栄養（サプリメント）としてのカルシウムとビタミン D（ビタミン D_3：コレカルシフェロール）の併用補充は，二次性副甲状腺機能亢進症とビタミン D 欠乏を予防するのに有用である（ただし，保険適応の医薬品ではない）．カルシウムとビタミン D の併用は健常児の骨皮質と骨梁の骨量を増加することが期待される．また，初経後の女子の骨量を増加できる．運動を同時に行うことは，なお効果的である．

c. 栄養

小児期の栄養状態は，成人以降の骨粗鬆症との関連がある．カロリー，タンパク，カルシウムなどバランスのとれた食事を摂取することが勧められる．

d. 運動

荷重運動が勧められる．思春期前の男児，思春期の女子の骨量と骨強度によい影響を与える．動かないと骨量の増加は期待できない．

e. 体重

ステロイド薬治療中の小児リウマチ性疾患患者 6％が治療開始 1 年以内に腰椎骨折を発症している．体重増加も圧迫骨折の危険因子となる．

f. 治療薬

1）ビスホスホネート

ビスホスホネートは，破骨細胞に作用をして骨吸収抑制をきたすとともに，骨芽細胞を刺激する効果もある．この結果，骨代謝回転が緩徐となって骨量の増加に向かう．投与にあたっての問題点として，① 小児に投与してよいのか，② いつまで投与するか，③ 将来の妊娠への影響はないか，④ 半減期について，⑤ 顎骨壊死の危険性（ただし小児では少ない）について挙げられる．

小児でのビスホスホネート短期投与で，効果的であった報告はみられるが，長期間投与の効果は不明である．長期間のステロイド投与が予想される場合，不動状態や他の薬剤でも，骨量の増加が期待できない場合には，小児において使用を考慮する姿勢で臨む．それ

までは，使用を控えるようにする．

2) 活性型ビタミン D 製剤

活性型ビタミン D 製剤はアレンドロン酸には劣るが，腰椎骨量の低下をわずかに抑制する効果がある．活性型ビタミン D 製剤は，栄養学的なビタミン D とは異なるが，ビタミン D 高用量と理解してよい．しかし，肝障害があるなどの場合以外での活性型ビタミン D 製剤の使用は一般的ではない．

5 おわりに

GIOP では，骨量が十分でも骨折をするために，早期から治療介入をすることが大切である．GIOP（骨量減少）はステロイド投与開始後 3 ヵ月以内に始まり 6 ヵ月でピークとなるとされるため，現時点での最善予防策を講じる．腰椎 X 線撮影，腰椎骨密度のモニターを定期的に行い，GIOP 予防策の妥当性を評価することも重要といえる．

- 適切な食事摂取と，可能なかぎり適度の運動をすることが基本となる．ビタミン D，ビタミン C 摂取を心がけるようにする．

●文献
*1) Buckley L, et al. Arthritis Rheumatol 2017, 69：1521-1537
2) van Staa TP, et al. J Bone Miner Res 2003, 18：913-918

（稲毛康司）

d. ステロイド緑内障・白内障

Key Points

1. ステロイド薬による眼科的副作用は点眼投与のみならず，あらゆる投与方法で起こり得る．
2. ステロイド薬による治療を行う際には早期受診および定期受診が推奨される．
3. 眼科的副作用が起こりやすいリスク因子を知る．

はじめに

ステロイド薬の代表的な眼科的副作用として緑内障と白内障が知られている（表1）．これらの眼科的副作用はステロイド薬の点眼のみならず，経口薬，注射薬，皮膚外用ステロイド薬でも認められることが知られており，ステロイド薬による治療を行う場合には投与方法によらず，注意が必要である．

1 ステロイド緑内障

a. 房水の流れ

水晶体，角膜などは透明性を保つために血管がなく，これらの組織の物質代謝をするために房水が循環している（図1）．房水は毛様体で産生され，隅角から眼外に出ていく．房水が眼外に流れにくくなると眼内にたまり，眼圧が上がる．眼圧が上がると視神経の眼球からの出口のところで視神経を痛め，緑内障が発症する．徐々に視野が狭くなっていき，無治療であればいずれ失明することもある病気が緑内障である．

b. ステロイドレスポンダーとステロイド緑内障

ステロイドレスポンダーはステロイドの局所または全身投与で高眼圧をきたす人である．内因性ステロイドでは血中コルチゾールレベルと眼圧日内変動との関連が報告されており，副腎皮質ホルモンが上昇する疾患で高眼圧が認められている．外因性ステロイドでは点眼，全身投与さらには皮膚科軟膏や他の局所投与で眼圧が上がる人がいる．発現頻度は正常者に比較して原発開放隅角緑内障およびその血縁者，若年者，高度近視，糖尿病患者に多いとの報告がある[1]．若年者に多いことから，特に小児にステロイドを投与する必要がある場合は注意が必要である．

眼圧が上がり視神経に障害をきたすとステロイド緑内障という．ステロイド緑内障で視野が末期になって眼科を受診する悲惨な子供の患者を時にみる．ステロイド投与後1週から数週間で眼圧が上がることが多いが，中には数ヵ月後に眼圧が上昇することもある．

早期の眼科受診が推奨される．特に，ステロイドパルス療法など短期間であっても大量のステロイド薬を投与する場合には注意する必要がある．一方，数年かけて眼圧が上昇する症例もあるため，早期受診のみならず，定期的な眼科受診による経過観察が求められる．

c. 眼圧上昇の機序

眼圧上昇の原因は諸説あるが，房水流出抵抗の増大が主因であるとされている．隅角に線維柱帯という組織があり，房水は前房から線維柱帯を通過してシュレム管に入り眼外に出ていく（図2）．ステロイド緑内障では線維柱帯における細胞外マトリックスの蓄積，線

表1　ステロイド薬の眼科的副作用

	緑内障	白内障
発症時期	約2〜4週以降，数ヵ月後に発症することもある	約1年
発症原因	房水流出抵抗に起因する眼圧上昇	異常な水晶体上皮細胞の増殖や遊走
症状	初期には自覚症状がない症例が多い 進行すると視野欠損や視力低下	混濁の進行に伴う視覚異常
推奨される眼科受診	早期および定期受診	定期受診

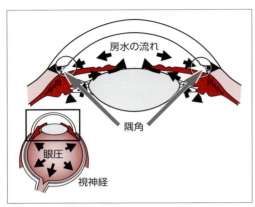

図1　眼内の房水の流れ

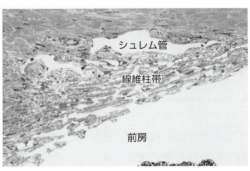

図2　線維柱帯の構造

維柱帯細胞の貪食能の抑制が認められる．慢性期のステロイド緑内障の線維柱帯には細胞外マトリックスが沈着している．この細胞外マトリックスは指紋様あるいは基底板様組織と呼ばれ，細胞基底膜に似た構造をしている物質と細線維様物質である[2, 3]．これらの細胞外マトリックスにはヘパラン硫酸プロテオグリカン，Ⅳ型コラーゲン，フィブロネクチンなどの存在が示唆されている．また，ステロイド薬投与により，シュレム管内皮細胞の細胞間接着が強固になることも知られており，房水流出抵抗の増大に寄与している．

d. 症状

ステロイド緑内障の初期段階には自覚症状がない場合が多い．自覚症状が認められる場合も軽い眼痛や頭痛など軽微な症例が多い．そのため，進行して視野欠損や視力低下をきたすまで眼科を受診しない患者も多い．

e. 治療方法

一般にステロイド薬の減量・中止により眼圧は低下するため，ステロイド薬の減量・中止が基本となる．ステロイドを中止すれば多くの場合眼圧は正常化するが，中には眼圧が下がらない人がいる．眼圧が下がらない場合は眼圧下降薬や緑内障手術が必要になる．一方ノンレスポンダーの人にステロイドを投与しても眼圧は上昇しない．ステロイド本来の効果発現には両者に差はない．

2 ステロイド白内障

a. 特徴

ステロイド白内障の発症時期にはさまざまな報告があるが，一般に1年以上の長期投与で発症率が高くなるとされている[4]．また，ステロイド薬の治療を受けている小児腎疾患患者の約10〜56％が白内障を呈するとされて

おり，小児にステロイド薬を投与する際には定期的な眼科受診が推奨されている[5]．

b．発症機序

ステロイド白内障は主に両側性で，水晶体の後嚢に混濁が認められる．水晶体上皮細胞のステロイド受容体を介して，異常な水晶体上皮細胞の増殖や後嚢への遊走が増大することが主因とされる[4]．また，加齢白内障と類似の酸化ストレスの亢進も認められ，これらの因子が複合して水晶体の混濁が起こると考えられる（図3）．

c．症状

水晶体の混濁の程度に応じて症状が現れる．代表的な自覚症状として，物がかすんで見える，眩しいなどの視覚障害が認められる．ステロイド白内障は加齢白内障と比較して発症後の進行が早いため，数ヵ月から1年で手術を要するほどの視力低下をきたす症例もある．

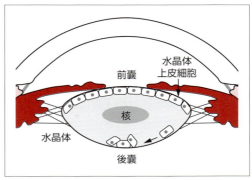

図3　ステロイド白内障発症機序

d．治療方法

薬物療法による根治は現在不可能なため，外科的治療となる．定期的な眼科受診により，早期に白内障の発症を確認することでステロイド薬の使用方法を調節し，進行を遅らせることを検討する．

Tips

- ステロイド緑内障は，発症初期には自覚症状がない症例が多いため，眼科の受診を促す必要がある．
- ステロイド白内障は，定期受診により早期発見することが重要である．
- 緑内障は失明のリスクがあり，放置すると患者のQOLが著しく低下する恐れがある．

●文献

1) Razeghinejad MR, et al. Ophthalmic Res 2012, 47：66-80
2) James ER. J Ocul Pharmacol Ther 2007, 23：403-442
3) Rohen JW, et al. Exp Eye Res 1973, 17：19-31
4) Kobayashi Y, et al. Am J Dis Child 1974, 128：671-673
5) 郭　義胤他：ステロイド副作用：眼科的副作用．日本小児腎臓病学会（編），小児特発性ネフローゼ症候群診療ガイドライン 2013，診断と治療社，2013，68-69

（赤嶺孝祐，久保田敏昭）

e. ステロイド糖尿病

Key Points

1. 早朝空腹時血糖の上昇は軽度であり，糖尿病の発症に気づかないことがある．
2. 初期の糖尿病では空腹時血糖は正常で，特に昼食後の随時血糖が高値になる．経過とともに，夕食前・後の随時血糖が高値になる．
3. ステロイド療法による食欲増進があり過食傾向になる．肥満は耐糖能低下の要因であり，普段から食事摂取において総量を守り，栄養バランスのよい食事をとるように心がける．

はじめに

何らかの疾患の治療でステロイド薬を使用した際に発症する糖尿病を，ステロイド糖尿病 steroid diabetes（glucocorticoid-induced diabetes mellitus）という．ステロイド薬は内服に限らず，吸入薬，外用薬（全身投与），注射薬（全身および局所投与）で起こり得る．ステロイド糖尿病は小児でも成人でも頻度は少ないとされているが，糖尿病の発症に至らなくても，耐糖能異常は少なからず一過性には起こっていると考えられる．したがって，ステロイド薬を用いた治療においては，比較的頻度の高い副作用として耐糖能のモニタリングが必要である．

1 ステロイド糖尿病の発症機序，疫学

a. グルココルチコイドの糖代謝に及ぼす作用

グルココルチコイドは，血糖上昇作用を有する．グルココルチコイドの糖代謝に及ぼす作用機序は多岐にわたり，膵β細胞機能の抑制によるインスリン分泌の低下，細胞における糖の取り込みの抑制とインスリン抵抗性の亢進のほか，糖新生の亢進が起こると考えられている．これらの作用はホルモン受容体や細胞内情報伝達の修飾などによるが，不明な点も多い．

ステロイド糖尿病の基本病態は，肝臓からの糖放出亢進を中核として，末梢でのインスリン抵抗性亢進，膵臓でのインスリン分泌の抑制とが相まって形成される．肝臓ではグリコーゲンの分解促進をする．肝細胞において，インスリンは糖新生の律速酵素であるホスホエノールピルビン酸カルボキシラーゼ（PEPCK）の遺伝子発現を抑制するのに対して，ステロイドはこれを上昇させることで糖新生を促進する．末梢において，ステロイドは筋肉や脂肪組織といったインスリンに反応して糖を取り込む臓器において糖取り込みを抑制する．

ステロイドは筋肉や脂肪組織の異化を亢進することで，肝臓に対して新たな糖新生の基質（アミノ酸，グリセロール）を送り込み，肝糖放出の促進を増長する．遊離脂肪酸はインスリン抵抗性増大に関与する．さらにステロイドは膵臓でのインスリンの分泌能を抑制するだけではなく，グルカゴン産生促進することで，高血糖をきたしやすい状態となる（図1）．

b. 疫学

小児でのステロイド糖尿病の発症率は不明であるが，一般に小児では成人よりもステロイドに対する感受性が高く，耐糖能異常も発生しやすいと考えられる．小児と成人において 1962 年に本邦で疫学調査が行われ，ステ

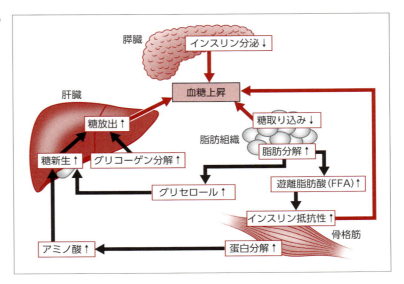

図1 ステロイド糖尿病の基本病態

ロイド投与を受けた疾患群628例中糖尿病発症は46例（7.3％）であった[1]．発症頻度は本邦の調査でも海外での調査でも，投与量と投与期間に依存するとされている（図2）[2]．成人ではプレドニゾン投与量が1日10 mg以下では糖尿病発症の相対危険度は1.8であるが，30 mg以上になると10.8に上昇すると報告されている[3]．本邦の報告でもステロイド糖尿病発症はステロイド投与期間が90日で66％，300日で94.2％に認められている[1]．

c．リスク因子

同じステロイド量の投与でも発症に差があることから背景因子が重要であると考えられる．リスク因子は成人では肥満，糖尿病の家族歴が挙げられるが，小児の場合は原疾患と治療，例えば白血病に対するL-アスパラギナーゼの投与なども重要なリスク因子である．

2 診断

a．スクリーニング検査

各食前・食後2時間，就寝前，夜間（2時頃）の血糖測定を行い，血糖の日内変動を確認する．ステロイド糖尿病では，早朝空腹時

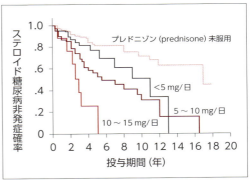

図2 プレドニゾン投与量と投与期間からみたステロイド糖尿病非発症確率（文献2）より引用）
プレドニゾン：プレドニゾロンのプロドラッグ．薬効，薬理量は同じ

血糖の上昇は軽度であり，糖尿病の発症に気づかないことがある．初期の糖尿病では空腹時血糖は正常で，特に昼食後の随時血糖が高値になる．経過とともに，夕食前・後の随時血糖が高値になることに注意をする．

また，75 g OGTT，食事負荷試験（MTT：meal tolerance test）を行い診断を確定する．インスリン分泌能を把握することは重要である．

1,5-アンヒドロ-D-グルシトール（1,5-AG），血液ガス分析，肝機能，膵酵素，尿検査のスクリーニングを行う．

b. 特殊検査

2型糖尿病の家族歴や肥満がある場合や病歴が長い場合は，糖尿病合併症の検査が必要になるが，小児期に異常が出ることはほとんどない．

3 治療

a. 治療の基本

治療の基本は2型糖尿病に準ずる．最も効果的なのは，ステロイド薬投与中止である．肥満があれば食事療法も必要である．運動療法は原疾患（腎疾患やリウマチ，さまざまな小児がんなど）のため，困難なことが多い．

b. 薬剤

治療薬はインスリンが第一選択となる．ステロイド糖尿病の特徴として，空腹時の血糖は正常または低値で，食後高血糖が認められる．このため超速効型インスリンを各食前に投与する．投与量の基準はないが，インスリン抵抗性が高いため，体重30 kg以上ではおよそ10 U/回投与から開始する．インスリン投与量は，体格，年齢，耐糖能異常の程度により適宜選択する．

インスリン抵抗性改善薬の効果は明らかではないが，最近ではインクレチン関連薬の有効性が話題となっている．ただし，現時点で本邦でステロイド糖尿病に保険適応のある薬剤は，インスリンのみである．また，小児2型糖尿病に保険適応のある薬剤は，メトホルミンとグリメピリドのみである．

4 予後

ステロイド治療終了，中止に伴い，多くは寛解する．頻度は少ないが，治療終了後も糖尿病が残ることがあり，2型糖尿病として治療継続が必要となることがある．

Tips

- 過去の医師国家試験問題に下記のようなものがあった．ステロイド療法を行う医師は知っておくべき大切な事柄である．

> 入院中の患者に対して副腎皮質ステロイド療法（プレドニゾロン25 mg/日を4〜6週間使用）を行うことになった．
> ステロイド糖尿病の発症を効率的に発見するため繰り返し行うべき検査はどれか．
> a　HbA1c
> b　早朝空腹時血糖
> c　早朝空腹時尿糖
> d　昼食後2時間血糖
> e　75 g経口ブドウ糖負荷試験
>
> （医師国家試験問題　第110回I問題13）
> 正答 d

- ステロイド療法中に，ステロイド糖尿病が発症することを認識する．
- ステロイド糖尿病が発症した場合には，小児内分泌専門医と連携を図り血糖コントロールを行うようにする．

●文献
1) 山形敞一他．糖尿病 1963, 6：12-20
2) Saag KG, et al. Am J Med 1994, 96：115-123
3) Gurwitz JH, et al. Arch Intern Med 1994, 154：97-101

（堀川玲子）

f. 高血圧・可逆性後頭葉白質脳症など

Key Points

1. 高血圧・PRES を発症する基礎疾患と薬剤を知り，ステロイド薬使用中は診察時に血圧測定をする．
2. PRES の臨床症状を知り，発症時に速やかに降圧療法を開始する．
3. PRES の MRI 所見の特徴を知る．

はじめに

　副腎皮質ステロイド薬と免疫抑制薬は，高血圧を起こす原因薬剤である．経過中に急な血圧上昇に伴った頭痛，けいれん，視覚障害，意識障害を示す高血圧性脳症が知られている．そして，高血圧性脳症の症状に加えて，頭部 MRI で頭頂葉から後頭葉に可逆性の浮腫性変化を呈する reversible posterior leukoencephalopathy を 1996 年に Hinchey らが提唱した．その後，病変は白質のみでなく皮質にも認められたことから，可逆性後頭葉白質脳症（posterior reversible encephalopathy syndrome：PRES）の疾患名で報告されることが多い．

表 1　PRES 発症の原因疾患と薬剤

原因疾患	高血圧 リウマチ・膠原病・自己免疫疾患 急性腎炎・ネフローゼ症候群 腎不全 臓器移植 子癇，妊娠高血圧
薬剤	副腎皮質ステロイド薬 ステロイドパルス療法 免疫抑制薬（カルシニューリンインヒビター） エリスロポエチン 抗がん薬

1 疫学，病態生理

a. 疫学

　高血圧性脳症の発生頻度は不明である．

b. 原因

　腎疾患およびリウマチ・膠原病疾患等の基礎疾患と，その疾患に使用される薬剤の両方の原因により高血圧が起こる（表 1）．

c. 病態生理

　抗炎症作用を期待されて使用される糖質コルチコイドは，鉱質コルチコイド作用を持つために，腎臓での Na 再吸収を亢進し，K 排出，水分の貯留を起こす．また，レニン基質（アンジオテンシノーゲン）の産生増加によるアンジオテンシンⅡの増加があり，高血圧を生ずる．

d. 発症機序

　急激な血圧上昇により，脳循環自動調節機構は破綻する．血液脳関門が破壊され，血管透過性が亢進し，血管性脳浮腫が生ずる．カルシニューリンインヒビター（シクロスポリン，タクロリムス）では血管内皮が障害され，血管透過性が亢進する．また，血圧上昇は，脳血管の攣縮を起こすことにより，脳虚血が生ずる．その後，血管性浮腫あるいは細胞性浮腫が生ずる．

2 診断

a. 血圧測定

適切なサイズのマンシェットを選択して測定する．高血圧治療ガイドライン2014（JSH2014）では，健診用の高血圧基準（表2）を示した[1]．

b. 症状

小児期発症の高血圧性脳症では，年齢別の正常血圧基準値を踏まえて判断する．成人と同様に収縮期血圧が200 mmHg以上，拡張期血圧が120 mmHg以上の高血圧ではなく，それよりも低い血圧で発症する．予兆として頭痛，嘔気があり，けいれん，意識障害，視覚異常を認める．高血圧の眼底所見として，乳頭浮腫，眼底出血，軟性白斑，眼底動脈の硬化，狭窄を認める．

c. 画像の特徴

頭部MRIを実施する．T2強調画像，fluid attenuated inversion recovery（FLAIR）画像では，巣状，びまん性に後頭葉の皮質下白質，深部白質で高信号を示す．

MRI拡散強調画像で，拡散が亢進するとdiffusion-weighted imaging（DWI）は低信号，apparent diffusion coefficient（ADC）mapsは高信号となる．血管原性浮腫は，DWIで病変部は低信号から変化なし，または軽度上昇を示すが，ADC mapsは高信号を示す．一方，細胞性浮腫は，血管攣縮から虚血が起こるためDWIで高信号を示すが，ADC mapsでは低信号となる[2]．

表2 小児の年代別，性別高血圧基準（文献1より引用）

		収縮期血圧（mmHg）	拡張期血圧（mmHg）
幼児		≧ 120	≧ 70
小学校	低学年	≧ 130	≧ 80
	高学年	≧ 135	≧ 80
中学校	男子	≧ 140	≧ 85
	女子	≧ 135	≧ 80
高等学校		≧ 140	≧ 85

3 発症時の対応，予防

a. 発症時の対応

降圧療法を併用しない例での急な発症報告が多い．早期の診断により降圧療法の開始をすれば予後はよい．メチルプレドニゾロンパルス療法では点滴静注中に血圧上昇があり，2クール目以降で急な血圧上昇に注意する．

b. 発症の予防法はあるか

副腎皮質ステロイド薬使用中では，定期的な眼科医による診察を勧めている．眼圧上昇に対して点眼薬治療が行われる．眼底所見から降圧薬の開始が必要なことがあり，眼科との連携は重要である．心不全，腎不全，肺水腫の合併例ではさらに注意が必要である．

4 処方例

副腎皮質ステロイド薬内服中は，血圧上昇があり，頭痛，肩こり，しびれの有無の問診と血圧測定を外来で毎回受診時に実施する．高血圧時には，第一選択薬としてアンジオテンシン変換酵素（ACE）阻害薬，アンジオテンシンⅡ受容体拮抗薬（ARB）およびCa拮抗薬が使用される．慢性腎臓病（CKD）例ではACE阻害薬かARBが使用される．1剤少量投与から開始する．降圧薬は朝食後に内服する．夜間から朝に血圧上昇がある場合は，夕方にも降圧薬を内服することがある．

降圧薬は，ほとんどが錠剤である．錠剤を粉砕する以外にOD錠を微温湯で崩壊させ，必要な量を服用する方法を調剤薬局から提案されることがある．

ステロイドパルス療法中はヘパリンの持続静注を併用する．メチルプレドニゾロン滴下

C ステロイド薬の副作用

表3 小児の高血圧症で適応が認められた降圧薬（文献1，3）より引用，一部改変）

	一般名	製品名	規格	用法・用量（1日量）
Ca拮抗薬	アムロジピン	アムロジン®，ノルバスク®	2.5 mg，5 mg（錠，OD錠）	6歳以上 2.5 mg
ACE阻害薬	エナラプリル	レニベース®	2.5 mg，5 mg，10 mg（錠）	生後1ヵ月以上 0.08 mg/kg（最高10 mg）
	リシノプリル	ゼストリル®，ロンゲス®	5 mg，10 mg，20 mg（錠）	6歳以上 0.07 mg/kg（最高20 mg）
ARB	バルサルタン	ディオバン®	20 mg，40 mg，80 mg，160 mg（錠）	6歳以上 体重35 kg未満：20 mg（最高40 mg） 体重35 kg以上：40 mg

年齢，体重，症状により適宜増減する．

中は特に血圧上昇がみられ，症状の発現に注意する．

腎炎合併例では，尿量が確保されていることを確認し，ACE，ARBを使用する．

遮光保存が必要なニフェジピン腸溶細粒は，粉砕する必要がないCa拮抗薬として使用されていた時期がある．小児の高血圧症でアムロジピンが適応を認められたことから，以前ほどには使用されなくなった．

小児の薬用量は高血圧治療ガイドライン2014[1]，小児期心疾患における薬物療法ガイドライン[3]に掲載されている．小児高血圧症を対象とした経口薬には薬事承認されたエナラプリル，リシノプリル，バルサルタン，アムロジピンがある（表3）．学会から申請された他のARBとしてカンデサルタン，ロサルタンがある．ロサルタンは唯一尿酸低下作用を持つことから，ミゾリビン使用による尿酸値上昇に対して併用される．

高血圧性緊急症では，入院治療が原則で速やかに降圧薬を開始する．急速で過剰な降圧は虚血性障害を起こす．原因となる可能性の薬剤を中止する．併せて抗けいれん薬，脳浮腫への治療も行われる．高血圧性脳症の降圧では，意識障害がある場合は静注薬で開始する．血管拡張薬のニカルジピン静注薬は持続静注で使用され，脳組織酸素供給を減少させない点がよい．

Tips

- ステロイド薬使用中は，血圧上昇に関わる症状の出現に注意し，問診，血圧測定を実施する．
- PRESは降圧薬が使用されていない時期に発症する．

●文献
1) 日本高血圧学会高血圧治療ガイドライン作成委員会：小児の高血圧．高血圧治療ガイドライン2014，日本高血圧学会，2014，104-107
2) Ay H, et al. Neurology 1998, 51：1369-1376
3) 日本循環器学会他：小児期心疾患における薬物療法ガイドライン．循環器病の診断と治療に関するガイドライン 2012, 89-271

（五十嵐　徹）

Ⅰ 総論　C ステロイド薬の副作用

2. 吸入ステロイド薬（鼻，気管支）

Key Points

1. 副作用は局所的副作用と全身的副作用に分けられる．
2. 局所的副作用の多くは吸入指導を繰り返すことで予防できる．
3. リスク・ベネフィットを考慮して最小必要量で維持する．

はじめに

吸入ステロイド（inhaled corticosteroid：ICS）は直接気道に作用して気道炎症を強力に抑制することから，長期管理の中心的な薬剤である．使用により喘息症状の軽減，呼吸機能や気道過敏性の改善，急性増悪（発作）の頻度や程度の軽減，発作入院や喘息死の減少が明らかになっている．

一方，副作用は局所的副作用・全身的副作用に大別される．局所的な副作用には，咽頭刺激感・咳嗽・嗄声・口腔カンジダ症などが，全身的な副作用には成長抑制がある．

1 局所的副作用

咽頭刺激感・嗄声・口腔カンジダ症はICSの副作用として気づきやすいが，咳嗽は喘息の症候でもありICSの局所的副作用のひとつとして常に考慮しておく必要がある．ただ，適切な吸入指導により発生頻度を減らすことができる．

ICSによる長期管理をしている患者には導入期だけでなく，定期的に手技の確認をして，不適切な手技になっていないか確認する必要がある．慣れてくるにしたがい，患者あるいは保護者の自己判断で吸入補助器具を使用しなくなっている場合もあるため，吸入補助器具の使用状況をときどき確認しておく．

なお，ICSによる呼吸器感染の増悪に関する報告はないため，上気道感染含む呼吸器感染でICSを減量あるいは中止する必要はない．

2 全身的副作用

全身的な副作用は，フルチカゾンプロピオン酸エステル（fluticasone propionate：FP）換算で200μg/日（吸入ステロイド薬中用量相当）以下であればおおむね問題がないとする報告が多い．視床下部-下垂体-副腎皮質系に対して，通常量での使用で臨床上問題となる副作用の報告はない．また，骨代謝，皮膚や目などに対する重篤な副作用について小児での報告はない．一方，高用量のICSの副作用は副腎皮質機能不全や成長抑制を含めて以前から報告されている．

近年，ICSの使用により成長抑制をきたす可能性が改めて報告されている．問題提起の契機となったのは，① 2011年に報告されたPEAKスタディのフォローアップ報告と② 2012年に報告されたCAMPスタディのフォローアップ報告である．

①の報告では，繰り返す喘鳴とAPI（Asthma Predictive Index）陽性の2～3歳の小児を対象に，ICS中用量吸入群とプラセボ群の2群に分けて2年間投与し，中止した後さらに2年間の身長の伸びを観察している．2歳で体重が15kg未満であった児では，ICS中

C ステロイド薬の副作用

表1 吸入ステロイドのリスクとベネフィット

喘息で日頃から定期治療として吸入ステロイドを使用するメリット
① 喘息発作の減少：喘息発作で受診したり入院したりする機会が減る（なくなる），内服ステロイドや気管支拡張薬吸入の機会が減る（なくなる） ② 軽微な刺激で咳が出る症状※が減る（なくなる） ③ 悪かった肺の働きがよくなる ④ 喘息発作で死亡する率が減る ※「軽微な刺激で咳が出る症状」とは，健康人では大丈夫なちょっとした煙を吸っても咳が出たり，少し運動したり走ったりした程度で咳が出たりすること
吸入ステロイド使用で起こり得る副作用
局所的副作用：頻度は低いが，吸入ステロイドが口の中や喉に付いて声がかすれたり口の中にカビが生えたりすることがある．ただこのような症状は，うがいをしたり薬の種類を変えたりすることで治る． 全身的副作用：吸入ステロイドは肺以外の体の中に入りにくく，入ったとしても壊れてしまうように工夫されているので，肺以外のところで働く可能性は低い．ただ成長抑制や骨粗鬆症のリスクの可能性はある．このようなリスクを最小限にするためには，以下のような工夫をするとよい． 《全身的副作用を最小限にするための工夫》 ① 効果がある必要最小限の吸入ステロイドの量で治療を毎日コツコツ続ける ② 環境整備（ダニ・煙草・ペット）をきちんとする ③ スプレータイプの吸入ステロイドの場合は，吸入補助器具（スペーサー）を使って吸入効率を上げる
吸入ステロイドを使用すべき状況で使用しなかった場合の問題点
① 喘息発作の増加：予定外受診や緊急入院で家族の予定がくるったり，保護者が仕事を休んだりしなければならなくなる ② 軽微な刺激で咳が出る：咳が出るような状況や環境を避けるようになる ③ 肺の働きが悪くなる：成長とともに健康人との格差が拡がる ④ 喘息発作が起きないかという漠然とした不安が常にある ⑤ 医療費の増加：感冒が長引きやすかったり喘息発作治療で吸入や点滴をしたりして余分な医療費がかかる

止後2年経過した段階ではプラセボ群に対して−1.6 cm 身長が低かったとの結果だった．すなわち，低年齢，低体重であるほど相対的使用量が増大する可能性があることを示している．しかし，年齢による用量設定に関する明確なエビデンスはない．

②の報告では，5～13歳の小児喘息患者を対象に3群比較［ブデソニド400 μg/日を4～6年間使用した群，ネドクロミル（メディエーター遊離抑制薬）群，コントロール群］し，成人年齢に達したときの身長がコントロール群に比べて平均1.2 cm（男子−0.8 cm，女子−1.8 cm）低かったと記述してある．思春期前の小児では，最初の数年間のICSが成人に達したときの身長に影響を残す可能性を示している．

これらの報告も参考にしながら，小児気管支喘息治療・管理ガイドライン2017では，ICS使用について次のとおりに位置づけている[1]．

「ステロイド薬に対する感受性や吸入効率は個人差が大きいため，発現する可能性のある副作用については常に注意し，漫然と使用するのではなく，リスク・ベネフィットを考慮して最少必要量で維持するように心がける．高用量ICS（FP換算で400 μg/日）を用いる必要がある場合には，小児喘息治療に精通した医師の管理下で治療することが望ましい」

3 ICSのリスク・ベネフィットを考慮して最少必要量で維持するためのコツ（表1）

「気管支喘息の診断が間違っていないか？」「ICS投与量が患者の病状に見合った最少必要量なのか？」という問いを常に自問することが，ICSのリスク・ベネフィットを考慮しつつ最少必要量で維持するためのコツである．そのためには呼吸機能検査や，喘息日誌や

I 総論

ピークフローメーターなどの自宅でのモニタリングが重要となる．また，「夜間や明け方に咳が出ていないか？」「普通の人が咳き込まない程度の煙やホコリで咳き込むことはないか？」「風邪を引いた後に咳が長引かないか？」など気道過敏性を疑うような症状がないか外来診療の場で確認する．これにより，気管支喘息の診断を確実にして，現在の治療が患者の病状にフィットしたものか確認する．

Tips

- 患者の保護者の中には，ICS の副作用が気になり，その影響で患者の治療実施率が下がってくる場合もある．このようなときは本項の「はじめに」で示したような ICS 使用のメリットを説明するだけでなく，本来使うべき ICS を使用しなかった際のデメリットについて患者の保護者に考えてもらうようにするとよい．
- ICS が標準治療ではなかった時代に喘息急性増悪により救急外来を受診したり，喘息死が多かったりしたことを知ることで，ICS の大切さや必要性に自ら気づいてもらう機会を作ることが重要と筆者は考えている．

● 文献

1) 日本小児アレルギー学会：小児気管支喘息治療・管理ガイドライン 2017 (http://www.jspaci.jp/modules/journal/index.php?content_id = 13)

（岡藤郁夫）

I 総論　C ステロイド薬の副作用

3. 皮膚外用ステロイド薬

Key Points

1. 強力なステロイド薬の大量外用による全身性副作用の可能性を認識する．
2. ステロイド薬外用による多様な局所性副作用の内容を知る．
3. 年齢や体の部位による経皮吸収の違いを考慮してステロイド薬を選択する．
4. ステロイドのランク分けと，副作用を避けるための安全外用量と期間の目安を知る．
5. 慢性皮膚疾患においては，定期的な診察によって適宜外用内容を修正する．

はじめに

　皮膚外用ステロイド薬は，湿疹・皮膚炎のみならず乾癬や掌蹠膿疱症，薬疹，尋常性白斑や円形脱毛症，天疱瘡や紅斑性狼瘡，肥厚性瘢痕や血管拡張性肉芽腫など，非感染性，非腫瘍性（皮膚悪性リンパ腫を除く）の多くの皮膚疾患に汎用され，皮膚科医には最もなじみのある薬剤である．5ランクの作用の強さと軟膏，クリーム，ローション，テープ剤などの剤型から，疾患や病勢，年齢，部位に応じて最適と思われる薬剤を選択し，適切な外用法を指導する．外用開始後は，潜在する多様な副作用を念頭に，慎重に治療経過を追う．

1 皮膚外用ステロイド薬による全身性副作用

　バリアの破壊された病的皮膚では経皮吸収が高まると考えられ，実際，強力なステロイド薬を広範囲の皮疹に大量に外用することにより，ステロイド内服と同じように副腎皮質機能抑制を介して浮腫・体重増加，Cushing様症状，離脱症候群，成長抑制，骨無菌性壊死，糖尿病などの全身性副作用を生じたとの報告がある[1]．具体的には，ストロンゲストランクのクロベタゾールプロピオン酸エステル（デルモベート®）10 g/日の単純塗布がベタメタゾン（リンデロン®）0.5 mg/日の内服に，40 g/日の単純塗布が1 mg/日の内服に相当するとされる[1]．ただ，外用の減量や中止により，あるいは外用を継続していても皮疹が改善しバリアが回復すれば，副腎皮質機能抑制の速やかな回復が認められる．

2 皮膚外用ステロイド薬による局所性副作用

a. 細胞増殖・線維新生抑制作用に基づくもの

　ステロイド薬の外用は内服に比べて全身性副作用のリスクが少ない代わりに，副腎皮質ホルモンの細胞増殖・線維新生抑制作用に基づく多様な局所性副作用の出現に注意する必要がある（表1）[2]．炎症のために肥厚した皮膚に外用するのであれば，この作用が効果を発揮し副作用まで至らない．しかし，改善後も強力なステロイド薬を連用すると，局所性副作用が顕在化する．薬の経皮吸収率にも留意し，吸収率のいい乳幼児や小児，顔面や腋窩，陰部などには弱めの，吸収率の悪い手掌や足底などには強めのステロイド薬を用いる．
　接触皮膚炎や薬疹などの急性疾患では，炎症が終息するまでしっかり外用してから中止することで再発も副作用もない治癒が望める

が，アトピー性皮膚炎や乾癬など慢性再発性の疾患では，強力な治療の継続により局所性副作用が顕在化しやすく，逆に副作用を恐れて治療が不十分なために慢性再発性になるというジレンマに陥りやすい．したがって，定期的な診察により皮疹の改善度と副作用の出現の有無を確認し，適宜外用内容を修正する．皮膚萎縮線条を除き，局所性副作用の多くは皮膚外用ステロイド薬の中止あるいは適切な処置により軽快する[3]．

b．ステロイド作用によるもの

思春期から中年の脂漏部位ではざ瘡の誘発に注意する．原病との塗り分けが難しい場合は，マクロライド系抗生物質や漢方薬の内服も併用する．

c．免疫・アレルギー抑制作用によるもの

掻破に続発する毛嚢炎，アトピー性皮膚炎の合併症である伝染性膿痂疹，伝染性軟属腫，カポジ水痘様発疹症，常在真菌によるカンジダ症やマラセチア毛包炎などの誘発に注意する．白癬や疥癬などのかゆみの強い皮膚感染症は，ステロイド外用で短期的に炎症が治まっても長期的には悪化するため，鑑別が重要である．

d．その他

眼周囲へのステロイド外用は緑内障のリスクを高めることから，タクロリムス薬への切り替えや眼科での定期的な検査を考慮する[3]．

3 小児における特徴と妊婦・授乳婦への配慮

a．小児における特徴

小児においては，ストロングランク以下のステロイド薬を通常の外用法で使用するのであれば，期間にかかわらず副腎皮質機能不全などの全身性副作用の心配はないとされる[1]．大人に比べて局所性副作用も生じ難いとされ

表1 皮膚外用ステロイド薬による局所性副作用
（文献2）より引用，一部改変）

1．細胞増殖・線維新生抑制作用に基づくもの
① 皮膚萎縮
② 皮膚萎縮線条
③ 乾皮症あるいは魚鱗癬様変化
④ 創傷治癒遅延
⑤ 星状偽瘢痕
⑥ ステロイド紫斑
⑦ ステロイド潮紅
⑧ 毛細血管拡張
⑨ 酒さ様皮膚炎
⑩ 口囲皮膚炎
⑪ erythrosis interfollicularis colli（頸部毛孔間紅皮症）
⑫ cutis linearis punctata colli（頸部線状点状皮膚）
⑬ ステロイド弾力線維症
⑭ ステロイド稗粒腫
⑮ ステロイド膠様稗粒腫
⑯ 色素異常
2．ステロイド作用によるもの
① ステロイドざ瘡
② 多毛
3．免疫・アレルギー抑制作用によるもの
① 皮膚細菌感染症の誘発・増悪
② 皮膚真菌感染症の誘発・増悪
③ 皮膚ウイルス感染症の誘発・増悪
④ 皮膚寄生虫感染症の誘発・増悪
4．その他
① 接触皮膚炎
② 光線過敏症
③ 緑内障（眼周囲の外用により）

るが，毛細血管拡張，多毛，皮膚真菌症の誘発・増悪が多い[1]．

b．妊婦，授乳婦への配慮

妊婦のステロイド外用による催奇形性，口唇口蓋裂，早産，胎児死亡の報告はないが，ベリーストロング以上のステロイド外用によって外用量に比例して出生時低体重のリスクが高まるため，妊娠後期にはストロンゲストやベリーストロングランクのステロイド外用は避けるべきとされる[4]．乳房に外用したステロイド薬を児が直接経口摂取しないよう注意するが，母乳への影響は少ない[3]．

c．皮膚外用ステロイド薬のランク分け，安全外用量と期間の目安

皮膚外用ステロイド薬の選択にあたって考慮すべき，作用の強さによるランク分けと副

C ステロイド薬の副作用

表2 皮膚外用ステロイド薬のランク（日本皮膚科学会アトピー性皮膚炎診療ガイドライン作成委員会：アトピー性皮膚炎診療ガイドライン 2016 年版，日皮会誌 2016，126：128 より引用，一部改変）

1. ストロンゲスト
① クロベタゾールプロピオン酸エステル（デルモベート®）
② 酢酸ジフロラゾン（ジフラール®，ダイアコート®）
2. ベリーストロング
① モメタゾンフランカルボン酸エステル（フルメタ®）
② 酪酸プロピオン酸ベタメタゾン（アンテベート®）
③ フルオシノニド（トプシム®）
④ ベタメタゾンジプロピオン酸エステル（リンデロンDP®）
⑤ ジフルプレドナート（マイザー®）
⑥ アムシノニド（ビスダーム®）
⑦ 吉草酸ジフルコルトロン（テクスメテン®，ネリゾナ®）
⑧ 酪酸プロピオン酸ヒドロコルチゾン（パンデル®）
3. ストロング
① プロピオン酸デプロドン（エクラー®）
② プロピオン酸デキサメタゾン（メサデルム®）
③ デキサメタゾン吉草酸エステル（ボアラ®，ザルックス®）*
④ ハルシノニド（アドコルチン®）*
⑤ ベタベタゾン吉草酸エステル（ベトネベート®，リンデロンV®）
⑥ フルオシノロンアセトニド（フルコート®）
4. ミディアム（マイルド）
① 吉草酸酢酸プレドニゾロン（リドメックス®）
② トリアムシノロンアセトニド（レダコート®）
③ アルクロメタゾンプロピオン酸エステル（アルメタ®）
④ クロベタゾン酪酸エステル（キンダベート®）
⑤ ヒドロコルチゾン酪酸エステル（ロコイド®）
⑥ デキサメタゾン（グリメサゾン®，オイラゾン®）
5. ウィーク
① プレドニゾロン（プレドニゾロン®）

（2015年9月現在）©日本皮膚科学会
*ザルックス®は2017年，アドコルチン®は2010年に販売中止

表3 副作用を避けるためのステロイド外用量と期間の目安（文献4）より引用，一部改変）

ランク	全身性副作用				局所性副作用	
	副腎皮質機能抑制が生じ得る予想外用量		安全外用量の目安		局所性副作用が生じ得る予想外用期間	安全外用期間の目安
	成人	小児	成人	小児		
ストロンゲスト	10 g/日以上	5 g/日以上	5 g/日以下	2 g/日以下	4週以上	2週以内
ベリーストロング	20 g/日以上	10 g/日以上	10 g/日以下	5 g/日以下	6週以上	3週以内
ストロング	40 g/日以上	15 g/日以上	20 g/日以下	7 g/日以下	8週以上	4週以内

（密封療法では表の1/3量が望ましい）

作用を避けるためのステロイド外用量と期間の目安を表2と表3にまとめた[3,4]．

Tips

- ステロイド外用においては求める作用と避けるべき副作用が同じベクトル上にあることを理解する．
- 安全域を意識しながら，十分な効果を得ると同時に副作用のリスクを最小限に抑える治療を心がける．

●文献
1) 島雄周平他．Ther Res 1988, 8：222-231
2) 幸田 弘．臨床と研究 1994, 71：3156-3159
3) 日本皮膚科学会アトピー性皮膚炎診療ガイドライン作成委員会：アトピー性皮膚炎診療ガイドライン 2016 版．日皮会誌 2016, 126：121-155
4) 大谷道輝：Q9 ステロイド外用薬の服薬指導のポイントについて教えてください．大谷道輝他（編），マイスターから学ぶ皮膚科治療薬の服薬指導術，メディカルレビュー社，2016, 42-43

（金澤伸雄）

D ステロイド薬に対する過敏反応
（ステロイドアレルギー）

Key Points

1. ステロイド薬に対する過敏反応（ステロイドアレルギー）を疑う．
2. ステロイド外用薬（軟膏，点眼薬，吸入薬）の過敏反応を軽視しない．
3. 交差反応を有するステロイド薬への認識を高める．
4. メチルプレドニゾロン静注（ステロイドパルス療法を含む）は，気管支喘息を始め，使用頻度が高く過敏反応が起こる機会も多いため，常に慎重に行う．

はじめに

ステロイド薬は，アレルギー疾患，自己免疫疾患，各種炎症性疾患などに広く使用されており，症状改善の切り札的存在である．しかしアレルギー治療に用いるステロイド薬自体で過敏反応（アレルギー反応）が出現する場合があることが知られている．すでに1950年代後半からステロイド外用薬による接触性皮膚炎の報告がある．同時期に，ステロイド療法の創始者であるKendallもヒドロコルチゾン関節内投与で蕁麻疹，血管性浮腫，気管支攣縮が起こることに気づいている．症状改善を期待してステロイド薬を投与しているにもかかわらず症状の悪化がみられる場合には，ステロイド薬に対する過敏反応を疑う．

1 疫学，病態生理

a. 疫学

過敏反応は全体で0.1～1%の頻度でみられる．ステロイド薬静注が最も多く，次いで筋注，局所外用，内服，関節内投与の順で，即時型（IgE介在性）と遅延型（T細胞介在性）の2型の過敏反応（アレルギー反応）がみられる[1]（表1）．製剤ではメチルプレドニゾロンとヒドロコルチゾンでのアレルギー反応が多い．その他，プレドニゾン，プレドニゾロン，トリアムシノロン，デキサメタゾンでもアレルギー反応はみられる．発症しやすい素因として，気管支喘息，腎移植の患者が報告されている．また，ヒドロコルチゾンコハク酸エステル（ソル・コーテフ®，サクシゾン®）とアスピリン喘息との関係が知られている．

b. 病態生理

ステロイドアレルギーによる過敏反応と診断するには，免疫学的機序によること，再投与による再現性，いわゆるアレルギー反応（蕁麻疹，アナフィラキシー，血管性浮腫など）がみられるかをもって判断する．偽性アレルギーといって，類似の症状を呈する免疫学的機序によらない反応もある．アナフィラキシー反応は，IgE介在性に好塩基球，マスト細胞から，ヒスタミンとトリプターゼを放出して血管拡張を起こして，最悪の場合，ショックに至る．

ステロイド外用薬では，次のような症状が出ることがある．①ステロイド含有軟膏：中心部が健常皮膚で辺縁に環状の丘疹を形成する特徴的な発疹や接触性皮膚炎，②ステロイド含有点眼薬：眼周囲湿疹，浮腫，結膜炎，流涙，③ステロイド含有吸入薬（ブデソニド）：吸入する口囲，鼻孔周囲に湿疹，鼻炎，口内炎．まれに気管支攣縮．

D　ステロイド薬に対する過敏反応（ステロイドアレルギー）

表1　ステロイド薬に対するアレルギー反応（文献1）より引用改変）

	即時反応	遅延反応
頻度	ほとんどない	接触性皮膚炎は多い（0.2～5％） 全身反応はまれ
主な投与ルート	静注	皮膚局所塗布，吸入
発症素因	気管支喘息，アスピリン喘息 腎移植患者	慢性皮膚疾患患者
症状	ステロイド曝露後，数分以内の蕁麻疹，血管性浮腫，アナフィラキシー	ステロイド曝露後，数時間，数日後の接触性皮膚炎，全身の発疹
診断方法	in vivo プリックテスト 皮内反応 in vitro 抗原特異的IgE 塩基球活性化テスト	in vivo パッチテスト 皮内反応 in vitro リンパ球幼若化テスト
主な原因薬	ヒドロコルチゾン，メチルプレドニゾロン	ヒドロコルチゾン，メチルプレドニゾロン，ブデソニド
交差反応	ヒドロコルチゾンとメチルプレドニゾロン間に交差反応がある	Ⅰ群*は，Ⅰ群内のステロイド薬間のみに交差反応がある Ⅱ群**とⅢ群***は，交差反応がほとんどみられないステロイド薬である
アレルギー反応に対する治療	多くはベタメタゾンないしデキサメタゾンに変更が可能	Ⅰ群にのみアレルギー反応がある場合には，他群に切り替える Ⅰ群のステロイド薬のみならず，広範囲に交差反応を有する場合には，ステロイド薬以外の薬剤への変更などを考慮する

注：Ⅰ群*，Ⅱ群**とⅢ群***については，表2を参照のこと．

c. 発生機序

ステロイドは低分子量であり，製造過程でステロイド−グリオキサール（steroid–glyoxal）化したステロイド薬はアルギニンと強固に結合してハプテンとなり，アルブミンと結合して完全抗原となって免疫原性を提示するようになり，アレルギー反応を惹起する（図1）．アルギニンと結合しやすいステロイドはアレルギー反応を引き起こしやすい．一方ベタメタゾンのようなC16位がハロゲン化されたステロイドは，アルギニンとの結合が弱いためにアレルギー反応を起こしにくいとされる[2]．

2　アレルギー反応を誘発するもの

a. 添加物

メチルプレドニゾロンコハク酸エステルとヒドロコルチゾンコハク酸エステルは，それぞれアレルギー反応を起こす．これらのステロイド自体に対しての抗原特異的IgEは存在するが，アレルギー反応の主因はコハク酸と想定されている．その他，添加された carboxymethyl cellulose や bisulphite によってもアレルギー反応が誘発される．

b. 偽性アレルギー反応

免疫学的機序によらない偽性アレルギー反応として，静注用ヒドロコルチゾンが気管支壁拡張に関与するプロスタグランジン E_2 の産生抑制をすることで気管支攣縮が起こることがある．これはプロスタグランジン E_2 ↓／ロイコトリエン↑のアンバランスが生じるためと想定できる．この偽性アレルギー反応は，アスピリン喘息（aspirin–sensitive asthma）でみられる．

c. 交差反応

交差反応とは，ある抗原に感作された個体が，抗原決定群が同じ他の抗原とも反応する場合をいう．メチルプレドニゾロンコハク酸

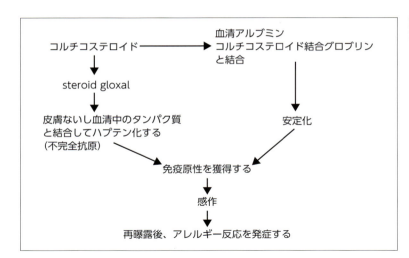

図1　ステロイド薬による
アレルギー反応の発生機序

エステルとヒドロコルチゾンコハク酸エステルは互いに交差反応を呈するので，コハク酸エステルとは関係なく代替薬にはならない．

交差反応をステロイド骨格から3群に分類した表を提示する（**表2**）[3]．

3 ステロイド薬による即時型アレルギー反応への対処

a. 症状

静注，筋注，内服，関節内投与，皮膚塗布などの投与方法に違いがあっても発症する．

症状は，膨疹，発疹，蕁麻疹，くしゃみ，悪心，嘔吐，呼吸困難，喘鳴，低血圧，アナフィラキシーショックがある．

b. 発作時の処置

Ⅰ型アレルギーと同様の発作時処置をする．①十分な酸素化，②エピネフリンの早期および必要に応じて繰り返しの投与（筋肉内注射），③β₂アゴニストの吸入とステロイド薬の点滴．ただし，ステロイド薬の急速静注は禁忌．またステロイド薬はリン酸エステルタイプのものを用いる．

c. ステロイド薬の選択

1）使用を避けるステロイド薬

- ヒドロコルチゾンコハク酸エステル（ソル・コーテフ®，サクシゾン®），メチルプレドニゾロンコハク酸エステル（ソル・メドロール®），注射用プレドニゾロンコハク酸エステル（水溶性プレドニン®）などに含有されるコハク酸エステルは，副作用が出やすいので避ける．
- デキサメタゾンリン酸エステル（デカドロン®）はリン酸エステルであるが，防腐剤としてパラベン含有であり，アスピリン喘息を誘発する可能性があるので使用を避ける．
- ハロゲン化ステロイドのデキサメタゾンとベタメタゾンに比較して，ヒドロコルチゾンとメチルプレドニゾロンとの交差反応はよく知られている．仮にメチルプレドニゾロンが原因であった場合には，ヒドロコルチゾンリン酸エステル（水溶性ハイドロコートン®）もリン酸エステルではあるが，Ⅰ群のステロイド薬であり使用を控えたほうが賢明だろう．

2）使用が可能なステロイド薬

> Ⅲ群のリン酸エステル型ステロイド薬であるベタメタゾンリン酸エステル（リンデロン®）をゆっくりと静注すること．

当初は二相性アナフィラキシー（biphasic

D　ステロイド薬に対する過敏反応（ステロイドアレルギー）

表2　交差反応からみたアレルギー反応を起こす主なステロイド薬の分類（文献3）より引用改変）

I群*	II群**	III群***
非メチル化，非ハロゲン化コルチコステロイド	ハロゲン化コルチコステロイド C 16位/C 17位にcis-katal/diol構造を有するハロゲン化コルチコステロイド	メチル化，ハロゲン化コルチコステロイド C 16位にメチル化構造を有するハロゲン化コルチコステロイド
I群内のステロイド薬間のみに交差反応がある	II群内のステロイド薬間で交差反応を起こしにくい ただし，desonide*とハルシノニド（halcinonide）とは交差反応を起こす	III群内のステロイド薬間で交差反応を起こしにくい ただし，cortivazol*とmeprednisone*とは交差反応を起こす
ブデソニド (budesonide) クロプレドノール (cloprednol) コルチゾン酢酸エステル (cortisone acetate) ジフルプレドナート (difluprednate) フルドロコルチゾン酢酸エステル (fludrocortisone acetate) フルオロメトロン (fluorometholone) ヒドロコルチゾン (hydrocortisone) ヒドロコルチゾン酢酸エステル (hydrocortisone acetate) ヒドロコルチゾン酪酸エステル (hydrocortisone butyrate) ヒドロコルチゾンコハク酸エステル (hydrocortisone sodium succinate) メチルプレドニゾロン酢酸エステル (methylprednisolone acetate) メチルプレドニゾロンコハク酸エステル (methylprednisolone sodium succinate) プレドニゾロン (prednisolone) プレドニゾロンコハク酸エステル (prednisolone, sodium succinate)	トリアムシノロン (triamcinolone) アムシノニド (amcinonide) フルニソリド (flunisolide)* フルオシノロンアセトニド (fluocinolone acetonide) フルオシノニド (fluocinonide) ハルシノニド (halcinonide) トリアムシノロンアセトニド (triamcinolone acetonide) トリアムシノロン酢酸エステルジアセチル (triamcinolone diacetate)	アルクロメタゾンプロピオン酸エステル (alclometasone dipropionate) ベクロメタゾン (beclomethasone) ベタメタゾン吉草酸エステル (betamethasone 17-valerate) ベタメタゾンジプロピオン酸エステル (betamethasone dipropionate) ベタメタゾンリン酸エステル (betamethasone sodium phosphate) クロベタゾールプロピオン酸エステル (clobetasol propionate) クロベタゾール酪酸エステル (clobetasol butyrate) デキサメタゾン (dexamethasone) デキサメタゾン酢酸エステル (dexamethasone acetate) デキサメタゾンリン酸エステル (dexamethasone sodium phosphate) ジフルコルトロン吉草酸エステル (diflucortolone valerate) フルチカゾンプロピオン酸エステル (fluticasone propionate) モメタゾンフランカルボン酸エステル (mometasone furoate)

＊desonide, cortivazol, meprednisone, flunisolideは，国内では使用されていない．

anaphylaxis）との鑑別が困難であり，回復しても24時間は注意をして経過観察する．

Tips

- 臨床医は，投与をしたステロイド薬によりむしろ症状が悪化した際には，過敏反応が起こった可能性を疑うようにする．
- ヒドロコルチゾンとメチルプレドニゾロンは使用頻度が高く，再投与の機会も多いため，過敏反応が起こる機序を再認識する．

●文献
1) Berbegal L, et al. Actas Dermo-sifiliogr 2016, 107：107-115
*2) Vatti RR, et al. Clin Rev Allergy Immunol 2014, 47：26-37
3) Baeck M, et al. G Ital Dermatol Venereol 2012, 147：65-69

（稲毛康司）

I 総論　E その他

1. 患者・家族への説明―日常生活上の注意点

Key Points

1. ステロイド薬で治療を行うにあたっては患者や家族への十分な説明が重要である.
2. 患者や家族はステロイドに対して不安を抱いていることが多いが,副作用は投与経路によって大きく異なる.

はじめに

　ステロイド薬はアレルギー疾患や自己免疫疾患などを中心に小児科領域で広く使用される薬剤のひとつであり,投与経路も経口,点滴,吸入,外用など多岐にわたっている.また,さまざまな疾患の治療を行う上でkey drugとなり得る重要な薬剤であるが,周知のとおり多様な副作用が出現する可能性を有している.また,ステロイド薬に対しては家族側もさまざまな意見を持っていることがあり,使用することに対して不安を訴えられることは日常診療で多くの医師が経験していることと思われる.

　本項ではステロイド薬を使用するにあたっての患者・家族への説明に関して述べてゆきたい.

1 患者・家族への説明

a. 総論

1) 説明の重要性

　ステロイド薬という言葉を知っている患者や家族は多いが,必ずしも医療者側と共通の理解を有しているわけではない.また,マスコミ等でステロイド薬に対して否定的な報道が大々的になされた過去もあり,ステロイド薬の効果よりも副作用に対する情報が先行し,どちらかというと否定的な印象を抱いていることが多いと思われる.また,ステロイド薬に対する不安を有する家族は多いが,その理由はさまざまである.必ずしも医学的に正しい理解を持っているわけではなく,「ホルモン剤というイメージがよくない」,「なんとなく」「一度使うとやめられないから」と,漠然とした不安であることも多い.

　実際にステロイド薬はさまざまな副作用が問題となる薬剤であり,さらに小児科領域ではステロイド薬の使用は胎児期から思春期にかけてと幅広く,使用する状況も多様であるため,医療者側が副作用について時間をかけて丁寧に説明することが当然重要となる.

2) 患者・家族の不安を取り除くためには

　一方でステロイド薬は他の薬剤と比較しても,投薬による効果が強く期待できる薬である.また,効果はほぼ用量に依存し,急性の副作用が出ることは少ない.副作用に対する過度な不安を取り除くためには,副作用の説明のみに時間をかけるのではなく,ステロイド薬を使用する必要性や,使用しなかった際のデメリット,使用することにより病状やQOLを大きく改善できる可能性があることも十分に説明する必要がある.加えてできるだけ副作用を減らすような使い方を目指すこと,病態が改善すれば投与量を減量することも可能であり,最終的には使用を中止することも目標となり得ることを説明し,副作用があるから治療に必要であっても使わない,といっ

た状況を回避するべきである．

今日では患者側も容易にステロイド薬の効果や副作用の情報を入手することが可能となっているが，すべての副作用が出現するわけではないことや，可逆性の副作用も多いことなど，情報の取捨選択の必要性に関しても言及してよいと思われる．

また，病状によってはステロイド薬による治療が長期間にわたることもある．自己判断での減薬や休薬が病状を悪化させる可能性に関しても説明し，減薬等を希望する際には必ず医師に相談できるような関係を構築することが望ましい．

b. ステロイド薬の外用

ステロイド外用薬はアトピー性皮膚炎や湿疹などで用いられ，小児科領域でも使用頻度の高い薬剤である．外用薬は体内への吸収率の差からくる作用の強弱によって5段階のランクに分けられており，剤形も病状や部位により軟膏，クリーム，ローション，ゲルなどが使い分けられる．さらに小児は大人と比較して皮膚が薄く薬剤の吸収率が高いとされており，特に顔面や陰嚢等への塗布や，びらん，創傷がある部位への使用で吸収量が多くなる．このように外用薬の薬効は多くの要因に左右されるため，適切な部位に適切な方法で使用するよう指導することが重要である．

特にアトピー性皮膚炎は病状によっては一定期間の外用が必要となることや，ステロイド薬に対する誤解が病状悪化の大きな要因となり得ることから，患者や家族に対しての適切な説明が求められる．実際の副作用で重要となるのは皮膚感染の誘発と皮膚萎縮であるが，家族の不安の中で多いのはステロイド外用薬の全身に対する副作用と，長期間の使用に対する懸念である．前述のとおり小児では外用薬の吸収率は高くなるものの，経口投与などの全身投与と異なり，通常の適切な外用では全身への副作用は出現しないことを説明するとともに，適切な期間しっかりと使用することにより治療期間の短縮が期待できることも説明し，自己判断での減薬や休薬を避けるようにしたい．

c. ステロイド薬の吸入

気管支喘息において吸入ステロイド薬は治療のkey drugであり，軽症持続型以上の喘息患者において治療の第一選択薬となり得る．一方で，小児においては高用量の吸入ステロイド薬が成長抑制をきたす可能性も報告されている[1]．成長抑制は重大な副作用のひとつであるが，吸入ステロイド薬を適切に使用することが近年の重症患者の減少や喘息死の減少につながっている．吸入ステロイド薬を用いて治療することにより臨床症状が改善しQOLを向上させることや，気道のリモデリングを抑制して喘息の難治化を防ぐことを説明し，治療への理解を得るように心がけたい．

また，吸入ステロイドは患児がしっかり吸入できるかが大きな問題となる．患者の年齢などをみながら適切な剤型を選択するとともに，必要に応じてスペーサーの使用を行うなどの配慮を要する．メディカル・スタッフとも協力してしっかりと吸入指導を行うことが重要である．

d. ステロイド薬の全身投与

小児リウマチや腎疾患，悪性腫瘍患者などでは長期間のステロイド薬の全身投与が必要となる．ステロイド薬の全身投与では使用量と使用期間に応じて全身性の副作用が出現するリスクが高くなり，副作用に関して十分な説明が求められる．

成長障害は小児特有の副作用であり，プレドニゾロン0.75 mg/kg以上を6ヵ月以上連日で投与することにより有意にリスクが上昇すると報告されている[2]．長期投与が必要な症例に対しては治療の必要性を示すとともに，

生物学的製剤や免疫抑制薬の併用などを行うことにより，ステロイド薬の投与量を減らす努力を行うことを説明する．また身体的な成長のみならず，長期治療に伴う通学の問題など，社会的な要素も含んだ発達に関しても最大限の配慮と情報提供が要求される．

易感染性はステロイド薬の全身投与に伴う代表的な副作用のひとつである．全身投与による免疫抑制の機序は多様であり，幅広く感染防御能を低下させる．長期投与患者では，定期的なスクリーニングを行うとともに，家族へのリスクの説明が必要である．うがいや手洗い等の基本的な感染防御は重要であるが，ニューモシスチス肺炎や結核，サイトメガロウイルス感染症などは，多くの場合体内に保有している病原体の再活性化であり，日常的な感染防御のみでは防げず，医療機関の受診が必要なことを伝えておく．

Tips

- ステロイド薬は副作用の多い薬剤であり，副作用に関して十分な説明を行うことは重要である．一方で治療の必要性や，治療により得られる効果に関してもしっかりと説明を行う．
- ステロイド薬の使用に不安を有する患者や家族は多いが，適切な説明を行い理解を得ることで，治療効果を高めてゆく努力が重要である．

●文献
1) Kelly HW, et al. N Engl J Med 2012, 367：904-912
2) Simmonds J, et al. Arch Dis Child 2010, 95：146-149

（笠井和子）

I 総論　E その他

2. ステロイドと予防接種

Key Points

1. 高用量のステロイド薬，免疫抑制薬，DMARDs，生物学的製剤などを使用中の患者には，生ワクチン接種は原則禁忌である．
2. 感受性者に対する水痘ワクチンおよびMRワクチンは，時間が許せば治療開始前に接種を考慮する．
3. 不活化ワクチンは極力症状安定期に接種し，症状増悪期や高用量ステロイド薬投与中は避ける．
4. 非高用量のステロイド薬もしくは免疫抑制薬を使用中の患者には，不活化ワクチン接種はおおよそ有効かつ安全である．
5. 非高用量のステロイド薬ないし免疫抑制薬投与中のMR/MMRワクチンや水痘ワクチンの有効性と安全性を示すデータも蓄積されつつあるが，わが国の現状を鑑み，現時点ではあくまでも倫理委員会の承認を得た上での臨床研究として考慮されるにとどめるべきである．

はじめに

長期間のステロイド薬投与下では感染症の重症化も懸念される一方，免疫抑制状態でのワクチンは有効かという問題もある．本項では2014年に日本小児感染症学会と関連学会が共同で作成した「小児の臓器移植および免疫不全状態における予防接種ガイドライン2014」のうち，ステロイド薬長期投与を要するリウマチ性疾患を中心に概説する[1]．紙面の都合上，各項目の詳細はガイドラインをご参照いただきたい．

1　免疫抑制治療中の予防接種の有効性と安全性の評価

高用量のステロイド薬もしくは免疫抑制薬の使用下では，ワクチンに対する抗体反応の低下（有効性の低下）や弱毒生ワクチン株による感染症発症の可能性から，世界的にワクチ

表1　高用量の定義

薬剤	投与量
ステロイド薬	プレドニゾロン換算で2 mg/kg/日以上，あるいは体重10 kg以上の場合20 mg/日以上を2週間以上投与した場合
メトトレキサート	15 mg/m²/週以上
シクロスポリンA	2.5 mg/kg/日以上
サラゾスルファピリジン	40 mg/kg以上
アザチオプリン	1～3 mg/kg/日以上
経口シクロホスファミド	0.5～2 mg/kg/日以上
レフルノミド	0.25～0.5 mg/kg/日以上
6-メルカプトプリン	1.5 mg/kg/日以上

ン接種の検討は行われていない．薬剤の「高用量」の定義は表1に示すとおりである．またその期間は「2週間以上」とあり，例えば喘息発作などで短期間ステロイド薬全身投与を行っても，予防接種に対する影響は考慮しなくてよい．

2 不活化ワクチン

a. 4種混合ワクチン

ステロイド薬もしくは免疫抑制薬投与下での破傷風トキソイド接種後の抗体反応は正常コントロールと同等ないし低下していると報告されているが，百日咳・ジフテリア・不活化ポリオに対する研究はない．高用量のステロイド薬もしくは免疫抑制薬，生物学的製剤を使用中の汚染創受傷時には抗破傷風ヒト免疫グロブリンの投与を積極的に考慮する．

b. 肺炎球菌ワクチン/インフルエンザ菌typeB (Hib) ワクチン

リウマチ性疾患は肺炎球菌感染症の危険因子となる．成人リウマチ性疾患においてステロイド薬を使用中の肺炎球菌多糖体，あるいは結合ワクチンに対する抗体反応は，正常もしくはやや低下する．一方，メトトレキサート投与は多糖体ワクチン後の抗体反応を低下させる[2]．Hibワクチンに関してはステロイド薬・免疫抑制薬使用中にも88%で感染防御レベルの抗体が得られたと報告されている．

c. 季節性インフルエンザワクチン

関節リウマチ (RA) および全身性エリテマトーデス (SLE) 患者におけるインフルエンザワクチン接種はウイルス性気道症状および細菌性感染を減少させる．免疫抑制薬・ステロイド薬投与下での抗体反応は正常とする報告が多いが，低下するとの報告もある．小児リウマチ性疾患においてはステロイド薬・免疫抑制薬は抗体反応に影響しないと報告されている．多数例の検討では安全とされているが，接種後に全身型若年性特発性関節炎 (JIA) が再燃したとの症例報告があり，接種後の観察は十分に行う必要がある．

d. B型肝炎ワクチン

化学療法およびステロイド薬，疾患修飾性抗リウマチ薬(DMARDs)，生物学的製剤投与中のB型肝炎ウイルス(HBV)の再活性化が大きな問題になっている．したがって，治療開始前に全例にHBV感染スクリーニングを行い，既感染者には治療を要する[3]．ステロイド薬ないしメトトレキサートはHBVワクチンに対する抗体反応は，健常人と同等もしくは軽度低下させると報告されている．

e. ヒトパピローマウイルス (HPV) ワクチン

SLEはHPV感染症のハイリスクとされている．非活動期のSLE患者に対する4価ワクチンに対する抗体反応は正常コントロールと有意差がないことが報告されている．この研究においてワクチン接種観察期間における基礎疾患の再燃率はワクチン非接種群と同程度であった．HPVワクチン接種後にSLEが再燃した症例が報告されているが，因果関係は不明とされている．

3 弱毒生ワクチン

高用量ステロイド薬・免疫抑制薬もしくは生物学的製剤投与中の生ワクチン接種は，ワクチン株による感染症の可能性があるため，世界的に禁忌とされている．

a. 麻疹・風疹混合 (MR) ワクチン/麻疹・おたふく風邪・風疹 (MMR) ワクチン

ステロイド投与中の麻疹自然感染はしばしば致死的となる．一度ワクチンで獲得した抗体は，その後ステロイド薬もしくは免疫抑制薬投与を行っても正常コントロールと同程度に維持される．風疹ワクチン接種後に全身型JIAが再発したとの症例報告があるが，JIA314例（うちメトトレキサート使用＝59）に対するMMR追加接種では基礎疾患の増悪やこれらの感染症の発症はなかったとされている．非高用量ステロイド薬やメトトレキサート使用中のMMRワクチン初回接種も安全かつ有効との報告がある．

b. 水痘ワクチン

免疫抑制状態にある児は水痘感染症が重症化する危険性が高い．したがってステロイド薬，免疫抑制薬，生物学的製剤の投与を予定している患者においては，感染の既往と予防接種歴を把握し，可能なら治療開始の少なくとも3週前までに水痘ワクチンを接種することが推奨される．

メトトレキサート，ステロイド薬等を使用中の小児リウマチ性疾患患者に対する水痘ワクチン1回接種では，有効な抗体獲得率は正常に比較して低いが，水痘特異的T細胞が増加すること，追加接種で抗体価が上昇することが報告されている[4]．米国ACIP/CDCでは成人リウマチ性疾患に対しプレドニゾロン20 mg/日未満であれば帯状疱疹ワクチンを接種することを推奨している[5]．

c. ウシ型弱毒結核菌（BCG）ワクチン

免疫抑制薬（特にTNF-α阻害薬）投与は結核のリスク因子であり，BCG予防接種は投与開始する前に施行すべきである．ステロイドもしくは免疫抑制薬使用中のツベルクリン反応の減弱反応が報告されており，非高用量投与であってもBCG接種は避ける．

Tips

- 高用量のステロイド薬や免疫抑制薬を使用する疾患の多くは，MRワクチンや水痘ワクチンの初回接種終了後の年齢に多いことから，健常児に対してこれらの接種を確実に行うよう日頃から指導することが重要である．

●文献

1) 小児の臓器移植および免疫不全状態における予防接種ガイドライン2014作成委員会：小児の臓器移植および免疫不全状態における予防接種ガイドライン2014，日本小児感染症学会（監修），協和企画，2014
2) Rákóczi É, et al. RMD Open 2017, 3：e000484.
3) 日本リウマチ学会：B型肝炎ウイルス感染リウマチ性疾患患者への免疫抑制療法に関する提言 (http://www.ryumachi-jp.com/info/news110906_new.pdf)
4) Groot N, et al. Vaccine 2017, 35：2818-2822
5) Harpaz R, et al. MMWR Recomm Rep 2008, 57：1-30

（小林一郎）

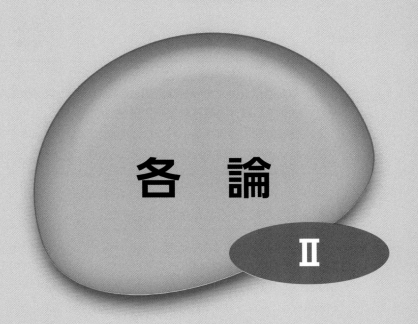

各論

II

II 各論　A 病態に応じたステロイド療法

1. 敗血症性ショック

Key Points

1. 敗血症性ショックの病態認知と迅速で適切な抗菌薬投与に加え，循環管理の一環としての輸液負荷，循環作動薬の使用が前提である．
2. 循環動態の改善が得られない敗血症性ショック患者をステロイド療法の対象とする．
3. 特に小児では質の高いRCTはなく明確なエビデンスはない．

1 疾患の概念（臨床症状を含む）

敗血症（sepsis）の定義に関して，Sepsis-3[1]では「生命を脅かす臓器障害で感染に対する宿主生体反応の調節不全」と定義されている．診断基準は「感染が疑われSequential Organ Failure Assessment (SOFA) scoreが2点以上増加した急性変化」とされた．同時に敗血症性ショック（septic shock）は「死亡率を上昇させる重度の循環，細胞，代謝異常の異常を呈するsepsisのサブセットである」とされ，診断基準は「十分な輸液負荷にもかかわらず，平均動脈圧65 mmHg以上を維持するために血管作動薬を必要とし，かつ血清乳酸値が2 mmol/Lを超える持続性の低血圧を伴うsepsis」とされた．

これらの定義をもとにsepsisの治療方針に関する国際ガイドラインであるSurviving Sepsis Campaign 2016 (SSCG 2016)[2]が発表された．その中で副腎皮質ホルモンに関して，弱い推奨，低いエビデンスレベルで以下のとおり記載されている．「十分な輸液投与と血管作動薬により循環動態の改善が得られた敗血症性ショック患者の治療には，ヒドロコルチゾンの静脈内投与は提案されない．しかし，循環動態の改善が得られない場合は，200 mg/日のヒドロコルチゾンの静脈内投与を提案する」また2018年3月のNEJM（The New England Journal of Medcine）誌で「敗血症性ショック患者に対するヒドロコルチゾン＋フルドロコルチゾン投与例がプラセボと比較して90日死亡率は低かった」[3]という結果が出たことは記憶に新しい．

以上が成人での評価であるが，小児ではどうか．これまで行われた7つの観察研究（PHIS, RESOLVE, PERSEVERE, Pediatric septic shock personalized medicine, SPROUT, STRIPES, PALICC）では利益はなく，死亡率を増加し得る可能性が示唆されている[4]．しかしながら臨床では，90％以上の小児集中治療医は大量輸液を要する2種類以上の血管作動薬を使用する敗血症性ショック患者にステロイドを使用している[5]．小児の敗血症性ショック治療におけるステロイドの位置づけとして，質の高いrandomized controlled trials (RCT)はなく，さまざまな要因でコンセンサスはないのが現状である．RCTは現在進行中であり小児におけるエビデンスの構築が待たれる．

2 ステロイドはなぜ効くか

ステロイドは炎症性メディエーターを減少させ，反対に抗炎症性メディエーターを活性化する．ELAM-1, ICAM-1などの白血球接着因子の発現を抑制することに加え，NO合

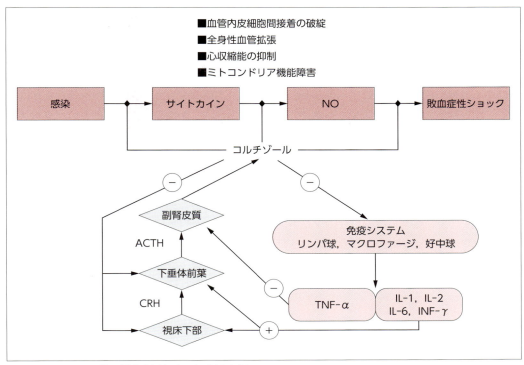

図1 ステロイドの作用機序（文献4）より引用改変）
ACTH：adrenocorticotropic hormone（副腎皮質刺激ホルモン），CRH：corticotropin-releasing hormone（副腎皮質刺激ホルモン放出ホルモン）

成酵素，ニコチンアミドアデニンジヌクレオチドリン酸（NADP）酸化還元酵素，シクロオキシゲナーゼを抑制することでNO，スーパーオキシドアニオンやプロスタグランジンなどの産生を抑制する．加えてIL-10，IκBを誘導し，抗炎症作用を呈す．敗血症性ショックにおける血管内皮細胞間接着の破綻，全身性血管拡張，心収縮能の障害，ミトコンドリア機能不全などの一連の変化に関与するサイトカイン，NOの作用の随所にステロイドが作用する（図1）[4]．

3 初期投与の投与量，投与方法

決まった投与方法はないが，以下を参考とする[6]．ヒドロコルチゾン（サクシゾン®）2 mg/kgの初期ボーラス静脈内投与に続き，1回1 mg/kg，1日4回のサクシゾン®を静脈内投与する．

既知の副腎不全を除き，血中コルチゾール値にかかわらず，循環動態や各臓器不全の程度に予後が左右される[7]ことから，投与開始の基準としての血中コルチゾール値は参考程度とされている．

4 治療効果の判定と「次の一手」

血管作動薬の増量や，追加の輸液ボーラス投与も要さない状態を循環動態の安定化と判断し，1回1 mg/kg，1日3回のサクシゾン®投与に減じる．

5 減量のしかた，止めどきは？ 副作用への対応は？

　すべての血管作動薬が，少なくとも12時間は中止できた段階でステロイド投与を終了する．副腎機能の抑制を予防するため，7日間以内の使用にとどめる．既知の副腎不全および下垂体機能不全，ステロイドの使用歴がある場合には上記の限りではない．なおステロイドの不利益として，免疫抑制，高血圧，高血糖，成長遅延，創傷治癒遅延，神経障害・筋肉の低下，感染，発達への影響がある．治療期間および入院期間を延長させ得ることから，循環動態の安定化とのバランスを考慮し，ステロイドの継続使用を検討すべきである．

Tips

- 輸液，血管作動薬に反応しないショックで，ステロイド投与により速やかに循環動態の安定化が得られる例は少なからず経験される．効果判定を明確にし，漫然と使用することがないように注意することが必要である．

●文献
1) Singer M, et al. JAMA 2016, 315：801-810
2) Rhodes A, et al. Intensive Care Med 2017, 45：486-552
3) Annane D, et al. N Engl J Med 2018, 378：809-818
4) Zimmerman JJ. Pediatr Clin North Am 2017, 64：1133-1146
5) Menon K, et al. Pediatr Crit Care Med 2013, 14：462-466
6) Menon K, et al. Pediatr Crit Care Med 2017, 18：505-512
7) Nichols B, et al. Pediatr Crit Care Med 2017, 18：e406-e414

（居石崇志）

Ⅱ 各論　A 病態に応じたステロイド療法

2. 緩和ケア―がん疼痛

Key Points

1. ステロイドが効果的ながん疼痛としては，骨転移痛，腫瘍浸潤による神経障害性疼痛，腫瘍による神経圧迫，頭蓋内圧亢進による頭痛，管腔臓器の閉塞などがある．
2. 投与量については，標準的なものはなく症例ごとに異なるため専門的な緩和ケアチームに相談することが望ましい．
3. がん患者は全身状態不良である場合も多く副作用も出やすいため，3～5日で効果判定を行い，不必要な長期投与を避けることが望ましい．

1 疾患の概念（臨床症状を含む）[1]

痛みはその病態により，侵害受容性疼痛と神経障害性疼痛に分けられる．侵害受容性疼痛は皮膚や骨，関節，筋肉，結合組織といった体性組織への，切る，刺すなどの機械的刺激が原因で発生する痛みである体性痛と，食道，胃，小腸，大腸などの管腔臓器の炎症や閉塞，肝臓や腎臓，膵臓などの炎症や腫瘍による圧迫，臓器被膜の急激な伸展が原因で発生する痛みである内臓痛に分けられる．

a. 侵害受容性疼痛

1）体性痛

骨転移の痛み，術後早期の創部痛，筋膜や筋骨格の炎症や攣縮に伴う痛みなどが挙げられる．組織への損傷が原因で発生し，ほとんどの人が急性あるいは慢性に経験する痛みである．損傷部位に痛みが限局しており，圧痛を伴う．一定の強さに加えて，時に拍動性の痛みやうずくような痛みが起こる．さらに体動に随伴して痛みが増強する．骨・関節などの深部体性組織に病巣がある場合は，病巣から離れた部位に痛みを認めることがある．

2）内臓痛

固形臓器（肝や腎など）の場合は，被膜の急激な伸展，管腔臓器の場合は消化管内圧の上昇を起こすような圧迫や伸展，内腔狭窄が原因で痛みが発生する．「深く絞られるような」あるいは「押されるような」などと表現される痛みで，局在が不明瞭である．嘔気・嘔吐，発汗などの随伴症状を認める場合がある．

b. 神経障害性疼痛

末梢，中枢神経の直接的損傷に伴って発生する痛みであり，障害された神経の支配領域にさまざまな痛みや感覚異常が発生する．運動障害や自律神経系の異常（発汗異常，皮膚色調の変化）を伴うこともある．

ステロイドが効果的ながん疼痛としては，骨転移痛，腫瘍浸潤による神経障害性疼痛，腫瘍による神経圧迫，頭蓋内圧亢進による頭痛，管腔臓器の閉塞などが報告されている[2]．

2 ステロイドはなぜ効くか？

作用機序は明確ではないが，痛みを感知する部位の浮腫の軽減，コルチコステロイド反応性の主要の縮小，プロスタグランジンやロイコトリエンなどの炎症物質を軽減し侵害受容器の活動性を低下させることなどが作用していると考えられている[3]．

II 各論

1) 骨転移に伴う痛み
ステロイドは強い抗炎症作用を有するため，骨転移に伴う痛みに効果があるとされている．

2) 腫瘍による脊髄圧迫
大量のデキサメタゾンを可及的速やかに投与することで，脊髄の浮腫を軽減し一過性に脊髄虚血を回避することができる．

3) 頭蓋内圧亢進による頭痛
ステロイドは腫瘍周囲の浮腫を軽減することで頭蓋内圧を下げるとされている．

4) 消化管の閉塞に伴う痛み
ステロイドは閉塞局所の浮腫を軽減させ，腸管腔内の通過を減少させて神経の機能を改善し，これに関連して機能的閉塞を改善すると考えられている．

3 初期投与の投与量，投与方法

a. 病態に即した適正な投与量は？
鎮痛補助薬としては，作用時間が長く電解質作用が比較的弱いベタメタゾン，デキサメタゾンが広く使用される．プレドニゾロンを代替役として使用することもある．投与量については，標準的なものはなく症例ごとに異なるため専門的な緩和ケアチームと相談することが望ましい．ただし**デキサメタゾンで16 mg/日を上限とする**．

1) 骨転移に伴う痛み
アセトアミノフェンや非オピオイド系消炎鎮痛薬（NSAIDs）が第一選択薬となり，ステロイドについては，エビデンスレベルは低いが選択肢に入る．推奨グレードC1．

2) 腫瘍による脊髄圧迫
大量のデキサメタゾン（10 mg/m²：上限16 mg/日）を可及的速やかに投与することが望ましい[4]．手術による脊髄圧迫の解除は症状出現から48時間以内に行われることが望ましいとされている．終末期に症状をきたした場合は，精神症状などの副作用をきたさなければステロイドのみの投与にとどめることも選択肢になる．推奨グレードB．

3) 頭蓋内圧亢進による頭痛
効果があれば劇的な効果を期待できる反面，長時間持続することはまれである．投与後数日で効果について評価し，副作用が出るまでの数週間の使用にとどめることが現実的である．投与量としてはデキサメタゾンで1回250 μg/kg/日 2回・5日間から開始し，漸減していくことが望ましい．推奨グレードB．

4) 消化管の閉塞に伴う痛み
ステロイドは閉塞局所の浮腫を軽減させ，腸管腔内の通過を減少させて神経の機能を改善し，これに関連して機能的閉塞を改善すると考えられている．これらのことから，がんに伴う手術不可能な消化管閉塞に対するステロイドの投与は選択肢となり得る（成人ではベタメタゾン・デキサメタゾンで4～8 mg/日）．まずは3日ほど投与を行い効果があるようなら減量し継続，効果がなければ中止を検討する．推奨グレードC1．

b. エビデンスはあるのか
オピオイド投与しているがん患者に対して，ステロイドの併用がオピオイド単独に比較して痛みを緩和するかについては，いずれも成人領域ではあるが2件のランダム化比較試験[5,6]と複数の記述研究[7]があるものの，十分な科学的根拠は整っていない．複数のガイドラインでは一定の病態においては使用を推奨しており，エビデンスレベルはVとしておく．

4 治療効果の判定と「次の一手」

a. 治療効果の判定
いずれの場合も3～5日間で治療効果の判定を行うことが望ましい．効果が不十分な場合は長期に使用せず中止を検討する．

b. 効きが悪いときの「次の一手」

神経圧迫に伴う痛み，炎症による痛み，頭蓋内圧亢進に伴う頭痛，臓器の被膜伸展痛，骨転移に伴う痛みにおいては，オピオイドで適切な鎮痛効果が得られない場合，オピオイドとステロイドの併用がオピオイド単独投与に比較して痛みを緩和する可能性があるとされている．治療効果が思わしくない場合は，長期で使用せず中止を検討し，オピオイドやアセトアミノフェン，NSAIDsなどの鎮痛薬の再考を行うことが重要である．

5 減量のしかた，止めどきは？ 副作用への対応は？

がん患者は全身状態不良である場合も多く，精神神経症状（せん妄や抑うつ）や易感染性をきたしやすいので投与後の変化に注意しておく必要がある．また，夜に投与を行うと睡眠障害をきたす可能性もあるため，可能であれば朝もしくは昼に投与を行うほうがよい．

長期に及ぶと副作用の頻度も高くなるので，生命予後を含めて投与開始時期についての十分な検討が必要である．

Tips

- がん疼痛におけるステロイドはあくまで補助的なものである．脊髄圧迫に伴う疼痛や頭蓋内圧亢進による頭痛以外の使用については慎重であるべきと筆者は考えている．

●文献
1) 北條美能留他：がん疼痛の分類・機序・症候群．日本緩和医療学会緩和医療ガイドライン委員会（編），がん疼痛の薬物療法に関するガイドライン2014年版，金原出版，2014，18-22
2) Melcargi RC, et al. Cell Mol Life Sci 2008, 65：777-797
3) McCulloch R：Pharmacological approaches to pain. 3：Adjuvants for neuropathic and bone pain. Oxford textbook of palliative care for children, 2nd ed, Oxford University Press, 2012, 253-254
4) Yorkshire and Humber Children's and Young People's Cancer Network：Guidelines for suspected spinal cord compression in children and young people < 18yr old, NHS
5) Mercadante SL, et al. Am J Hosp Palliat Care 2007, 24：13-19
6) Bruera E, et al. Cancer Treat Rep 1985, 69：751-754
7) Hardy JR, et al. Palliat Med 2001, 15：3-8

〈余谷暢之〉

Ⅱ 各論　A 病態に応じたステロイド療法

3. 移行期医療—ステロイド薬と妊娠

Key Points

1. 妊娠中の薬剤使用が児に与える影響は催奇形性と胎児毒性に大別される．
2. 妊娠中におけるステロイド投与は添付文書上は"有益性投与"となっている．
3. 催奇形性について，口唇口蓋裂がわずかながら上昇するという報告がある．
4. 胎児毒性では，胎児発育不全が挙げられるが，胎盤通過性がより低いヒドロコルチゾンやプレドニゾロンは胎児への影響が少ないと考えられる．

はじめに

かつてステロイド単独治療が主流の時代があったが，現在ではさまざまな免疫抑制薬，免疫調整薬が承認され，ステロイドと免疫抑制薬の併用療法により，成長期におけるステロイドの影響を最小化し，かつ疾患活動性のより強力な抑制を目指している．

1 妊娠中の薬剤使用と児への影響についての基礎知識

疾患によっては妊娠による疾患活動性の変動を伴い，またステロイドのみならず併用する薬剤の調整が必要となるため，服用薬の妊娠に与える影響をあらかじめ認識しておくことが好ましい．妊娠中の薬剤使用が児に与える影響は催奇形性と胎児毒性に大別される．

a. 催奇形性

催奇形性とは，妊娠中に薬剤を服用することで胎児に先天異常が発生することである（図1）[1]．妊娠週数は最終月経初日より計算するため，胎生週数に1を足した週数となる．

1) 胎生1〜2週（妊娠2〜3週）

受精から胚盤形成までが行われる時期であり，"All or None"の時期と呼ばれる．すなわち，この時期に催奇形性のある薬剤を内服した場合，その影響が小さければ完全に修復されて後遺症が残らずに妊娠が継続されるが，影響が大きければ死滅して流産となる．

2) 胎生3〜9週（妊娠4〜10週）

胎児の器官形成が行われる時期である．特に胎生3〜8週（妊娠4〜9週）は中枢神経や心臓など重要な臓器が形成されるため，この時期に催奇形性のある薬剤に曝露されると生命に関わるような重大な奇形が起こり得る．したがって，この時期の薬剤内服は極力避けるべきとされる．しかし，仮に器官形成期に催奇形性のある薬剤を使用しても，必ずしも先天奇形が発生するわけではない．妊娠中の薬剤使用に伴う催奇形性発生率はサリドマイドで25％以上，ワルファリン，D-ペニシラミンで10〜25％，メトトレキサート（MTX）をはじめとする抗腫瘍薬や抗てんかん薬で10％未満と報告されている．また，先天異常の多くは染色体異常や遺伝子異常，妊娠中の感染症が原因であるため，薬剤の関与がなくても約3％の確率で先天異常が起こり得る．

b. 胎児毒性

胎児毒性とは，薬剤が胎盤を介して胎児に移行することにより，胎児に直接作用して毒性をもたらすことである．胎児毒性が問題となるのは，主に器官形成が終わった胎生10週以降といわれており，妊娠後期の非ステロイ

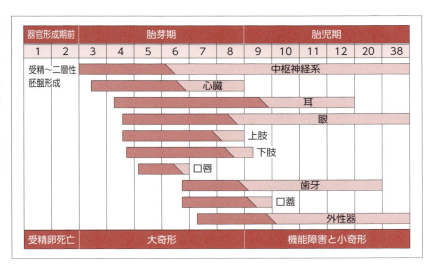

図1 胎芽・胎児の各臓器の発生時期と催奇形性
数字は受精後の週数（胎生週数）を表す．妊娠週数は最終月経初日として計算するため，胎生週数＋1が妊娠週数となる．
(Sadler TW. Langman's Medical Embryology, 6th ed, williams and wilkins, 1990 より引用)

ド性抗炎症薬（NSAIDs）内服による胎児の早期動脈管閉鎖が有名である．

c. 参考とすべき情報源

本邦では妊婦・授乳婦に対する医薬品の情報源として，医薬品添付文書が唯一薬事法に法的根拠を持つ，最も重要な資料である．添付文書は製薬会社が記載要領に基づき作成し，薬剤を使用し副作用が認められた場合，医師あるいは医療機関は報告することが求められている．集められた副作用報告は，本当の副作用かどうかが評価され，これが一定数蓄積されると添付文書を改訂すべきか独立行政法人医薬品医療機器総合機構（PMDA）にて検討される．また，厚生労働省が妊娠・授乳中の薬剤使用に関する情報の提供，疫学データの構築の必要性を認識し設立した「妊娠と薬情報センター」が，2005年に国立成育医療研究センター内にオープンし，その後全国規模のネットワークが構築されている．

2 妊娠中の女性にステロイドを処方する際の注意点

a. 妊娠初期曝露に伴う催奇形性について

疾患によっては，妊娠に備えてステロイドを継続したまま妊娠する．添付文書上は"有益性投与"となっているが，妊娠初期のステロイド曝露による催奇形性の可能性は認識せねばならない．

グルココルチコイドは，プレドニゾン換算で15 mg/日までで管理されていることが望ましい[2]．多くの研究でプレドニゾンの催奇形性は示されていなかったが，口唇口蓋裂がわずかながら上昇する（odds ratio 3.35 [95% CI 1.97, 5.69]）という報告がある[3]．通常，口唇口蓋裂の発症頻度は，500人に1人であるが，妊娠初期にプレドニゾンを使用した場合に，その発症頻度が500人中約3人に上昇する程度である．これまでのステロイドの催奇形性に関する報告は，各々のステロイドに分けて解析したものはなく，ステロイド薬全体のリスクとして検討された研究がほとんどである．また，投与量との関連を検討された報告はない．

b. 妊娠中期以降の曝露に伴う胎児毒性について

現在明らかとなっているステロイドの胎児毒性は，胎児発育不全である．薬剤による胎児毒性を考える際には，各薬剤における胎盤通過性の違いが参考になる（表1）[4]．

ヒドロコルチゾンやプレドニゾロンは胎盤

II 各論

表1 各ステロイド薬の胎児への移行率と妊娠中の取り扱い(文献4)より引用)

一般名	主な商品名	ステロイド作用の力価	胎児への移行性	添付文書情報
ヒドロコルチゾン	コートリル®	1	わずか	有益性投与
プレドニゾロン	プレドニゾロン® プレドニン®	4	10%	有益性投与
メチルプレドニゾロン	メドロール®	5	30〜70%	有益性投与
デキサメタゾン	デカドロン®	25	100%	有益性投与
ベタメタゾン	リンデロン®	25	30〜50%	有益性投与

の11β-デヒドロゲナーゼにより代謝されるため、胎盤を介した移行が非常に少なく、胎児への影響が少ないと考えられる。全身性エリテマトーデスなどの膠原病においては、原疾患のコントロール不良のほうがむしろ流早産や胎児発育不全の大きな原因となるため、ステロイドによる胎児毒性よりも、治療により得られるメリットのほうが大きいと説明している。一方、メチルプレドニゾロンは中等量(30〜70%)が胎児に移行する。

胎盤完成以降に、胎児治療や早産児の肺成熟促進目的でステロイドを母体に投与する場合には、胎児移行性の高いデキサメタゾンやベタメタゾンが用いられる。フッ化ステロイドの薬理特性はこれまで同様に考えられてきたが、ベタメサゾンのほうがデキサメサゾンよりも児の中枢神経発達への影響が少ないという報告がある[5]。

c. ステロイドの妊娠経過への影響

プレドニゾロンの高用量(1 mg/kg/日以上)のグルココルチコイド投与の場合は、糖尿病や高血圧、妊娠高血圧腎症、37週未満の前期破水のリスクを上昇させるという報告がある[6]。また早産のリスクを上昇させるという報告もある[7〜10]。

Tips

- ステロイドの継続投与を必要とする慢性疾患の女性のより安全な妊娠と出産には、基礎疾患のコントロールが可能となった状態での計画的な妊娠が重要である。
- 併用薬のリスクとのバランスを考慮した上で、必要量のステロイドの投与について十分な説明を行い、患者自身が十分に理解して、内服継続できることが好ましい。

●文献

1) 渡邉央美.チャイルドヘルス 2006, 9:833-838
2) 厚生労働科学研究費補助金 難治性疾患等政策研究事業(難治性疾患政策研究事業)「関節リウマチ(RA)や炎症性腸疾患(IBD)罹患女性患者の妊娠、出産を考えた治療指針の作成」研究班:全身性エリテマトーデス(SLE)、関節リウマチ(RA)、若年性特発性関節炎(JIA)や炎症性腸疾患(IBD)罹患女性患者の妊娠、出産を考えた治療指針、2018 (https://ra-ibd-sle-pregnancy.org/data/sisin201803.pdf)
3) Park-Wyllie L, et al. Teratology 2000, 62:385-392
4) 伊藤真也他(編):薬物治療コンサルテーション 妊娠と授乳、2版、南山堂、2014
5) Lee BH, et al. Pediatrics 2008, 121:289-296
6) Porter ML, et al. Int J Womens Dermatol 2017, 3:21-25
7) Ostensen M, et al. J Rheumatol 2007, 34:1266-1269
8) Cowchock FS, et al. Am J Obstet Gynecol 1992, 66:1318-1323
9) Silver RK, et al. Am J Obstet Gynecol 1993, 169:1411-1417
10) Shiozaki A, et al. J Obstet Gynaecol Res 2014, 40:53-61

(宮前多佳子,金子佳代子)

Ⅱ 各論　A 病態に応じたステロイド療法

4. 周術期管理，ステロイドカバー

Key Points

1. ステロイド使用中の患者は周術期の急性ストレスにより副腎不全に陥る危険性がある．
2. 普段のステロイド投与量や投与期間によって，ステロイドカバーの必要性を検討する．
3. 手術の侵襲度に応じて，ステロイドカバーの方法を決める．

1 なぜ周術期にステロイドカバーが必要なのか

生体に手術や麻酔，外傷，重症疾患などの侵襲が加わると，視床下部-下垂体-副腎皮質系（hypothalamic-pituitary-adrenal axis：HPA系）が活性化され，コルチゾールの分泌量が増加し，生体の恒常性を維持する．

手術はHPA系を活性化する要因のひとつである．通常は周術期の外科的侵襲と術後の治癒過程に必要なステロイド量を副腎皮質からの生理的分泌量で補うが，**長期間ステロイド薬の投与を受けている患者では，副腎皮質の正常な分泌応答が障害されているため副腎不全に陥りやすい．そのため，周術期にステロイド薬の補填＝ステロイドカバーが必要となる．**

副腎不全のリスクがある患者に対して適切なステロイドカバーを行わないと急性の副腎不全に陥り，意識障害や低血圧性ショックなどをきたす危険性があるため，注意が必要である[1]．

2 ステロイドカバーの必要性をどのように判断するか

成人では次の判断基準が示されている[2]．小児ではこの基準を参考に年齢や体重，体表面積などを加味して，必要性を判断する．

a. HPA系の抑制はないと考えてよい患者：ステロイドカバーは不要

① ステロイド中止後，1年以上経過している
② ステロイドの投与量にかかわらず，使用歴が3週間未満
③ 投与期間にかかわらず，プレドニゾロン（プレドニン®）5 mg/日相当未満の使用

b. HPA系の抑制があると考える患者：ステロイドカバーが必須

① 過去1年間にプレドニゾロン20 mg/日相当以上の使用が3週間以上ある
② ステロイドの投与量・投与期間にかかわらず，Cushing症状を認める
③ 一定量（フルチカゾン750 μg/日，ベクロメタゾン・ブデソニド1,500 μg/日）以上のステロイド吸入を行っている（小児は吸入ステロイドによってHPA系が抑制されやすく，フルチカゾン500〜2,000 μg/日で副腎機能不全の報告がある）．

c. HPA系が抑制されているかどうかが不明な患者

● 過去1年間にプレドニゾロン5〜20 mg/日相当を3週間以上継続している場合

このような患者では術前にコルチゾールを測定し，副腎皮質刺激ホルモン（ACTH）負荷試験でHPA系の機能評価を行い，ステロイドカバーの要否を判断するべきという意見もあるが，現実的には術前に十分な評価を行うのは難しいことが多い．このような患者につ

表1 ストレス程度によるステロイドカバーの必要性と投与量の目安（文献3）より引用引変）Ⓒ日本小児内分泌学会

身体的ストレスの程度	具体的な状況	ヒドロコルチゾン投与量
軽度	予防接種 微熱までの上気道炎	維持量
中等度*	高熱（> 38.5℃）を伴う感染症 嘔吐，下痢，摂食不良，不活発，小手術，外傷，歯科治療，熱傷	維持量の3〜4倍ないし 50〜100 mg/m²/日**
重度*	敗血症，大手術	100 mg/m²/日**

*副腎クリーゼを疑う場合，全身麻酔による手術前の場合，ストレス量が内服困難な場合には，まずヒドロコルチゾン50 mg/m²（乳幼児25 mg，学童50 mg，成人100 mg）を非経口的にボーラス投与する
**静注する場合には，6時間ごとに分割してボーラス投与するよりも，持続投与が望ましい

表2 成人の周術期ステロイドカバー（文献4）より引用）

侵襲の程度	手術内容	ステロイドの投与量
局所麻酔	歯科治療，皮膚生検，整形外科の小手術など	手術日の朝も普段どおりの量を内服，増量は不要
軽度侵襲	消化管内視鏡検査，鼠径ヘルニア手術など	手術日朝の通常量に加えて，手術直前にヒドロコルチゾン 25 mg を静注 以後の投与は不要
中等度侵襲	開腹胆囊摘出術，腸管切除術，人工関節置換術など	手術日朝の通常量に加えて，手術直前にヒドロコルチゾン 50 mg を静注 術後8時間ごとに24時間まで 25 mg を静注，その後は通常の量に戻す
高度侵襲	食道・胃切除術，腸全摘出術，開胸心臓外科手術など	手術日朝の通常量に加えて，手術直前にヒドロコルチゾン 100 mg を静注 術後8時間ごとに24時間まで 50 mg を静注，その後は1日ごとに半減し（翌日は 25 mg を1日4回），2〜3日間で通常量まで戻す

いては，副腎機能低下があるものとしてステロイドカバーを行うのが妥当である．

3 ストレス程度によるステロイドカバーの必要性と投与量（表1）

　先天性副腎不全患者の診断・治療ガイドラインでは，日本小児内分泌学会評議員を対象にしたアンケート調査と欧米のガイドラインをもとに作成された，**ストレス程度によるステロイドカバーの必要性と投与量の目安**が示されている[3]．二次性副腎機能不全の患者においても，基本的な方針は同様と思われる．ただし，これらは経験的に設定されている目安であるため，実際の投与に際しては患者個々の状態に応じた検討が必要となることに留意すべきである．

4 周術期のステロイドカバーの方法

　ステロイドカバーには一般的にヒドロコルチゾンが用いられる．高血圧や浮腫などを認める場合には，ミネラルコルチコイド作用の弱いメチルプレドニゾロンなどの使用を考慮する．

　手術侵襲によって分泌が促進されたコルチゾールは手術終了後4〜6時間でピークを迎え，手術侵襲の程度や術後合併症の有無によって1〜3日間程度，高値を維持するとされる．手術後はステロイドを速やかに減量し，1〜3日間で維持量に戻すようにする．

a. 成人

　成人では表2に示す方法が推奨されている．**投与量は手術侵襲の大きさに応じて加減する．**

表3 小児の周術期ステロイドカバー（文献5）より引用）

■プランA（年齢で計算）

年齢の目安	麻酔導入時のボーラス投与	手術当日の初期ボーラス投与以降	手術翌日以降
0～3歳	25 mg 静注	50 mg/m²/24時間持続静注	前日の半量に減量
3歳～12歳	50 mg 静注		
12歳以上	100 mg 静注		

■プランB（年齢にかかわらず体表面積で計算）

麻酔導入時のボーラス投与	術中の初期ボーラス投与以降	手術当日の術後24時間	手術翌日以降
20 mg/m² 静注	50 mg/m² を持続静注または 25 mg/m² を4時間ごとに静注	25～50 mg/m² を24時間持続静注または 25～50 mg/m² を6時間ごとに静注（手術当日のみ）	経過をみながら前日の半量に減量（状態不良時は緩やかに減量）

b. 小児

小児では，慢性副腎不全患者について表3の方法が示されている．

5 ステロイドカバーを行う際の注意点

必要以上にステロイドを投与すると，高Na血症，高血糖，高血圧，体液貯留，創傷治癒不全などが問題となるため，**ステロイドカバーの投与量や投与期間は必要最小限とすること**が望ましい．浮腫によって抜管困難となることもある．まれな合併症として，ステロイド性精神障害にも注意が必要である．

また，感染や手術侵襲によって膠原病などの原疾患が悪化した場合には，適宜ステロイドを含めた治療薬の増量が必要となる．**原疾患のコントロールに関しては専門医と連携しながら治療を進める**ことが望ましい．

- 周術期の副腎不全を予防するためには，手術前にステロイドカバーの必要性を検討し，過不足なくステロイドを投与することが大切である．

●文献
1) Bornstein SR, et al. J Clin Endocrinol Metab 2016, 101：364-389
*2) Hamrahian AH, et al：The management of the surgical patient taking glucocorticoids. UpToDate®, last updated, Feb 8, 2017
3) 日本小児内分泌学会 マス・スクリーニング委員会他：21-水酸化酵素欠損症の診断・治療のガイドライン（2014年改訂版），2014，15-17
4) Coursin DB, et al. JAMA 2002, 287：236-240
*5) 横谷　進他：慢性副腎不全患者の手術等．横谷　進他（編），専門医による 新 小児内分泌疾患の治療，改訂第2版，診断と治療社，2017，124-126

（山出晶子）

Ⅱ 各論　A 病態に応じたステロイド療法

5. ステロイド離脱症候群

Key Points

1. ステロイド離脱症候群（広義）には，ステロイド離脱症候群（狭義），副腎クリーゼ，ステロイド薬減量中の原疾患再発がある．
2. プレドニゾロン 20 mg/日以上を 3 週間継続すると，HPA 系の抑制が起こる．
3. ステロイド薬治療後も，HPA 系の抑制は 12ヵ月持続する．

はじめに

　ステロイド薬投与による視床下部–下垂体–副腎皮質系（HPA 系）の抑制は，副腎萎縮とコルチゾール分泌能低下をきたす．HPA 系の抑制は，ステロイド投与量，投与期間，代謝，排泄の個体差などにより規定される．なお，生物学的半減期が 36 時間以上のステロイド薬は，HPA 系の抑制が強く，ステロイド離脱症候群になりやすい．

　HPA 系抑制が比較的起こりにくいのは，いかなるステロイド薬でも，2～3 週間以内に限定した投与である場合，あるいは隔日投与の場合である．反対に，HPA 系抑制が起こりやすいのは，3 週間以上プレドニゾロン（プレドニン®）20 mg/日投与されている場合，臨床的に Cushing 症候群を呈している場合であり，長期グルココルチコイド投与の患者には，本書「Ⅰ-B-1．投与方法」で記したステロイド薬服用者携帯カードなどを常に所持するよう指導すべきである．上述の程度のステロイド量を服用している場合には，迅速副腎皮質刺激ホルモン（ACTH）試験や副腎皮質刺激ホルモン放出ホルモン（CRH）負荷テストで副腎不全の可能性を診断するまでもなく，ストレス負荷時には，副腎不全が起こる可能性が極めて高い（表 1）．

　プレドニゾロン 10～20 mg/日を 3 週間以上服用していると，HPA 系の抑制の可能性が高く，外科手術などのストレス負荷のかかる場合には，迅速 ACTH 試験で副腎不全の可能性を診断する必要もある．しかし，これは一般的な注意点であり，実際には長期大量グルココルチコイド服用者でも，必ずしも副腎不全が起こるわけではないことを日常的に経験する．

表 1　ステロイド薬（コルチゾール）長期投与からの HPA 系回復までの期間（文献 1 より引用改変）

期間（月）	血清 17OHCS 基礎値（午前 6 時）	血清 ACTH 基礎値（午前 6 時）	ACTH 試験による副腎皮質機能
0～1	低下	低下	抑制
2～5	低下	正常ないし増加	抑制
6～9	正常	正常	抑制
>9	正常	正常	回復

17OHCS : 17-hydroxycorticosteroids

1 ステロイド薬投与方法と患者指導

　生理的ステロイド量以上のステロイド薬を 2～3 週間以上服用すると，HPA 系抑制が起こる．可能な限り，生理的ステロイド量以下までステロイド薬を減量するのは当然だが，実際には困難なことが多く，当該疾患の病勢に基づいて工夫をする．

　ステロイド糖尿病，重症高血圧，ステロイ

ド精神病，重症な骨粗鬆症のような場合には，ステロイド薬を減量しなければならないが，ステロイド離脱症候群（広義）を予見して，生理的グルココルチコイド量は必ず服用するように対応をする．

迅速 ACTH 試験を行い副腎皮質機能低下が確認された場合には，ヒドロコルチゾン 15〜20 mg/日ないしプレドニゾロン 4 mg/日を継続する．プレドニゾロン 5 mg/日になると，朝1回服用とする．2〜4週間間隔で 1 mg/日ずつ減量する．または少量隔日投与を行い投与中止に導く．

投与中止後も 12ヵ月間は，気分が優れないときは受診するように助言をする．前述のステロイド薬服用者携帯カードを参考に説明しておくようにする．ステロイド薬投与方法と HPA 系抑制との関係を示す（表 2）．

2 ステロイド離脱症候群 steroid withdrawal syndrome（広義）

広義のステロイド離脱症候群とは，ステロイド薬離脱途中・離脱後症候群（syndrome of withdrawing or discontinuing glucocorticoid therapy）のことである．長期間ステロイド薬を投与すると，HPA 系が抑制される．不適切なステロイド薬減量途中ないし離脱後に，何らかの身体にストレス（外傷，疾病罹患，精神的ストレスなど）が加わったときに，内因性ステロイドの分泌ができず，**最悪，生命に危険な副腎クリーゼが発症する**．また，離脱後も HPA 系の回復には 12ヵ月間かかるために，何らかのストレスが加わると副腎不全症状が出現することがある．しかし，多くはステロイド薬減量中に一過性，非特異的なステロイド離脱症候群（狭義）の症状がみられることが一般的である．

ステロイド薬症候群（広義）は，3つの病態

表 2　ステロイド薬投与方法と HPA 系抑制との関係

HPA 系が抑制されやすいステロイド薬投与	HPA 系が抑制されにくいステロイド薬投与
投与量が多い（初期投与量）	投与量が少ない（維持量）
分割投与	単回投与
夜間に多く投与	朝に多く投与
連日投与	隔日投与
長時間作用型ステロイド薬 36 時間以上の生物学的半減期を有するステロイド薬	短時間作用型ステロイド薬 12〜36 時間の生物学的半減期を有するステロイド薬
全身投与	局所投与
長期間投与 3 週間以上でプレドニゾロン 20 mg/日以上投与	短期間投与 2〜3 週間以内のプレドニゾロン 10〜20 mg/日投与

からなる．a. ステロイド離脱症候群（狭義）steroid withdrawal syndrome，b. 副腎クリーゼ，c. ステロイド薬減量中の原疾患再発である．

a. ステロイド離脱症候群（狭義）

ステロイド離脱症候群（狭義）は，HPA 系の抑制が不完全な状態でのグルココルチコイド欠乏状態をいう．全身倦怠感，疲労感，体位性眩暈，関節痛，頭痛，情緒不安定などの身体的，精神的症状が主体となる．生理的薬用量以上のステロイド薬服用中から，減量をしたときに発症する．生理的薬用量以下でのステロイド薬減量では，副腎クリーゼを見逃してはいけないが，生理的薬用量以上のステロイド薬服用中ならば，副腎クリーゼの発症には至らない．この病態生理は不明な点が多いが，CRH，バソプレシン，サイトカイン，自律神経バランスなどの，視床下部，下垂体も含む多因子が関係しているとされている．**ステロイド薬の比較的少量の増量で症状は改善する**．数ヵ月かけて，ゆっくりとステロイド薬を減量して離脱をするよう工夫する．

b. 副腎クリーゼ（急性副腎不全）

原疾患の再発がなく，生理的ステロイド量以下に減量した場合，HPA 系の完全な抑制下

のために急性副腎不全を発症する．ステロイド離脱症候群（狭義）の症状とは区別はつかないが，**体位性低血圧，脱水症，ショック，昏睡などと，より緊急かつ重篤である**．血液生化学検査では低血糖，低ナトリウム血症を認めるのが，ステロイド離脱症候群（狭義）を鑑別する唯一の所見である．生理的食塩水の輸液，高用量ヒドロコルチゾン投与，ブドウ糖の経静脈投与が必要となる．

HPA系が抑制されてACTH分泌不全になると，6週間以内に副腎萎縮となる．副腎不全の診断には，コルチゾールの日内変動を確認することと，日内変動がなく，かつ午前9時時点のコルチゾール基礎値が低値（4μg/dL以下）であれば，迅速ACTH試験を行い副腎皮質機能低下の確認をする．ワンポイントのACTH値やコルチゾール値のみで判断はしない．

副腎クリーゼの既往がある場合には，6ヵ月以上かけて徐々にステロイド減量をしつつ，コルチゾールの日内変動と迅速ACTH試験を施行して投与中止を確認する．CRH負荷テストをする必要はない．

c. ステロイド薬減量中の原疾患再発

当然ではあるが，広義の意味ではステロイド離脱症候群である．**再発症状が軽症の場合には，ステロイド量を減量前の投与量に戻すことが有効である．しかし，重症な場合には，初期投与量に戻すことも考慮する．**

3 セレスタミン®の長期漫然投与とステロイド離脱症候群（広義）

耳鼻咽喉科領域で頻用されているベタメタゾン・d-クロルフェニラミンマレイン酸塩（セレスタミン®）を服用中に，HPA系抑制が

表3 セレスタミン®の効能，用法・用量，注意点について

【効能】 蕁麻疹（慢性例を除く），湿疹・皮膚炎群の急性期および急性増悪期，薬疹，アレルギー性鼻炎． **【用法】** 〈錠剤〉通常，成人は1回1～2錠を1日1～4回経口投与する．なお，年齢，症状により適宜増減する．ただし，本剤を漫然と使用するべきではない． 〈シロップ剤〉通常，成人は1回5～10 mLを1日1～4回経口投与する．小児は1回5 mLを1日1～4回経口投与する．なお，年齢・症状により適宜増減する．ただし，本剤を漫然と使用するべきではない． **【注意】** 本剤は副腎皮質ホルモンをプレドニゾロン換算で，錠剤として1錠中2.5 mg，シロップ剤として1 mL中0.5 mg相当量を含有するので，症状改善後は漫然として使用することのないよう注意する．

（セレスタミン®配合錠/セレスタミン®配合シロップ添付文書より引用）

出現することがあり注意を要する．

セレスタミン®配合剤は，セレスタミン®1錠中に，d-クロルフェニラミンマレイン酸塩（2 mg）＋ベタメタゾン（0.25 mg）含有されており，セレスタミン®の効能，用法・用量，注意点について記載がある（表3）．セレスタミン®は，ステロイド薬含有である認識と説明が，十分にされずに長期漫然投与されていることが知られている．プレドニン換算でシロップ5 mL中に2.5 mg含有しているが，ベタメタゾン（リンデロン®）は生物学的半減期が36時間以上であり，HPA系を抑制する効果が強く，長期間投与には不向きである．突然の投与中止は，ステロイド離脱症候群（広義）を発症する可能性があり，問診で服用歴を聴取するようにする．

●文献
1) Graber AL, et al. J Clin Endocrinol Metab 1965, 25：11-16
2) Iliopoulou A, et al. Prescriber 2013, 24：23-29

（稲毛康司）

a. 若年性特発性関節炎（JIA）

Key Points

1. 全身型JIAの寛解導入はステロイドパルス療法を行う．
2. 全身型以外ではステロイドは重症症例に対するbridging therapyに限定する．

1 疾患の概念（臨床症状を含む）

若年性特発性関節炎（juvenile idiopathic arthritis：JIA）は，「16歳の誕生日以前に発症した6週間以上持続する原因不明の関節炎」で，異なる7つの病型がある．関節炎が遷延すれば軟骨・骨びらんにより関節破壊が進行し，可動域制限・変形など関節障害を生じる[1]．

2 ステロイドはなぜ効くか

a. 病態生理

JIAは①自然免疫の活性化により全身性炎症が主体となる全身型，②獲得免疫の異常により関節炎を生じる少関節炎・多関節炎，③HLAなど遺伝的要因を背景に自然免疫・獲得免疫がともに関与して関節炎・付着部炎を生じる付着部炎関連関節炎・乾癬性関節炎の大きく3病態に分かれる[1,2]．

1) 全身型

インターロイキン（IL）-1やIL-18，IL-6など炎症性サイトカインの過剰産生により発熱・肝脾腫・発疹・リンパ節腫脹などの全身症状を伴う．関節局所ではtumor necrosis factor（TNF）-αやIL-6による滑膜炎が見られる．重篤な合併症として二次性血球貪食症候群であるマクロファージ活性化症候群（macrophage activation syndrome：MAS）を約10％程度に認める．

2) 少関節炎・多関節炎

獲得免疫の異常により，関節局所に自己反応性リンパ球（Th17など）が出現し，TNF-αやIL-6の過剰産生による滑膜炎が起こる．抗核抗体・リウマトイド因子（RF）・抗CCP抗体（ACPA）の陽性症例が多い．

3) 付着部炎関連関節炎・乾癬性関節炎

自然免疫が活性化しやすい遺伝的素因（HLA-B27陽性や*IL-23R*などの遺伝子多型）に，感染症や付着部への外的なストレスが加わって獲得免疫の活性化が起こり，TNF-αやIL-17による炎症がみられる．脊椎で骨増殖が起こると若年性強直性脊椎炎の病型をとる．

b. ステロイドの作用機序

1) 全身型

種々の炎症性サイトカインが高値となるため，炎症鎮静化を目的に大量グルココルチコイド（glucocorticoid：GC）療法を行う．レシチンは活性化マクロファージに取り込まれやすいため，MASでは脂溶性GCが有効である[1,3]．

2) 少関節炎・多関節炎，付着部炎関連関節炎・乾癬性関節炎

関節局所におけるサイトカインを抑制し，腫脹・疼痛による苦痛軽減が目的である．ただし関節炎が重度の症例で，十分な基礎治療を行った上で残存する関節炎への一時的な対応であり，少量短期間経口投与または関節内投与が試みられる[1,2]．

3 初期投与の投与量，投与方法

a. 病態に即した適正な投与量は？
1）全身型

> 処方例：メチルプレドニゾロン（ソル・メドロール®）30 mg/kg/日（最大量1 g/日），3日間
> ➡プレドニゾロン（プレドニン®）0.7〜1.0 mg/kg/日（最大量30〜40 mg/日）・1日2〜3回内服，4日間を2〜3コース

ステロイドパルス療法を行う．後療法はプレドニゾロン（prednisolone）を用い，症状改善を確認しつつパルスごとに減量する．MASではパルス療法以外に，デキサメタゾンパルミチン酸エステル（リメタゾン®）2.5〜5.0 mg/1回（乳児では半量）の12時間ごとの静注も有効である[1,3]．

2）少関節炎・多関節炎，付着部炎関連関節炎・乾癬性関節炎

> 処方例：プレドニゾロン（プレドニン®）0.1〜0.2 mg/kg/日・1日1回内服を1〜3ヵ月間

メトトレキサート（methotrexate）効果出現までの橋渡しに限定する．関節内注射は，熟練した医師によりトリアムシノロンアセトニド（ケナコルトA®）を1 mg/kg（最大：大関節で40 mg，小関節で20 mg）投与する．再投与は3ヵ月以上の間隔をあけ，年間3回程度を上限とする[3]．

b. エビデンスはあるのか[1〜4]
1）全身型
エビデンスレベルⅠ，推奨グレードB．

2）少関節炎・多関節炎，付着部炎関連関節炎・乾癬性関節炎
エビデンスレベルⅤ，推奨グレードC1．

4 治療効果の判定と「次の一手」

a. 治療効果の判定
1）全身型
発熱・発疹などの臨床症状，血液検査での炎症反応（赤沈，CRPなど）やサイトカイン代謝物（フェリチンなど）により治療効果を判定する．上記が改善しない場合や，改善後にGC減量により再燃する場合は，IL-6あるいはIL-1をターゲットとした生物学的製剤を考慮する[2,3]．

2）少関節炎・多関節炎，付着部炎関連関節炎・乾癬性関節炎
疾患活動性指標（JADAS）や血中マトリックスプロテイナーゼ，画像検査などを参考にメトトレキサートの効果判定を行う．最大量メトトレキサートで効果不十分例や，メトトレキサート不耐性例では，TNF-αやIL-6，T細胞共刺激因子をターゲットとした生物学的製剤を考慮する[2,3]．

b. 効きが悪いときの「次の一手」
1）全身型
トシリズマブ（アクテムラ®）8 mg/kgを2週間ごと（反応が乏しい場合1週間まで短縮可）に点滴静注，左記に不応な場合は，カナキヌマブ（イラリス）4 mg/kg（最大300 mg/日）を4週間ごとに皮下注射する[2,3]．MAS発症時はMASの治療を優先し，生物学的製剤は投与しない[1,3]．

2）少関節炎・多関節炎，付着部炎関連関節炎・乾癬性関節炎
トシリズマブ8 mg/kgの4週間ごと点滴静注，エタネルセプト（エンブレル®皮下注用）0.2〜0.4 mg/kg（最大25 mg/日）の週2回皮下注射，アダリムマブ（ヒュミラ®）20 mg（体重15 kg以上30 kg未満）/40 mg（体重30 kg以上）の2週に1回皮下注射，アバタセプト（オレンシア®点滴静注用）10 mg/kg

(体重75 kg以上100 kg以下の場合は750 mg, 体重100 kg超は1 g)の点滴静注(0, 2, 4週, 以後4週ごと)から選択する[2,3].

5 減量のしかた, 止めどきは? 副作用への対応は?

a. 投与期間, 減量のしかた, 投与終了のタイミング

1) 全身型

パルス療法終了後は, プレドニゾロンを2週間ごとに現投与量の10%ずつ減量し, 1.5〜2年で中止を検討する[1,3].

2) 少関節炎・多関節炎, 付着部炎関連関節炎・乾癬性関節炎

1〜3ヵ月程度の短期使用とする[1〜3].

b. 投与中の副作用にどのように対応するか

パルス療法中はヘパリン(100 IU/kg/日, 24時間投与)で抗血栓療法を行う[3]. 中〜大量使用時は, ビタミンD製剤・H_2ブロッカーによる予防を行い, 白内障・高脂血症・骨折などの監視を行う. 関節内注射は全身副作用と組織の脆弱性に注意を要す.

c. ステロイド薬以外の薬物療法, 併用療法は?

非ステロイド抗炎症薬, メトトレキサートなど[1,3].

d. 予後の注意点

1) 全身型

1/2程度は将来無治療寛解が期待できる[1,3]. 頻回再発型・持続型ではステロイド薬長期大量投与による副作用に注意する.

2) 少関節炎・多関節炎, 付着部炎関連関節炎・乾癬性関節炎

病型により予後が異なり, 無治療寛解は10〜50%と幅がある[1,3]. RF・ACPA陽性例では早期の関節破壊進行に注意する.

Tips

- MASは適切に診断・治療がなされなければ約20%が致死性となり, パルス療法が著効しない場合も多いため, 発症が疑われれば早めに専門施設にコンサルトする.
- ステロイド薬投与で関節痛が軽減し, 関節破壊進行の発見が遅れる場合がある. 治療効果判定は, 画像検査などで総合的に行う.

●文献
1) 日本リウマチ学会 小児リウマチ調査検討小委員会(編): 若年性特発性関節炎初期診療の手引き2015, メディカルレビュー社, 2015
2) Petty RE, et al: Textbook of Pediatric Rheumatology, 7th ed, ELSEVIER, 2016, 188-267
3) 日本リウマチ学会 小児リウマチ調査検討小委員会(編): 若年性特発性関節炎診療ハンドブック2017, メディカルレビュー社, 2017
4) 厚生労働科学研究費補助金難治性疾患等政策研究事業 自己免疫疾患に関する調査研究班(編): 成人スチル病診療ガイドライン2017年版, 診断と治療社, 2017, 85-86

(岡本奈美)

Ⅱ 各論　B 疾病別のステロイド療法　1. リウマチ膠原病

b. 全身性エリテマトーデス（SLE）

Key Points

1. ステロイド薬を抗炎症薬として寛解導入に用いる．
2. 疾患活動性の低下に伴い，速やかに減量，中止する．
3. 寛解維持には免疫抑制薬を用い，ステロイドに依存しない．

1 疾患の概念（臨床症状を含む）

　全身性エリテマトーデス（systemic lupus erythematosus：SLE）は，複数の臓器に慢性炎症が起こり障害をきたす疾患である．免疫異常を基盤に，発熱等の全身症状，皮膚症状，ループス腎炎（LN），関節炎，中枢神経・精神症状（NP-SLE）等，多相性に多様な病像を示す．病態は炎症に合併症や併存症を加えて表される．最重症の臓器病変を標的に，抗炎症薬のステロイドを免疫抑制薬と組み合わせて用いる．

2 ステロイドはなぜ効くか

a. 病態生理

　SLEの遺伝素因として*IRF5*，*STAT4*，*BLK*，*TNFSF4*，*ETS1*，*TNFAIP3*，*IKZF1*，*TLR7*，*IRF7*等の疾患感受性遺伝子が同定されている．環境因子として女性ホルモン，紫外線，薬剤等が関わる．これらを基礎に，NETosis，interferonopathy，Fc受容体等が免疫システムに病態を形作る．*IRF*や*TLR*がグルココルチコイド受容体（GR）element領域を有すること，*STAT4*や*TNFAIP3*の発現や活性化にステロイドが影響すること等，ステロイドは本質的に病態に作用する．

b. ステロイドの作用機序

　ステロイドは，細胞内のGRに結合することで核内に移行し，二量体の形でGR element領域を有する遺伝子群の転写を調節するとともに，単量体として炎症惹起性の転写因子AP-1やNF-κB，IRF-3等に結合し，転写を阻害する．転写を介するため効果発現に時間を要する．

　膜型GRを介した作用は，LckやFynの抑制によるT細胞活性化抑制や細胞膜の安定化等，ステロイド高濃度下で速やかに発現する．大量投与時の分子機序はこの作用による．

3 初期投与の投与量，投与方法

a. 病態に即した適正な投与量は？

　作用時間，抗炎症作用，Na貯留作用に関して中間型のプレドニゾロン（プレドニン®），メチルプレドニゾロン（ソル・メドロール®）を合成ステロイド薬として用いる．

　治療はtreat-to-target治療戦略（表1）[1]に沿い，寛解導入と維持に分けて考える[2]．寛解導入には即効性が不可欠で，ステロイドが主役である．活動性や重症度に基づき剤形や投与量・方法を選択する．

　重症度の高い増殖性LN（class Ⅲ，Ⅳ），NP-SLE，血栓性微小血管障害や腎不全，肺出血，皮膚潰瘍等では，メチルプレドニゾロンを30 mg/kg/日（最大量1,000 mg），3日間連日点滴投与するパルス療法を3〜4クール繰り返す．中等症のLN（class Ⅱ，Ⅴ），漿

表1　全身性エリテマトーデスに対するtreat-to-target治療戦略の主旨と推奨事項（文献1）を和訳改変）

主旨
1. 管理方針は患者と相談して決める．
2. 疾患活動性を制御し併存症や有害事象を最小限にすることが，長期生存や臓器障害抑止，適切なQOL達成を可能とする．
3. 幅広い領域の多面的かつ多角的な理解が管理に必要である．
4. 長期間にわたる定期的なモニタリングが，最適な治療施行に不可欠である．

推奨事項
1. 全身症状と臓器病変の寛解が治療目標であり，得られない場合は可能な限りの低疾患活動性を目指す．
2. 再燃抑止が現実的な目標であり，治療のゴールである．
3. 臨床的に無症状である場合，血清マーカーの変動のみで治療を強化しない．
4. 臓器障害を抑止することが，さらなる障害を防ぐ．臓器障害の抑止は重要な治療のゴールである．
5. QOLを低下させる倦怠感や疼痛，うつに対しても積極的に介入すべきである．
6. 腎病変を早期に認知し，治療することが強く推奨される．
7. ループス腎炎では，寛解導入後，維持療法として少なくとも3年間の免疫抑制療法を行う．
8. 維持療法ではグルココルチコイドの投与量を寛解が維持できる最少量とし，できれば中止することを目標とする．
9. 抗リン脂質抗体症候群に関連する病態の予防と治療を，SLEの治療ゴールに含める．
10. 他の治療の有無にかかわらず，抗マラリア薬の投与を標準的治療として検討する．
11. いかなる免疫抑制療法を行っている場合でも，合併症管理のための適切な治療を考慮する．

膜炎等は1〜2 mg/kg/日の経口プレドニゾロンで治療を始め，明らかな臓器障害を認めない軽症例では1 mg/kg/日以下を用いる．皮膚症状のみの場合は外用薬中心となる．抵抗例では増量等，治療強化する．近年，骨壊死や感染症のリスクからメチルプレドニゾロンパルス療法はあまり用いられない．

維持におけるステロイドの役割は限定的である．投与量を寛解が維持できる最少量とし中止を目標とする[1]．

> **処方例**
> - 重症：メチルプレドニゾロン30 mg/kg/日（最大量1,000 mg），3日間連日点滴投与を3〜4クール
> - 中等症：プレドニゾロン1〜2 mg/kg/日

b. エビデンスはあるのか

強力な抗炎症作用に異論はないが，臓器障害や生命予後に関するエビデンスは少なく，ランダム化比較試験はない．ただし，免疫抑制薬の臨床試験ではステロイド減量効果が評価項目であるように，中等症以上のSLEに必須である．

4 治療効果の判定と「次の一手」

a. 治療効果の判定

臨床試験ではBILAG指数（British Isles Lupus Assessment Group Index）やSLE-DAI（Systemic Lupus Erythematosis Disease Activity Index）を使うが，日常臨床で用いることは難しい．補体等で代用するが，総合的判断が必要である[1]．

b. 効きが悪いときの「次の一手」

臓器障害の急速な悪化を認めた場合，高用量投与やメチルプレドニゾロンパルス療法に変更する．十分量のプレドニゾロンが投与されている場合は増量せず，アフェレーシス等で再寛解導入する．同時に維持療法として免疫抑制薬等，新たな治療法を追加する．ステロイドに依存してはいけない．

5 減量のしかた，止めどきは？副作用への対応は？

a. 投与期間，減量のしかた，投与終了のタイミング

疾患活動性の低下に伴いプレドニゾロンを

速やかに減量する．1〜2週間ごとに10〜20％減量するが，病態や重症度に応じて変更する．原則を示す[3]．①明確な治療標的の設定，②標的の活動性がなくなれば中止，③受診ごとに用量を検討，④非活動性病変を標的としない，⑤標的が設定できない場合には導入しない，⑥1日量5 mgより減量できない場合は他剤を追加する，⑦患者の理解と意思を尊重する．

b. 投与中の副作用にどのように対応するか

副作用は，予防可能なもの（易感染性，消化管障害等），減量や中止で消失するもの（高血圧，高脂血症，眼圧上昇，精神症状，成長障害，皮膚症状等），慢性的で累積性に生じるものに大別される．必要に応じて対症療法を行う．心血管リスクの上昇，肥満やメタボリック症候群，慢性腎臓病等の臓器障害の助長は，生命予後を左右する用量および時間依存性の障害であり，プレドニゾロンの早期減量・中止を推し進める最大の理由である[4]．

c. ステロイド薬以外の薬物療法，併用療法は？

免疫抑制薬は寛解導入における補助，維持の主役，プレドニゾロンの早期減量・中止に不可欠な薬剤で，最低3年間の投与が奨められている[1]．初期から単剤あるいは複数薬の投与（multi-target therapy）を行う．ヒドロキシクロロキンは基剤である．

d. 予後の注意点

予後は有害事象等を含めた結果であることを理解し，早期に有効な治療で臓器障害を最小限とし，ステロイドの早期中止を常に意識する[1]．

Tips

- SLEで長期間使用が標準的であったステロイドは，適正使用が議論されている．生命予後に直結する慢性障害に，ステロイドの用量および時間依存性の障害が関わることに留意して，病初期より投与プランを立てなければならない．

●文献

1) van Vollenhoven RF, et al. Ann Rheum Dis 2014, 73：958-967
2) 厚生労働科学研究費補助金 難治性疾患等政策研究事業 若年性特発性関節炎を主とした小児リウマチ性疾患の診断基準・重症度分類の標準化とエビデンスに基づいたガイドラインの策定に関する研究班 小児SLE分担班（編）：小児全身性エリテマトーデス診療の手引き 2018年版，羊土社，2018, 24-37
3) Schneider M. Autoimmun Rev 2016, 15：1089-1093
4) Skaggs BJ, et al. Nat Rev Rheumatol 2012, 8：214-223

（秋岡親司，中川憲夫）

II 各論　B 疾患別のステロイド療法　1. リウマチ膠原病

c. 若年性皮膚筋炎・多発性筋炎，免疫介在性壊死性ミオパチー

Key Points

1. 重症度・合併症によって層別化し，適切な治療法を選択する．
2. 十分な治療によって早期に炎症を消退させることが重要である．
3. JDM の多くは drug-free 寛解が期待できる．
4. 本疾患を疑った場合には，早期に専門医の手に委ねることが望ましい．

1 疾患の概念（臨床症状を含む）

若年性皮膚筋炎 (juvenile dermatomyositis：JDM)・多発性筋炎 (juvenile polymyositis：JPM) および免疫介在性壊死性ミオパチー (immune-mediated necrotizing myopathy：IMNM) は，近年は他の膠原病に合併する筋炎などとともに若年性特発性炎症性ミオパチー (juvenile idiopathic inflammatory myopathy：JIIM) として扱われる傾向にある．いずれも感染症などの明らかな原因がなく，近位筋優位の左右対称性筋力低下を特徴とし，特に特徴的皮膚症状を呈するものは JDM と呼ばれる．小児 JIIM の大部分は JDM であり，本邦における有病率は小児人口 10 万人あたり 1.7 人程度とされている．また JPM と IMNM は臨床的に区別が困難で，筋生検組織の病理学的診断に頼らざるを得ない．

筋症状は通常進行性であり，体幹・肢帯筋群筋力低下では，つまずきやすいなどの軽微な症状から起立困難（登坂性起立）や寝返り・座位保持不能など重度のものまでみられる．JPM や IMNM では筋力低下が著しい．咽頭・喉頭筋群筋力低下では嚥下困難・誤嚥などがみられる．筋把握痛を呈することもある．

皮膚症状のうちゴットロン徴候，ゴットロン丘疹，ヘリオトロープ疹は JDM に特徴的である．JDM にみられる蝶形紅斑は全身性エリテマトーデス (SLE) よりも暗赤色調が強く，しばしば顔面全体に広がる．爪囲紅斑・爪上皮の延長と点状出血は早期よりみられる．ポイキロデルマは慢性期の皮膚症状である．異所性石灰化は皮下や筋膜に沿って生じることがあり，診断・治療の遅れや不十分な治療に関連して生じる．急性期の炎症が消退してから生じることもある．

筋電図上，針刺入時の活動電位の過剰放電，線維束収縮，陽性鋭波，および活動電位が低く短時間持続性の随意運動単位電位を認める．

MRI では脂肪抑制 T2 強調画像または short tau inversion recovery (STIR) 像で急性期の筋の炎症性浮腫を高信号として捉えることができる．

2 ステロイドはなぜ効くか

a. 病態生理

JDM においては全身性の炎症性ないし非炎症性血管障害による阻血性変化（微小梗塞）と血管リモデリング，I 型インターフェロン (IFN) を介した筋細胞のアポトーシスおよび炎症の増幅が関与していると考えられる．病変部血管壁には免疫グロブリンと補体 C5〜9 の沈着がみられるとされてきたが，最近，補体活性化は免疫グロブリン非依存性であるとの報告もされている．また，炎症細胞の浸

潤は血管周囲および筋周鞘周辺に強く，マクロファージ，T細胞，B細胞がみられる．筋組織に浸潤したCD4陽性細胞の半分は形質細胞様樹状細胞であり，I型IFNの供給源と考えられている．筋炎特異的自己抗体は70％程度の症例で検出され，抗MDA5抗体，抗TIF1-γ抗体，抗Mi-2抗体，抗MJ（NXP2）抗体，抗ARS抗体（抗Jo-1抗体含む）などが知られている．それぞれの抗体に特有の臨床像を呈するが，その病因的意義は不明な点が多い．

一方，JPMではCD8陽性T細胞浸潤の内鞘への浸潤がみられる．IMNMにおいては筋線維の大小不同，壊死・再生像がみられるが，炎症細胞浸潤はあってもまれである．

b. ステロイドの作用機序

ステロイド導入によりJDMの死亡率が30％から10％まで低下したことからその有効性は明らかである．作用機序としてサイトカイン産生の抑制を介したマクロファージ・T細胞の機能抑制，B細胞抑制を介した自己抗体産生の抑制，形質細胞様樹状細胞の細胞死誘導によるI型IFN産生抑制などが考えられる．

3 初期投与量，投与方法

a. 治療の層別化

間質性肺炎の有無，筋炎の重症度によって初期治療の層別化を行う．嚥下障害・潰瘍性病変・呼吸障害・浮腫・消化管出血のいずれかを呈する症例は重症・劇症型とする．病変が皮膚のみに限局し，生化学・筋電図・MRIなどによっても筋炎所見のないものはamyopathic JDMとする．

b. JDMの治療

amyopathic JDMではステロイド局所療法を中心とし，治療抵抗例ではタクロリムス軟膏やステロイド全身投与を考慮する．間質性肺炎合併例ではステロイドパルス療法を行い，シクロホスファミド静注療法かカルシニューリン阻害薬，もしくは両者の併用を行う．間質性肺炎合併のない重症・劇症型においては，ステロイドパルス療法とシクロホスファミド静注療法を行う．間質性肺炎の合併がなく重症・劇症型の症状を認めない場合は，プレドニゾロン（プレドニン®）大量療法（2 mg/kg/日・分3）もしくはステロイドパルス療法とメトトレキサート週1回投与法を併用する．プレドニゾロン1 mg/kg/日からの開始は臨床効果が劣ることから推奨しない（エビデンスレベルV，推奨グレードC2）．異所性石灰化防止などの観点から早期に炎症を消退させる必要があり，小児リウマチ専門医の多くはこうした症例でもステロイドパルス療法を選択する傾向がある．ステロイドパルス療法は反応を評価しながら1〜3クール行う．ステロイドパルス療法のみでは再燃がみられるため，パルス療法間および後療法としてプレドニゾロン0.7〜1.5 mg/kg/日を投与する．

c. JPM，IMNUの治療

JPMやIMNMは難治性であり，ステロイドパルス療法や高用量ステロイド療法に，血漿交換・エンドキサンパルス療法・タクロリムスなどの併用を要することがある．

処方例：
- メチルプレドニゾロン30 mg/kg/日（最大量1,000 mg）を生理食塩水または5％ブドウ糖溶液に溶解し2時間で点滴静注．3日連続投与を1クールとし1週ごとに1〜3クール
- ステロイドパルス療法前日より終了翌日までヘパリンを10〜20単位/kg/時で点滴静注
- パルス療法間および後療法として，プレドニゾロン0.7〜1.5 mg/kg/日（分3）

4 治療効果の判定と「次の一手」

a. 治療効果の判定

筋力に関して，徒手筋力テスト(MMT-8など)，小児筋炎評価尺度(Childhood Myositis Assessment Scale：CMAS)などを用いて客観的な評価をすべきである．また，筋原性酵素を含む一般的検査，FDP/Dダイマー，可能であれば可溶性インターロイキン2受容体やネオプテリンの測定やMRIによる評価を適宜行う．

b. 効きが悪いときの「次の一手」

治療開始後2週間程度で筋原性酵素値の十分な改善がみられない場合には薬剤変更や追加治療を行う．プレドニゾロン経口投与で開始した場合にはステロイドパルス療法に変更する．筋炎に対する追加治療としては大量免疫グロブリン療法が保険収載されている．その他の追加治療としてはシクロホスファミド静注療法，シクロスポリン，タクロリムス，ミコフェノール酸モフェチル，リツキシマブ(リツキサン®)などの有効性が報告されているが，いずれも保険適用がない．血漿交換が有効と考えられた症例も報告されている．

5 減量のしかた，止めどきは？副作用への対応は？

初期治療2～6週間で筋力や皮疹の改善，筋原酵素の改善を得られれば，プレドニゾロンを長期間かけて漸減し，少量を維持量として治療継続する．実際には2週間ごとに0.1 mg/kgずつ減量し，0.5～0.6 mg/kg/日まで減量できた後は4～8週間ごとに0.1 mg/kgずつ減量する．維持量として0.15～0.2 mg/kg/日で1～2年の寛解が維持できれば，さらに漸減・中止を考慮する．プレドニゾロン中止後1年間寛解が維持できれば，併用しているメトトレキサートや免疫抑制薬の中止も考慮する．

Tips

- JDMの多くはdrug-free寛解が可能である一方，初期に十分な治療を行って異所性石灰化を防ぐ．また，特に抗MDA5抗体陽性急速進行性間質性肺炎合併例では免疫抑制薬併用による強力な治療を要する．

●文献
1) 厚生労働科学研究費補助金 難治性疾患等政策研究事業 若年性特発性関節炎を主とし小児リウマチ性疾患の診断基準・重症度分類の標準化とエビデンスに基づいたガイドラインの策定二関する研究班 若年性皮膚筋炎分担班(編)：若年性皮膚筋炎(JDM)診療の手引き2018年版，羊土社，2018

(小林一郎)

d. IgA血管炎（Henoch-Schönlein紫斑病）

Key Points

1. 急性期の主症状は紫斑，腹痛，関節痛である．
2. プレドニゾロン（プレドニン®）1～2mg/kg/日投与で腹痛が改善する．
3. プレドニゾロンの減量の可否は症状と検査所見の改善を併せて検討する．

1 疾患の概念（臨床症状を含む）

IgA血管炎は，IgAを主体とする免疫複合体が主に小型の血管壁に沈着して傷害を起こし，典型例では皮膚，消化管，腎の糸球体に病変を認め，関節痛・関節炎を合併することがある疾患である．かつてはHenoch-Schönlein紫斑病と呼ばれていたが，原発性血管炎の新しい分類（CHCC 2012）が作られた際に名称変更された．臨床症状の大きな特徴として，①血小板減少も凝固異常も伴わない触知可能な紫斑，②関節痛あるいは関節炎，③腹痛・血便などの腹部症状，④腎疾患（紫斑病性腎炎），の4つが挙げられる．患者の9割は小児であるが，特に4～6歳に多く，男児がやや多い．およそ半数例でA群β溶血性連鎖球菌などの先行感染が認められ，薬剤に対するアレルギー反応や予防接種などの関与も報告されている．

2 ステロイドはなぜ効くか

a. 病態生理

IgA血管炎は主に皮膚や消化管の小血管を侵し，消化管はどの部位も侵すが特に小腸が多い．しばしば関節炎を起こし，IgA腎症と組織像が同じ糸球体腎炎を発症することがある．IgAにはIgA1とIgA2の2つのサブクラスがあり，IgA1のヒンジ部への糖鎖付加が減少した異常IgA1がこれに反応したIgGと免疫複合体を作り，血管壁に沈着し血管炎を起こすと考えられている．IgA型免疫複合体の存在や抗内皮細胞抗体（anti-endothelial cell antibodies：AECA）などのIgA型自己抗体の存在からIgAの関与する免疫複合体性血管炎と考えられる．

b. ステロイドの作用機序

IgA血管炎はIgA1の沈着，補体因子の関与および好中球の浸潤により炎症が引き起こされていると考えられている．IgAはFCαRIを介して好中球の遊走や活性化を誘導している可能性が推測される[1]．

ステロイドの作用機序としては，細胞質ホスホリパーゼA2αの抑制を介して細胞膜におけるアラキドン酸産生を低下させ，プロスタグランジンやロイコトリエンなどの炎症性メディエーターの産生を低下させ，抗炎症作用をもたらす．また，細胞膜に対する非特異的作用により好中球・単球の活性化を抑えることなども考えられる．

3 初期投与の投与量，投与方法

a. 病態に即した適切な投与量は？

強い腹痛や下血がある場合は輸液を行い，経口摂取を中止して消化管を安静に保つ．非ステロイド性抗炎症薬などで腹痛が改善しない場合や，数日経過しても強い腹痛・下血な

どが続く場合には，ステロイド投与が考慮される．プレドニゾロンを1～2 mg/kg/日投与したランダム化比較試験[2]・非ランダム化比較試験[3]によると，多くは24時間以内に症状の顕著な改善が得られることが明らかにされている．消化管を安静に保つ間はプレドニゾロンの経静脈投与が望ましい．

> 処方例：プレドニゾロン（プレドニン®）1～2 mg/kg/日（分3），あるいはメチルプレドニゾロン0.8～1.6 mg/kg/日（分3）

b．エビデンスはあるのか

エビデンスレベルⅡ～Ⅲ，推奨グレードA．大規模なコホート研究[4]によって，ステロイド療法は入院期間の短縮と外科手術の回避に寄与すると報告されている．

4 治療効果の判定と「次の一手」

a．治療効果の判定

腹痛の軽減のみで安易に経口摂取を始めると腹痛が再燃し，治療が長引くことがある．便潜血の陰性化を確認し，血液検査でDダイマー，白血球（好中球），ナトリウム，アルブミンなどの値をみながらステロイド投与量を漸減するのがよいと思われる．

b．効きが悪いときの「次の一手」

プレドニゾロン2 mg/kg/日の連日投与でも腹痛や血便が改善しない場合は，メチルプレドニゾロン大量療法も考慮する．他にステロイドにウリナスタチンを併用する方法も有力である．XIII因子が低下している場合には同因子の補充を考慮することもある．

非ステロイド性抗炎症薬で改善しない関節痛やクインケ浮腫をきたすような重度の皮疹の場合，ステロイド投与でもなかなか改善しない場合があり，ジアフェニルスルホン（レクチゾール®）などの投与を考慮する．

5 減量のしかた，止めどきは？ 副作用への対応は？

a．投与期間，減量のしかた，投与終了のタイミング

臨床症状と検査所見が改善傾向となれば，経口摂取はまず水分を試し，次に経腸成分栄養剤（エレンタール®）などが摂取できるか確認し，プレドニゾロンを5 mg/日ずつ数日ごとに減量していく．

b．投与中の副作用にどのように対応するか

ステロイド性潰瘍を発症すると原疾患に由来する腹痛との鑑別が難しくなることがあり，H_2ブロッカーなどの抗潰瘍剤を併用するのが望ましい．

c．ステロイド薬以外の薬物療法，併用療法は？

軽度の関節痛や腹痛に対しては非ステロイド性抗炎症薬を投与する．

強い腹痛に対しては通常ステロイドが著効するが，腹痛がなかなか改善しないステロイド不応性の重症例も一部に存在する．この場合，ステロイドパルス，血漿交換，γグロブリン投与などの報告があるが，いずれも議論の余地がある．他にステロイドにウリナスタチン投与を併用する方法があり，有力な治療となり得る可能性がある．

d．予後の注意点

IgA血管炎は一般に発症から1ヵ月以内に自然寛解することが多い予後良好な疾患ではあるが，腹部症状が重症化すると消化管穿孔を起こすこともあり，生命に関わることもある．

急性期を過ぎると，最も懸念されることは腎炎の合併である．紫斑病性腎炎はIgA血管炎発症4～6ヵ月以内に蛋白尿・血尿を認めて発症することが多いため，定期的な検尿が

必要である．尿中 P/Cr（蛋白・クレアチニン比）が 1 を超える状態が 1 ヵ月間以上続く場合は，腎疾患の専門医に相談する．

> **Tips**
> - 腹痛に対してプレドニゾロンが著効したようにみえても，血便の状態が続いていたり，血液検査所見（D-ダイマー値など）が十分改善していなかったりする場合は，安易に経口摂取を開始しないこと．

●文献
1) Heineke MH, et al. Autoimmun Rev 2017, 16：1246-1253
2) Ronkainen J, et al. J Pediatr 2006, 149：241-247
3) Reinehr T, et al. J Pediatr Gastroenterol Nutr 2000, 31：323-324
4) Weiss PF, et al. Pediatrics 2010, 126：674-681

〈山崎崇志〉

Ⅱ 各論　B 疾患別のステロイド療法　2. 自己炎症性疾患

a. PFAPA 症候群

Key Points

1. 主症状は周期性発熱，アフタ性口内炎，咽頭炎，頸部リンパ節炎．
2. プレドニゾロン（プレドニン®）0.5〜1 mg/kg/1回の頓用で発作が頓挫する．
3. プレドニゾロン頓用後に発熱発作の間隔が25〜50％の例で短くなる．

1 疾患の概念（臨床症状を含む）

PFAPA（periodic fever, aphthous stomatitis, pharyngitis and adenitis）症候群は，その名のとおり，周期性発熱，アフタ性口内炎，咽頭炎（扁桃炎）および頸部リンパ節炎を主な症状とする自己炎症疾患である．発熱は2〜8週間ごと（平均1ヵ月ごと）に4〜7日間続くことが多く，咽頭炎・扁桃炎は滲出性扁桃炎が典型的である．非遺伝性疾患と考えられていたが，本邦では4割程度に家族性を認めるという報告がある．5歳前に発症し，10歳を過ぎると寛解することが多いが，幼児期から学童前期にかけて発熱を繰り返すため何らかの対処法を求められることが多い．

2 ステロイドはなぜ効くか

a. 病態生理

PFAPA症候群の病態は不明な点が多いが，サイトカイン調節機能異常が示唆されており，発熱発作時にIL-1関連あるいはインターフェロン誘導性の遺伝子群の発現がみられ，血清蛋白レベルではIL-6やIL-18などの炎症性サイトカイン，IP-10/CXCL10やMIG/CXCL9などの活性化T細胞に関わるケモカインあるいはG-CSFの上昇などが報告されている[1,2]．発作時には好中球や単球におけるFcγ受容体Ⅰ（CD64）発現が極めて高くなり，T細胞活性化によると思われるIFN-γ値が特に発作早期の血清中で増加する傾向にあり，本症の病態には好中球・単球の活性化だけではなく，T細胞の活性化も関与している可能性が示唆される[3]．

b. ステロイドの作用機序

ステロイドの作用機序としては，細胞内受容体であるglucocorticoid receptor（GR）を介したゲノム機序と細胞内GRを介さない非ゲノム機序があるが，発熱に対しては即効性があることから後者が主要な機序と思われる．細胞膜に対する非特異的作用により好中球・単球の活性化を抑え，膜型GRを介したT細胞受容体への抑制作用や細胞膜カルシウムシグナリングの逆転によるT細胞受容体下流への抑制作用などが考えられる．

3 初期投与の投与量，投与方法

a. 治療に即した適切な投与量は？

プレドニゾロン0.5 mg/kg/1回と2 mg/kg/1回の比較で有効性に差がないという報告[4]もあるが，0.5 mg/kg/1回で効きが悪い場合は，1 mg/kg/1回へ増量を試みてもよいと思われる．

発熱発作の間隔は通常2〜8週間であり，平均1ヵ月だが，25〜50％の例で発熱発作の間隔が7〜14日間短縮するといわれている．

II 各論

> 処方例：プレドニゾロン0.5〜1mg/kg/1回（発熱時頓用）

b. エビデンスはあるのか

エビデンスレベルⅢ，推奨グレードA．

4 治療効果の判定と「次の一手」

a. 治療効果の判定

多くの場合はプレドニゾロンの1回の頓用により数時間で解熱が得られる．2回頓用したにもかかわらず，12〜24時間経っても解熱しない場合は効果なしと考えられる．アフタ性口内炎は解熱後も残る場合がある．

b. 効きが悪いときの「次の一手」

プレドニゾロンを頓用したが解熱しない，あるいは再発熱を認めた場合は，翌日（あるいは12〜24時間後に）もう1回頓用を試みてもよい．それでも効果がない場合は，他の疾患による発熱の可能性をもう一度検討する必要がある．解熱までに頓用を2回必要とした場合は，次回から頓用量を増やすことも検討する．

5 減量のしかた，止めどきは？副作用への対応は？

a. 投与期間，減量のしかた，投与終了のタイミング

頓用で使用するだけなので，通常は減量を考える必要はないが，体重増加に合わせて頓用量を増やす必要はなく，相対的な減量ができる場合が多い．通常10歳を超えると発作を認めなくなることが多く，頓用を終了できることが多い．

b. 投与中の副作用にどのように対応するか

頓用で使用するだけなので通常は副作用の心配はない．

c. ステロイド薬以外の薬物療法，併用療法は？

発熱発作への対処法として，① 発熱発作時の初期にプレドニゾロンを頓用内服，② シメチジン（あるいはファモチジン）の連日内服，③ 扁桃摘出が挙げられるが，どの方法を選択するか絶対的なものはない．① はほとんどすべての症例で1回（多くても2回）の頓用で発熱発作を頓挫できるが，次の発熱発作を予防できず，一部で発作間隔が短くなってしまう場合がある．② は完全に発作が抑制できる症例が2〜4割，発作が軽減する（発熱期間が短くなる，あるいは発熱時の最高体温が下がるなど）症例が3〜4割で，計5〜8割に有効性が期待できるが，2〜5割にはまったく効果がない．③ は有効性が9割程度あるが，手術であるため施行するハードルが高い．いずれの方法も一長一短ある．

シメチジン（ファモチジン）の有効性を認めない場合，コルヒチン（0.5〜1mg/日）を試す方法もある．

d. 予後の注意点

通常5歳前に発症し，10歳を超えると発作を認めなくなる場合が多いので予後は良好だが，まれに10歳を超えても発作が続いたり，成人で発症したりする例も知られている．発熱発作は通常4〜7日間続き，平均1ヵ月ごとに発作が起こるので，シメチジン（ファモチジン）やコルヒチンの有効性が期待できず，学業や社会生活への支障が大きい場合は扁桃摘出を考慮する．

- プレドニゾロンの効果が悪い場合には，感染症の有無や，診断の再検討を考慮したほうがよい．
- プレドニゾロン頓用で発作間隔が短くなる例があることをあらかじめ伝える．

●文献
1) Stojanov S, et al. Proc Natl Acad Sci USA 2011, 108：7148-7153
2) Stojanov S. Eur Cytokine Netw 2006, 17：90-97
3) Yamazaki T, et al. Clin Rheumatol 2014, 33：677-683
4) Yazgan H, et al. Int J Pediatr Otorhinolaryngol 2012, 76：1588-1590

（山崎崇志）

b. ステロイド療法が主に行われる自己炎症性疾患

TRAPS, PAPA症候群, Blau症候群/若年発症サルコイドーシス, 中條-西村症候群, 高IgD症候群, クリオピリン関連周期熱症候群

Key Points

1. 自己炎症性疾患では臓器障害を予防するため，早期診断・早期治療が重要である．
2. 一部疾患の軽症例では，NSAIDs，ステロイド間欠投与が有効である．
3. ステロイド持続投与必要例では，生物学的製剤等の投与を考慮する．

1 疾患の概念（臨床症状を含む）

　自己炎症性疾患は，1999年に米国国立衛生研究所のKastnerらにより提唱された，炎症を主病態とする疾患群の総称である．臨床的には周期性発熱・不明発熱を主症状とし，リウマチ・膠原病疾患との鑑別を要する．原因遺伝子が同定されているものを狭義の自己炎症性疾患，原因遺伝子が未同定だが病態が類似する疾患を広義の自己炎症性疾患とする（表1）[1]．炎症により疾患特異的な臓器障害，また炎症が持続することによるアミロイドーシスの合併が懸念され，早期発見・早期治療が重要である．広義の自己炎症性疾患については他項に譲り，本総説はステロイド療法が主に行われる狭義の自己炎症性疾患，中でも本邦で比較的頻度の高いTNF受容体関連周期性症候群（TRAPS），化膿性関節炎・壊疽性膿皮症・ざ瘡（PAPA）症候群，Blau症候群，中條-西村症候群，高IgD症候群，クリオピリン関連周期熱症候群のステロイド療法について記載する．

表1　自己炎症性症候群の分類

A) 狭義の自己炎症性疾患	B) 広義の自己炎症性疾患
家族性地中海熱	全身型若年性特発性関節炎
クリオピリン関連周期熱症候群	周期性発熱・アフタ性口内炎・咽頭炎・頸部リンパ節炎（PFAPA）症候群
家族性寒冷蕁麻疹	成人スチル病
Muckle-Wells症候群	Behcet病
CINCA症候群/NOMID	痛風
TNF受容体関連周期性症候群	偽痛風
高IgD症候群	Schnitzler症候群
Blau症候群	2型糖尿病
PAPA（化膿性関節炎・壊疽性膿皮症・ざ瘡）症候群	慢性再発性多発性骨髄炎
中條-西村症候群	
ADA2欠損症	
NLRC4異常症	
A20ハプロ不全症	
Aicardi-Goutières症候群	
TMEM173異常症	
IL-36受容体アンタゴニスト欠損症	
CARD14異常症	
HOIL-1欠損症	
Otulin欠損症	

2 病態，治療

a. インフラマソームとは

　原因遺伝子が同定されている狭義の自己炎症性疾患は，必ずしもその炎症病態が十分理解されているとは限らない．その中で，最も理解されている病態としてインフラマソーム

が存在する．**インフラマソーム**とは，蛋白複合体形成・重合化によりカスパーゼ-1という酵素が活性化され，**IL-1β**，IL-18の産生を引き起こす蛋白複合体のことを総称する．これまでNLRP3インフラマソーム，NLRC4インフラマソーム，Pyrinインフラマソーム等が知られ，それぞれクリオピリン関連周期熱症候群，NLRC4異常症，家族性地中海熱での関与が証明され，実際IL-1βを中和する**抗IL-1製剤**が有効である．

b. 治療薬

今回取り上げた疾患の原因遺伝子，臨床症状，推定されている病態，治療を**表2**にまとめた．狭義の自己炎症性疾患は遺伝性疾患であり，生涯にわたる治療を要することが多い．

以前はコルヒチンが有効である家族性地中海熱を除いて，ステロイドの全身投与が第一選択薬として使用されてきた．しかし，長期使用による副作用が問題で，より有効な治療薬が求められた．

注目すべきはNLRP3インフラマソーム解明に基づく**抗IL-1製剤**の開発で，クリオピリン関連周期熱症候群に対して**カナキヌマブ**が2011年に本邦で承認，2016年にはコルヒチン耐性ないし不応性である家族性地中海熱，TRAPS，高IgD症候群にも追加承認された[2]．

c. ガイドライン

厚労省自己炎症性疾患ガイドライン班ならびに小児リウマチ学会により，**自己炎症性疾患診療ガイドライン2017**が作成された[3]．同ガイドラインでは，TRAPS，Blau症候群，クリオピリン関連周期熱症候群，高IgD症候群，家族性地中海熱，PFAPAが取り上げられた．

3 ステロイド療法の位置づけ

a. TRAPS

通常5〜7日間持続する弛張熱を特徴として，全身投与ステロイドが著効を示す．鑑別疾患として，小児では全身型若年性特発性関節炎，成人では成人スチル病が存在する．治療の第一選択は**非ステロイド性抗炎症薬（NSAIDs），発作時ステロイド全身投与**であるが，**ステロイド持続投与**が必要となる症例が存在する．そのような場合，**カナキヌマブ**が承認されている．注意すべき合併症としてアミロイドーシスが存在する．

b. Blau症候群

皮疹，関節炎，ぶどう膜炎の3主徴が特徴である．基本治療として**NSAIDs，ステロイド点眼**が行われる．**ステロイド全身投与**は，重症のぶどう膜炎，弛張熱の治療に使われる．しばしば，ステロイド全身投与は中止困難となり，追加治療として**メトトレキサート（MTX）少量パルス療法**，アダリムマブなどの**抗TNF-α製剤**投与が行われる．

c. PAPA症候群

乳幼児期に発症する無菌性化膿性関節炎，壊疽性膿皮症，青年期以降に発症する囊腫性ざ瘡を特徴とする．高亜鉛・高カルプロテクチン血症が同じ原因遺伝子（*PSTPIP1* p.Glu250Lys）で発症することが知られている．**ステロイド**は有効であるが，標準的な治療がまだ確立されておらず，**抗TNF-α製剤**や**抗IL-1製剤**などの生物学的製剤や各種免疫抑制薬がステロイド減量目的で投与されている．

d. 中條-西村症候群

イムノプロテアソームの機能低下で発症，冬期発症の凍瘡様皮疹，脂肪筋肉萎縮，進行性やせ，長く節くれ立った指，大脳基底核の石灰化を示す．末梢血I型インターフェロン発現高値を示す．標準的な治療は未確立でこれまで**ステロイド**投与等が行われていたが，中條-西村症候群の類縁疾患と考えられるCANDLE症候群に対してヤヌスキナーゼ（JAK）阻害剤の有効性が海外より報告された[4]．

表2 自己炎症性症候群の特徴

疾患名	TRAPS	Blau症候群	高IgD症候群	家族性寒冷蕁麻疹	Muckle-Wells症候群	CINCA症候群/NOMID	PAPA症候群	中條-西村症候群
				クリオピリン関連周期熱症候群				
遺伝型式	AD	AD	AR	AD	AD	AD	AD	AR
遺伝子名	TNFRSF1A	NOD2	MVK	NLRP3	NLRP3	NLRP3	PSTPIP1	PSMB8
発症時期	中央値3歳 2週間～53歳	中央値14カ月 5カ月～8歳	中央値6カ月 1週間～10歳	平均47日 10時間～10歳	乳幼児期	乳児期	乳幼児期	幼小児期
発作・発熱期間	しばしば5日以上	発熱は比較的少ない	3～7日	12～24時間	2～3日	持続的	発熱は比較的少ない	繰り返す弛張熱
関節症状	大関節の関節痛/関節炎	肉芽腫状関節炎 多関節型>少関節型 手指・足趾屈曲拘縮	対称性多関節痛/関節炎	寒冷誘発多関節痛	多関節痛 少関節炎	間欠的もしくは持続性関節炎、拘縮	反復性膿瘍性関節炎、無菌性、好中球優位、重症例では関節破壊	関節拘縮
皮膚所見	移動性の発疹 関節痛に伴う	苔癬様 時に魚鱗癬様、結節性紅斑様	体幹・四肢の非移動性斑丘疹様発疹	寒冷誘発蕁麻疹	蕁麻疹様	蕁麻疹様	壊疽性膿皮症 囊腫性痤瘡にさけび重症期（青年期以降）	冬期に出現する凍瘡様皮疹、強い浸潤・硬結を伴う紅斑
その他の臨床所見	漿膜炎	ぶどう膜炎（全眼型が大部分）、腱短縮による手指・足趾の脱臼	口内炎、消化器症状（腹痛、嘔吐、下痢）、頸部リンパ節腫脹、肝脾腫	寒冷誘発結膜炎	ぶどう膜炎、強膜炎、結膜炎、無菌性髄膜炎、難聴、アミロイドーシス	ぶどう膜炎、強膜炎、結膜炎、無菌性髄膜炎、難聴、発達遅滞、てんかん、アミロイドーシス、骨幹端の過形成	注射部位の膿瘍形成 "Pathergy"	脂肪筋肉萎縮、進行性のやせ、大脳基底核の石灰化、特徴的な長くくれ立った指肝脾腫
推定されている炎症機序	変異I型TNFRによるERストレスによるNF-κB、MAPキナーゼの活性化	変異NOD2蛋白の活性化によるNF-κB、MAPキナーゼの活性化	メバロン酸キナーゼ活性の低下による酵素の脂質修飾に関わるゲラニルゲラニルの低下、それに伴うIL-1βの過剰産生	変異CryopyrinによるNLRP3インフラマソーム活性化、それによるIL-1βの無秩序な産生			PSTPIP1はPyrinに結合する蛋白で、変異によりこの結合が亢進、結果的にPyrinの抗炎症作用が減弱する	変異PSMB8により、免疫プロテアソーム減少、それに伴うユビキチン化・酸化蛋白質の蓄積、ストレス応答により炎症が起こる
第一選択治療	NSAIDs、発作時ステロイド全身投与	NSAIDs、ステロイド点眼	NSAIDs、発作時ステロイド間欠投与	発作時NSAIDsないし発作時ステロイド全身投与	カナキヌマブ	カナキヌマブ	NSAIDs、ステロイド、抗TNF-α製剤、抗IL-1製剤、メトトレキサート、カルシニューリン阻害薬、Accutane	ステロイド
追加治療	カナキヌマブ、ステロイド持続投与、エタネルセプト	メトトレキサート、抗TNF-α製剤、サリドマイド	カナキヌマブ、ステロイド持続投与、エタネルセプト、造血幹細胞移植	カナキヌマブ			Dapsone、Etretinate、ビタミンA	トシリズマブ、JAK阻害薬、メトトレキサート、カルシニューリン阻害薬

e. 高IgD症候群

乳幼児期に発症する周期性発熱疾患で，発疹，口内炎，頸部リンパ節腫脹，嘔吐・腹痛・下痢などの消化器症状を合併することを特徴とする．治療では NSAIDs，発作時ステロイド間欠投与が推奨されるが，重症例ではステロイドの持続投与が必要となり，カナキヌマブの適応が考慮される．最重症例では，カナキヌマブ投与でも不十分で造血幹細胞移植の適応を検討する．

f. クリオピリン関連周期熱症候群

蕁麻疹様発疹，全身の炎症を特徴とし，軽症型の家族性寒冷蕁麻疹，中等症のMuckle-Wells症候群，重症のCINCA症候群/NOMIDを含む．中等症以上でカナキヌマブ投与が第一選択である．ただし，最重症例では中枢神経系炎症がカナキヌマブでは十分抑えられない症例が存在し，ステロイド全身投与も追加治療として考慮する．軽症型の家族性寒冷蕁麻疹では発作時 NSAIDs，ステロイド全身投与で治療するが，臨床症状の強さによりカナキヌマブ投与も考慮する．

> **処方例**
> - 発作時ステロイド療法：
>   プレドニゾロン 0.5～1 mg/kg/日
>   約1週間投与
> - 継続的ステロイド療法：
>   プレドニゾロン 0.1～0.5 mg/kg/日
>   （できるだけ 0.2 mg/kg/日までに）

g. エビデンスはあるのか

エビデンスレベルV，推奨グレードC1．

Tips

- 継続的ステロイド療法は副作用を減らすため，他の製剤併用によりプレドニゾロン換算 0.2 mg/kg/日以下を目指す．

●文献
1) de Jesus AA, et al. Annu Rev Immunol 2015, 33：823-874
2) De Benedetti F, et al. N Engl J Med 2018, 378：1908-1919
3) 日本小児リウマチ学会（編）：自己炎症性疾患診療ガイドライン 2017，診断と治療社，2017
4) Sanchez GAM, et al. J Clin Invest 2018, 128：3041-3052

（西小森隆太，井澤和司）

II 各論 B 疾患別のステロイド療法 3. 免疫疾患

a. IgG4関連疾患

Key Points

1. 今世紀に日本から世界へ発信された新しい疾患概念である．
2. 診断は包括診断基準あるいはそれぞれの臓器特異的な診断基準に従う．
3. プレドニゾロン（predonisolone）を0.6 mg/kg/日から開始し，2～4週継続してから漸減する．
4. ステロイド薬に対する反応性はよいが，減量に伴い再発する率が高い．

1 疾患の概念

IgG4関連疾患（IgG4-related diseases：IgG4-RD）は，21世紀に日本から世界へ発信された新しい疾患概念である．**全身性の慢性疾患で，リンパ球とIgG4陽性形質細胞の著しい浸潤と線維化により，同時性あるいは異時性に全身諸臓器の腫大や結節・肥厚性病変などを認める原因不明の疾患である．**高年齢者に多く，小児ではまれである．

IgG4-RDは主な罹患臓器によって異なる病態を示す．2011年に日本からIgG4-RD包括診断基準が提案された[1]．この基準では主要3項目として①特徴的な腫大，腫瘤，結節，肥厚性病変を単一もしくは複数の臓器に認める，②血清IgG4値≧135 mg/dL，③組織所見で著しいリンパ球浸潤と線維化（特徴的な花むしろ様の線維化）を挙げている．包括診断基準で診断が困難な臓器特異性が高い病態は，それぞれに診断基準が提唱されている（図1）．国際的には2011年の国際シンポジウムで提唱されたInternational consensus guidance statement of IgG4-RD，さらに2014年にInternational consensus guidance statement on treatment of IgG4の中で提唱された診断方法がある．しかし，これらの病理重視の診断方法には疑問を呈する声もあり，いまだに混乱がみられている．

2 ステロイドはなぜ効くか？

a. 病態生理

病因は不明である．発症に腸内細菌が関与している可能性があり，自然免疫の異常が考えられている．一方で，高γ-グロブリン血症や種々の自己抗体が陽性となることから自己免疫機序が疑われているが，特異的な自己抗原は明らかでなく，また，IgG4タイプの自己抗体が病原性を持っているかどうかは不明である．罹患組織には多くのリンパ球，形質細胞が浸潤している．組織に浸潤した制御性T細胞から産生されるinterleukin（IL）-10とtransforming growth factor（TGF）-βが，IgG4産生と線維化に関わっている可能性が指摘されている．

自己免疫性膵炎（autoimmune pancreatitis：AIP）患者ではHLA-DR4の*DRB1*04：05*，Fc receptor-like 3（FCRL 3）遺伝子の*FCRL3-110A/A*，cytotoxic T lymphocyte antigen 4（CTLA4）遺伝子の*CTLA4+6230G/G*が疾患感受性遺伝子であることが見出された．したがって，CTLA4の異常が制御性T細胞の機能異常を引き起こしている可能性がある．

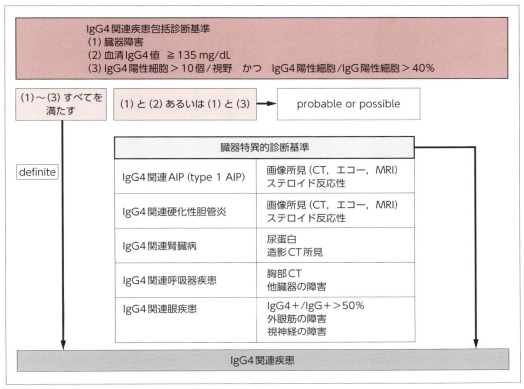

図1 IgG4関連疾患診断のアルゴリズム（文献1）を参考に作図）

良性疾患であるが，組織の腫大により，圧迫や狭窄など周辺臓器の障害を引き起こす．

b. ステロイドの作用機序

ステロイド（グルココルチコイド）は細胞質の glucocorticoid receptor 蛋白と結合して活性型となり，細胞核へ移動して複数の遺伝子の DNA あるいは転写制御因子に結合して，遺伝子の発現を抑制する．サイトカイン合成，接着分子発現，リンパ球の血中への回帰，マクロファージや未熟T細胞の増殖，T細胞機能が抑制されることにより，局所での異常な反応がコントロールされる．

3 初期投与の投与量，投与方法

a. 病態に即した適正な投与量は？

厚生労働科学研究難治性疾患克服研究事業により多施設共同で，プレドニゾロン 0.6 mg/kg/日から開始して2週間で減量を開始するプロトコルでの臨床試験が行われており[2]，この方法に準じて治療することが多い．

> **処方例：プレドニゾロン 0.6 mg/kg/日（分2〜3）**

IgG4関連腎臓病ではプレドニゾロンの初期量は 0.5 mg/kg/日でもよいという意見があるが，複数臓器の障害を認める例ではより多い 0.8〜1.0 mg/kg/日での治療開始を勧める意見もある．一般に小児の自己免疫疾患では成人に比べてステロイドの初期量が多く必要となるので，小児では 1.0 mg/kg/日から始めるのがよいかもしれない．

IgG4関連皮膚病変では，ステロイド局所注射や外用療法で改善した報告がある．

b. エビデンスはあるのか

エビデンスレベルⅢ，推奨グレードC．

4 治療効果の判定と「次の一手」

a. 治療効果の判定

ステロイド療法の絶対適応は，組織の腫大による閉塞あるいは圧迫症状がみられた場合である．このような例では，閉塞や圧迫が改善したかどうかが効果判定になる．また，腎機能低下など生命維持に必要な臓器の障害も，その改善をもって，有効と判断される．

b. 効きが悪いときの「次の一手」

再燃例，ステロイド減量困難例では，アザチオプリン，メトトレキサート，ミコフェノール酸モフェチルなどが試みられている．また，抗CD20抗体（リツキシマブ：RTX）[3] や抗IL-6レセプター抗体（トシリズマブ）の使用例も報告されている．

部位によっては，外科的に腫瘤を摘出することで改善をみる例もある．

5 減量のしかた，やめどきは？ 副作用への対応は？

a. 投与期間，減量のしかた，投与終了のタイミング

AIPでは，初期投与量を2〜4週継続後，1〜2週ごとに5mgずつ減量し，5mg/日で維持する．中止時期は統一されていないが，短期間では再燃率が高いため，治療開始3年をひとつの目安として中止することを推奨している．AIP以外のIgG4-RDでは，前述の多施設共同研究で，初期量から2週間ごとに10％ずつ減量，10mg/日を維持量として3ヵ月継続，その後は慎重に減量するという方法を採った．5〜10mg/日で維持する例が多いが，それでも20％ぐらいの再燃がみられる．中止の時期は決まっていない．

b. 投与中の副作用にどのように対応するか

小児では成長抑制，骨粗鬆症が児への影響が大きく，中心性肥満や満月様顔貌などのcosmeticな問題も深刻である．維持量をなるべく少なくすることと，再燃について慎重にモニタリングしながら中止することも考慮する．眼圧，胃粘膜障害や高脂血症など一般的なステロイドによる合併症に注意する．

c. 予後の注意点

基本的にはステロイドが著効する疾患であるが，減量中の再燃が問題となる．

Tips

- 成人例の検討からプレドニゾロン0.6mg/kg/日が標準的な量とされているが，病変による圧迫症状を呈するなど緊急を要する例では増量をためらう必要はないと思われる．制酸薬の併用やコレステロール値のチェックなどステロイドの有害事象に注意し，対策を行う．

●文献
1) Umehara H, et al. Mod Rheumatol 2012, 22：21-30
2) Masaki Y, et al. Mod Rheumatol 2017, 27：849-854
3) Carruthers MN, et al. Ann Rheum Dis 2015, 74：1171-1177

（冨板美奈子）

原発性免疫不全症とステロイド療法

　原発性免疫不全症（primary immunodeficiency：PID）は，単一遺伝子異常により免疫系の機能に支障をきたす疾患の総称であり，最近では原発性免疫異常症（inborn errors of immunity：IEI）とも呼ばれている．原因遺伝子は350を超えており，従来思われていたような易感染性を呈する疾患ばかりではなく，易感染性を伴わない疾患，すなわち，アレルギー，周期性発熱，膠原病・リウマチ様疾患，自己免疫性血液・内分泌疾患，炎症性腸疾患，さらにはリンパ増殖性疾患，悪性腫瘍も含まれる（図1）．こうした疾患に対しては，抗炎症効果，免疫抑制効果のあるステロイドは診断前あるいは診断後にもよく使われている．現在の免疫不全症の分類を表1に示す[1]．さらに自然免疫と獲得免疫，細胞性免疫と液性免疫に分けて，免疫系の担当細胞，タンパクなどを配置すると図2のようになる．分類の前の数字は表1の分類表の数字に従ったものである．■で囲ったものが，易感染を伴わない免疫調節障害を呈する疾患群である．自然免疫系の調節障害である自己炎症性疾患，獲得免疫系の調節障害である免疫制御異常症，補体抑制成分の異常症が，主な疾患となる．

　自然免疫系，特に貪食細胞（好中球，マクロファージ）のインフラマソーム，あるいは炎症に関わるサイトカインが活性化する自己炎症性疾患では，病勢のコントロールにステロイドが使用されるが，詳細は他項をご参照いただきたい．主に免疫寛容の破綻により，獲得免疫系（リンパ球，特にT細胞）が活性化することによる免疫調節異常症では，先天性の自己免疫疾患を呈する．代表的な疾患は，

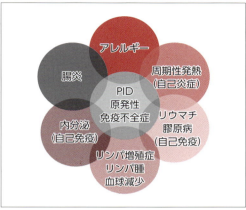

図1　ステロイド投与対象となり得る原発性免疫不全症

表1　原発性免疫不全症の国際分類（文献1）より引用）

1. 複合免疫不全症
2. 免疫不全を伴う特徴的な症候群
3. 抗体産生不全症
4. 免疫調節障害
5. 食細胞数・機能の先天障害
6. 自然免疫異常症
7. 自己炎症性疾患
8. 補体欠損症
9. 原発性免疫不全症の表現型をとる疾患

Fas経路の異常による自己免疫性リンパ増殖症候群（ALPS）であり，そのマウスモデルは，*lpr*マウスと呼ばれ，全身性エリテマトーデス（SLE）のモデルマウスとされている．末梢性トレランスの異常としては，制御性T細胞（Treg）発生に必須の転写因子Foxp3異常による疾患IPEX症候群も免疫調節異常症に含まれる．IPEX症候群は自己免疫性内分泌疾患，腸炎を伴っており，ステロイド療法が行われる．Tregが出す抑制性のサイトカインであるIL-10およびその受容体の異常症，あるいは，CTLA4ハプロ不全，活性化PI3K-δ

● コラム

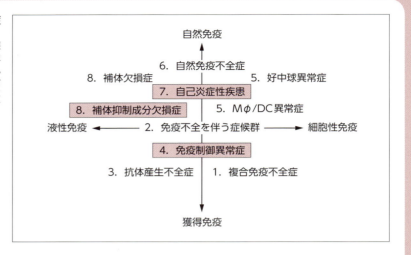

図2　免疫系と免疫不全症の関係図
□で囲った免疫調節の異常疾患が，ステロイド投与の対象となり得る．ただし，1, 2, 3, 5 の疾患でも炎症性疾患を合併することがあり，その際には適切にステロイドを投与する．
Mφ：マクロファージ，DC：樹状細胞

症候群，NF-κB の抑制分子である A20 ハプロ不全症などでも難治性の腸炎をきたすため，ステロイドが使用される．中枢性トレランスの異常である，DiGeorge 症候群で胸腺機能が若干残存している場合も，免疫制御異常による発熱・発疹をきたし得る．また，転写因子 Aire の異常による疾患 APECED (autoimmune polyendocrinopathy-candidiasis-ectodermal dystrophy) では，アジソン病を呈すること，消化管疾患や自己免疫性肝炎を呈することから，ステロイドが使用される．V(D)J 再構成異常による T 細胞分化障害をきたす RAG1，RAG2 異常症などの重症複合免疫不全症も若干活性が残存する場合，IgE 上昇を伴う免疫調節障害を示すため，そのコントロールにステロイドが用いられる．Wiskott-Aldrich 症候群は，血小板減少，アトピー性皮膚炎，免疫不全症を 3 主張とする疾患であるが，自己炎症によると考えられる炎症性腸疾患を伴う場合がある．また，血小板減少の原因の一部はマクロファージによる破壊の亢進，自己抗体の産生によるため，ステロイドがそのコントロールに有効である．

慢性肉芽腫症 (CGD) は，食細胞における活性酸素の産生障害による易感染を呈する疾患であるが，活性酸素はインフラマソームの抑制にも関わっているとされており，CGD 患者では，炎症性腸疾患である CGD 腸炎を多く認める．こうした病態に対してもステロイドは使用される．また，CGD では細菌感染症等の際に炎症反応が持続することがあり，感染症がある程度コントロールできた段階での少量のステロイド投与が臨床症状の改善に有効である．

注意すべき点として，上記疾患では，易感染を伴う場合が少なからずあり，その場合，十分な感染予防策なしに安易にステロイドを投与することは，非常に危険である．原発性免疫不全症は希少難病であり，熟練した施設での診療が望ましい．こうした疾患の相談窓口として，厚労省研究班が窓口となる PIDJ プロジェクトを 10 年間進めてきたが，昨年，日本免疫不全・自己炎症学会 (JSIAD) が発足し，その窓口を担うこととなったため，困った際にはご相談いただきたい (https://www.jsiad.org).

●文献
1) Picard C, et al. J Clin Immunol 2018, 38：96-128

（今井耕輔）

a. 細菌性髄膜炎

Key Points

インフルエンザ菌による細菌性髄膜炎に対してはルーチンに，肺炎球菌による細菌性髄膜炎に対しては有益性と危険性を考慮して，初回の抗菌薬投与前にデキサメタゾン（dexamethasone）0.15 mg/kg/回，6時間ごと，1日4回，計4日間を投与する．

1 疾患の概念（臨床症状を含む）

細菌性髄膜炎（bacterial meningitis：BM）は小児の重症感染症のひとつである．発熱，頭痛，嘔吐，けいれん，不活発，食欲低下，意識状態の変化など多様な症状を呈する．適切な治療が遅れると，死亡率だけでなく難聴などの合併症の発生率も高くなる．

BMの病態は髄膜とくも膜下腔の細菌感染による炎症である．解剖学的に脳脊髄液で満たされたくも膜下腔を介して，髄膜と近接している脳皮質，脳実質まで影響が及ぶこともある．細菌のくも膜下腔への侵入経路は血流感染が最も多い．その他，副鼻腔や中耳など隣接した部位を通してくも膜下腔に達する．くも膜下腔で感染巣を形成して直接浸潤による組織障害を起こす一方で，生体の過剰な免疫反応により組織破壊が進行する．

くも膜下腔で細菌が増殖すると細菌の構成物や産物が放出され，TNF-α，IL-1βなどの炎症性サイトカインやプロスタグランジンE_2などの炎症性メディエーターを誘導する．TNF-αの刺激を受けたマクロファージにより活性酸素種（ROS）が産生され，サイトカインカスケードやアラキドン酸カスケードを介してその後の好中球の浸潤や，血管の透過性の亢進，凝固系の障害が進行する．

蝸牛神経炎や内耳動脈の血管閉塞による機序の他に抗菌薬による副作用も感音性難聴の一因と考えられている．

2 ステロイドは有効か

a. ステロイドの作用機序

ステロイドはマクロファージに取り込まれTNF-α，IL-1βなどの炎症性サイトカインを低下させる．一方で単核球や多核球でIL-10などの抗炎症性サイトカインの産生を上昇させる．一連のサイトカインカスケードやアラキドン酸カスケードを抑えることで，組織への細胞浸潤やROSの産生を抑え，血液脳脊髄液関門の透過性を改善し脳浮腫を抑え，最終的に組織障害の進行を抑制すると考えられている．

b. システマティックレビュー

2015年のコクランライブラリーシステマティックレビュー[1]では，小児のBMの合併症と予後に関しても解析された．菌種別にみると，インフルエンザ菌によるBMにデキサメタゾンを併用した群では有意に難聴の減少が認められたが，一方でその他の起炎菌では有意差は認められなかった．肺炎球菌によるBMではデキサメタゾンの追加併用により死亡率の低下が示されたが，インフルエンザ菌，髄膜炎菌など他の菌種では影響はみられなかった．ただし，高所得国からのデータに限られており，低所得国での解析では難聴も死亡率も有意な減少は認められなかった．

c. 使用年齢

使用年齢に関しては，英国の国立医療技術評価機構（national institute for health and care excellence：NICE）が2010年に公表したガイドライン[2]ではステロイドの使用の推奨は生後3ヵ月以上とされている．2012年に米国小児科学会（AAP）はステロイドを使用する場合には生後6週以上の乳幼児とし，『Red Book 2018-2021』にも同様に記載されている．2015年の新生児のBMに関するコクランライブラリーシステマティックレビュー[3]では，ステロイド併用群で死亡率および難聴が減少したことが示されたが，解析された2つのランダム化比較試験は非常に質の低いデータであり，新生児のBMに対するルーチンでの使用は推奨していない．

d. ガイドライン

米国感染症学会（IDSA），ならびに欧州臨床微生物感染症学会（ESCMID）のガイドライン[4,5]では，ステロイドに関してはデキサメタゾンに限りその使用が推奨されている．菌種別でみると，IDSAのガイドラインではインフルエンザ菌には推奨しているが肺炎球菌に対しては議論の余地があるとされ，ESCMIDのガイドラインではインフルエンザ菌，肺炎球菌以外の菌種が同定された場合には，デキサメタゾンの使用を中止するよう推奨されている．AAPは『Red Book 2018-2021』で，肺炎球菌に対しては小児のBMへのルーチンでのステロイド投与に関するデータは十分ではなく，有効性と危険性を検討した上で考慮されるかもしれない，と記載するにとどめており，2015年からその立場を変えていない．

e. 投与のタイミング

投与するタイミングに関しては，細菌の成分に対して炎症反応が惹起され組織障害が進行するため，デキサメタゾンの初回投与は抗菌薬が開始される前に投与されるべきである，と考えられている．AAPは『Red Book 2018-2021』で，初回の抗菌薬の投与前，または同時に投与されるべきであるとしている．

3 初期投与の投与量，投与方法

a. 病態に即した適正な投与方法は？

小児のBMの治療を開始するときには，有益性と危険性を検討した上で経静脈的に初回抗菌薬を開始する前，または同時にステロイドを投与する．

> 処方例：デキサメタゾン（デカドロン®）0.15 mg/kg/回を，6時間ごとにゆっくり静注

b. エビデンスはあるのか

エビデンスレベルⅠ，推奨グレードA．

4 治療効果の判定と「次の一手」

BMに対するステロイドの効果は<u>難聴の改善</u>である．退院前には必ず聴性脳幹反応やオージオグラム，頭部MRIを評価する．聴力低下は年余を経て進行することもあるため，定期的にフォローする．感音性難聴による聴力の低下が認められるようであれば，程度に応じて補聴器や人工内耳の適応に関して耳鼻科へ相談する．

5 減量のしかた，止めどきは？副作用への対応は？

<u>インフルエンザ菌</u>が検出された場合，計4日間のデキサメタゾンの投与を完遂し，<u>肺炎球菌</u>が検出されれば有益性と危険性を考慮し4日間の継続，または中止を検討する．その他の菌種が同定された場合には，デキサメタゾンの使用を速やかに中止する．

起炎菌や個々の症例を取り巻く医療レベル，治療環境によりステロイドの有効性は異なると考えられる．本邦では，定期接種により，ステロイドの効果が確認されているインフルエンザ菌や肺炎球菌による BM の罹患率は劇的に減少した．今後，初期治療からステロイドを使用することは限定的になるかもしれない．最新のガイドラインを参照し，今後の動向を慎重に確認する必要がある．

Tips

- デキサメタゾンの使用により症状や熱型に影響するため，48 時間後に髄液検査の再検を検討する．
- 投与終了後に再発熱を認めることがある．発熱以外の症状の観察を行い，症状の改善が認められているようであればデキサメタゾン使用後の再発熱と判断し，特殊な検査や抗菌薬の変更は要しない．

●文献
1) Brouwer MC, et al. Cochrane Database Syst Rev 2015, 12：CD004405
2) Visintin C, et al. BMJ 2010, 340：c3209
3) Ogunlesi TA, et al. Cochrane Database Syst Rev 2015, 11：CD010435
4) Tunkel AR, et al. Clin Infect Dis 2004, 39：1267-1284
5) van de Beek D, et al. Clin Microbiol Infect 2016, 22：S37-62

〔上島洋二〕

b. マイコプラズマ肺炎

Key Points

1. マイコプラズマ肺炎（Mp 肺炎）は幼児期〜学童期に上気道・下気道感染を引き起こす．
2. 小児期における市中肺炎の主要な起因菌である．
3. 治療は基本的には第一選択薬としてマクロライド系の抗菌薬を用いる．
4. 適切な抗菌薬治療においても呼吸器症状が改善しない重症例に対して，全身ステロイド薬を投与する．

1 疾患概念（臨床症状を含む）

マイコプラズマ肺炎（mycoplasma pneumoniae：Mp 肺炎）は小児期では幼児期〜学童期を中心に認められる．経気道飛沫感染で伝播する．以前は 4 年に 1 回のペースで流行し「オリンピック病」とも呼ばれていたが，近年は平均的に流行している．Mp 肺炎の主な臨床症状は，病初期からの発熱と乾性咳嗽である．鼻汁は一般的に目立たないとされている．Mp は細胞壁をもたない細菌であり細胞壁合成阻害薬であるペニシリン系やセフェム系といったβラクタム系抗菌薬は無効である．Mp 肺炎は自然治癒傾向もあるが，タンパク合成阻害薬であるマクロライド系抗菌薬やテトラサイクリン系抗菌薬に感受性を示す．

2 ステロイドは有効か

a. ステロイドの必要性

上記のように，Mp 肺炎の治療にはマクロライド系抗菌薬やテトラサイクリン系抗菌薬を用いる．「小児呼吸器感染症診療ガイドライン 2017」では，Mp 肺炎の可能性が高い場合は，抗菌薬治療の第一選択にはマクロライド系抗菌薬を推奨している[1]．8 歳未満の患児に対しては，テトラサイクリン系抗菌薬は原則禁忌となる．

近年，マクロライド耐性 Mp の報告が増えている．しかし，実臨床では Mp の血清学的診断や DNA 診断ではマクロライド耐性の判断ができない．一般的にはマクロライド系抗菌薬の効果は，投与後 48〜72 時間の解熱を確認することで評価する．現在のところマクロライド耐性株による Mp 肺炎は感受性株によるものより重症化しやすいエビデンスはない．

一方で，適切な Mp 肺炎の診断と抗菌薬治療においても発熱が遷延し，呼吸状態が改善しない症例において，ステロイド投与が効果的であると報告されている．

b. 病態生理

Mp 肺炎の病態は *Mycoplasma pneumoniae* の菌自体の直接的な細胞障害性よりも，宿主の免疫応答の過剰と考えられている．特に炎症性サイトカインの関与が報告されている．Mp 肺炎の画像所見における重症度と炎症性サイトカインである血清 IL-18 値，ステロイド全身投与の有効性を検討した報告では，血清 IL-18 値が 1,000 pg/mL 以上の例にステロイドを投与したところ有効性を示した[2]．さらに血清 IL-18 と LDH 値に正の相関が認められた．

3 初期投与の投与量，投与方法

a. ステロイド薬の全身投与の適応基準[1,3,4]

Mp肺炎と診断され，適切な抗菌薬投与にても発熱が7日以上持続する場合（一般的には抗菌薬開始後48～72時間で解熱する）に，ステロイド薬の全身投与を考慮する．血液検査では一般臨床において測定可能なLDHが480 IU/L以上の重症肺炎例に対して適応となり，診断や抗菌薬治療が不確実な症例に対しての安易なステロイド投与は控えるべきである．

> 処方例：プレドニゾロン1～2 mg/kg/日あるいはメチルプレドニゾロン1 mg/kg/1回を1日3回で治療を開始する

b. エビデンスはあるのか

Mp肺炎における，ステロイド効果を検討したランダム化比較研究はない．

エビデンスレベルV，推奨グレードC1．

4 治療効果の判定と「次の一手」

a. 治療効果の判定

ステロイド全身投与開始後，効果があれば24～48時間以内に解熱する．

b. 効きが悪いときの「次の一手」

治療効果が思わしくない場合は，二次感染や無気肺，気胸，気管支喘息などの鑑別・合併の再チェックをする．

メチルプレドニゾロン大量療法を考慮する[5]．

5 減量のしかた，止めどきは？副作用への対応は？

a. 投与期間，減量のしかた，投与終了のタイミング

解熱，咳等の呼吸状態の改善を確認したら減量を検討する．開始からの期間が数日間の投与であれば，漸減せず中止してもよい．1週間以上使用していれば段階的に漸減し中止する．

b. 投与中の副作用にどのように対応するか

大きな副作用はないことが多い．

c. ステロイド薬以外の薬物療法，併用療法は？

特にない．

d. 予後の注意点

Mp肺炎の予後は一般的に良好である．

- Mp肺炎は日常診療において最も遭遇する市中肺炎のひとつである．的確な診断と抗菌薬投与にて多くの例で症状の改善が得られる．しかし，発熱と咳嗽が遷延する場合は，画像所見・血液検査等にて再考した上でステロイドの投与を考慮する．

●文献
1) 小児呼吸器感染症診療ガイドライン作成委員会：小児呼吸器感染症診療ガイドライン2017，尾内一信他（監修），協和企画，2017
2) Oishi T, et al. J Infect Chemother 2011, 17：803-806
3) 中西未来他．日小児呼吸器会誌 2015, 26：3-9
4) 河合泰宏．日化療会誌 2014, 62：110-117
5) You SY, et al. Allergy Asthma Immunol Res 2014, 6：22-26

（佐藤　智）

c. ウイルス性肺炎

Key Points

1. ウイルス性肺炎はインフルエンザウイルスをはじめ，さまざまなウイルスが原因となる．
2. ウイルス性肺炎においてステロイドの明確な使用基準は確立していない．
3. 重症肺炎，喘息発作合併例ではステロイドの適応となり得る．

1 疾患概念（臨床症状を含む）

ウイルス性肺炎は日常診療で最も遭遇する疾患のひとつである．インフルエンザウイルスをはじめ，RS (respiratory syncytial) ウイルス，アデノウイルス，ヒトメタニューモウイルス，パラインフルエンザウイルスなどが原因となる．その他，免疫抑制者ではサイトメガロウイルス，海外では中東などの中東呼吸器症候群（MERS）コロナウイルスなどが挙げられる．麻疹ウイルス，水痘ウイルスでも肺炎をきたすことがある．インフルエンザウイルスやRSウイルスのように上気道への感染より下気道へ拡がっていく場合や，麻疹ウイルスのように全身性感染症の中で肺病変を呈する場合など，その病態は一様ではない．

2 ステロイドはなぜ効くか

a. 病態生理

インフルエンザウイルスを例にとると，重症化の要因としては，①インフルエンザウイルス側の要因，②宿主側の要因，③細菌感染の合併が考えられている．さらに，宿主の免疫反応が過剰になることも重要と考えられている．重症例ではサイトカインストームとなり，臨床像としては急性呼吸窮迫症候群 (acute respiratory distress syndrome：ARDS) を呈する．これまで，ARDSにおいて大量ステロイドの有効性は示されていないことが多い[1]．一方で，近年，重症市中肺炎におけるステロイドの臨床的な改善効果も報告されている[2]．

b. ステロイドの作用機序

ステロイドの効果としては炎症性サイトカインの抑制，抗炎症性サイトカインの増加，NF-κBの活性化抑制，血小板活性化因子の阻害，好中球の凝集抑制等が期待される．

2017年のシステマティックレビューでは17のランダム化比較試験（RCT）を組み入れ，2,264人（13のRCTを組み入れ，1,954人の成人，4のRCTを組み入れ，310人の小児例を含む）の市中肺炎患者で解析を行った[3]．中等度の質のエビデンスとして，重症肺炎成人患者における死亡率はステロイド投与にて低下 [risk ratio (RR) 0.58, 95% confidence interval (CI) 0.40 to 0.84] した．また，質の高いエビデンスとして，ステロイド投与は臨床的改善（死亡・放射線的予後・臨床的不安定性）を認めた (RR 0.32, 95% CI 0.15 to 0.7；and RR 0.68, 95% CI 0.56 to 0.83)．

小児細菌性肺炎においては，ステロイド投与は質の高いエビデンスとして2つの小規模臨床試験で臨床的改善 (RR 0.41, 95% CI 0.24〜0.70) を認め，治癒までの時間を短縮させた．

3 初期投与の投与量，投与方法

a. 基本治療

初期治療として，対症療法が重要となる．重症例では酸素投与・人工呼吸を行う．

> 処方例：喘息発作・重症肺炎合併例
> プレドニゾロン1～2 mg/kg/日あるいはメチルプレドニゾロン1 mg/kg/1回を1日3回で治療を開始する

b. エビデンスはあるのか

エビデンスレベルⅡ，推奨グレードB．

4 治療効果の判定と「次の一手」

呼吸状態の安定化，レントゲン上の改善にて判定する．

次の一手としてはステロイドパルス療法を検討する．重症インフルエンザウイルス性肺炎では，体外式膜型人工肺が有効な治療法となることもある．

5 減量のしかた，止めどきは？副作用への対応は？

漠然と投与せず，1週間程度で終了する．二次感染を合併した場合，適切な抗菌薬を投与する．

Tips

- ウイルス性肺炎は市中肺炎から免疫不全までさまざまな場面で遭遇する．ステロイド投与基準は確立していないため，重症例では症例ごとにステロイドの適応を迅速に検討する．

●文献
1) Weigelt JA, et al. Arch Surg 1985, 120：536-540
2) Blum CA, et al. Lancet 2015, 18：385：1511-1518
3) Stern A, et al. Cochrane Database Syst Rev 2017, 12：CD007720

（佐藤　智）

d. 伝染性単核球症

Key Points

1. 発熱，咽頭痛，頸部リンパ節腫脹を主症状とする．
2. 基本的には自然治癒傾向があり，予後良好な疾患である．
3. 気道閉塞等の緊急性の高い合併症ではステロイドを考慮する．

1 疾患の概念（臨床症状を含む）

伝染性単核球症(infectious mononucleosis：IM)は年長児や青年に好発し，大部分がEpstein–Barr virus(EBV)の初感染時に起こる．4〜6週間の潜伏期後に，発熱・咽頭炎・扁桃炎・頸部リンパ節腫脹・肝脾腫・発疹・眼瞼浮腫などの臨床症状と，白血球・異形リンパ球像といった血液検査で診断する．乳幼児期に初感染を受けた場合は不顕性感染や軽症であることが多いが，IMの症状を認めることもある．多くがEBVの初感染によるが，それ以外でもサイトメガロウイルス(CMV)，風疹，ヒトヘルペスウイルス6型(HHV-6)，アデノウイルス(ADV)，単純ヘルペスウイルス(HSV)などによって起こり得る．

一般的にはIMは予後良好であるが，多臓器病変や合併症なども報告されている．一方で，急激な肝不全や，敗血症を合併する致死性伝染性単核球症が報告されている．致死性伝染性単核球症は伝染性単核球症の約1/3,000例に発症するといわれている．また，慢性活動性EBウイルス感染症，EBウイルス関連血球貪食性リンパ組織球症，種痘様水疱症，蚊刺過敏症の難治性疾患は「慢性活動性EBウイルス感染症とその類縁疾患の診療ガイドライン2016」として公表されている．

2 ステロイドはなぜ効くか

a. 病態生理

IMの発症機序はEBVに対する細胞性免疫反応の過剰反応であると考えられており，細胞性免疫が発達した思春期以降のほうが乳幼児期よりも発症頻度が高いのは，このことによる．また，致死性伝染性単核球症は宿主側の要因としての先天性免疫不全より，血漿中のウイルス量が臨床症状の重症度に関係することから，病因であるウイルス側の因子が重要であろうと推察されている．

b. ステロイドの作用機序

ステロイドの効果としては炎症性サイトカインの抑制とともに増殖したリンパ球活性化の抑制が期待できる．

c. ステロイドの適応

2015年のシステマティックレビューでは，伝染性単核球症においてステロイドの十分な有用性は示されていないとされる[1]．ステロイドの適応基準は明確にされていないが，IMの症状にて気道閉塞をきたす恐れがある場合，気管内挿管または気管切開の必要性を一時的になくすためまたは排除するために，ステロイド療法を考慮する必要がある[2]．長谷川らは，ステロイドの全身投与の基準を，呼吸困難や無呼吸によって酸素飽和度が80％台に低下し，酸素投与を必要とする場合としている[3]．

3 初期投与の投与量，投与方法

a. 処方例

> プレドニゾロン1～2 mg/kg/日（分2～3）で短期間の投与にとどめるべきである

b. エビデンスはあるのか

エビデンスレベルV，推奨グレードC1．

4 治療効果の判定と「次の一手」

IMの上気道閉塞に対してステロイド投与は無効と判断し気道閉塞の危険がある場合は速やかに気管内挿管を行う．高度の閉塞がある場合は扁桃摘出術，気管切開術などの外科的処置を行う．

5 減量のしかた，止めどきは？副作用への対応は？

a. 減量のしかた

呼吸状態の改善を確認したら減量を検討する．開始からの期間が1週間以内であれば，漸減せず中止してもよい．

b. 投与中の副作用にどのように対応するか

IMの1/3の症例では，レンサ球菌などの細菌感染を合併するといわれている．ステロイド投与時には細菌感染の合併の有無を確認することが重要である．

Tips

- 伝染性単核球症は日常診療で遭遇する発熱性疾患である．一般的には1週間程度で軽快する．急性期に扁桃肥大等にて気道閉塞を引き起こす症例がある．致死的合併症になり得るため，速やかにステロイド投与の適応を検討する．

●文献
1) Rezk E, et al. Cochrane Database Syst Rev 2015, 8：CD004402
2) Wohl DL, et al. Ear Nose Throat J 1995, 74：630-638
3) 長谷川真紀他．小児感染免疫 2010, 22：217-221

（佐藤　智）

e. 敗血症

Key Points

ショックを伴わない小児敗血症に対してステロイドは使用しない.

1 疾患の概念（臨床症状を含む）

a. ガイドライン以前

日本語では sepsis（セプシス）は敗血症と訳される. 歴史的に sepsis の語源はギリシャ語の septikos といわれており, "崩壊""腐敗"を意味する. 古くは紀元前8世紀頃には疾患概念は存在していたと考えられている. 1989年に Bone らが "sepsis syndrome" という概念を提唱し, 1991年に米国胸部疾患学会と米国集中治療医学会が合同会議を開催し, 全身性炎症反応症候群（systemic inflammatory response syndrome：SIRS）という概念を提唱した. Bone らの提唱した sepsis の疾患概念も踏まえ, sepsis は感染症によって引き起こされた SIRS である, と定義された.

b. 成人のガイドライン

2004年に米国集中治療医学会と欧州集中治療医学会の合同会議が行われ, sepsis に対する初めてのガイドラインとして Suviving Sepsis Campaign Guidelines（SSCG）が発表された. 2012年の改訂版では小児に関連した項目が新たに取り上げられ, 成人領域では敗血症の定義から SIRS の文言がなくなり, 新しい定義として, 敗血症とは全身症状を伴う感染症, またはその疑いとされた. また, 重症敗血症は敗血症に起因する臓器障害や組織の低灌流が加わったもの, そして敗血症性ショックは敗血症に適切な輸液組成を行っても循環障害が持続するものと定義された.

その後, 2016年に成人領域では,「敗血症および敗血症性ショックの国際コンセンサス定義第3版（Sepsis-3）」が発表され, 敗血症は「感染に対する宿主生体反応の調節障害により引き起こされる生命を脅かす臓器障害」, 敗血症性ショックを「敗血症の部分集合で, 高い死亡率と関連する循環・細胞・代謝の障害を呈するもの」と定義された. 2001年以来15年ぶりの大きな改訂で, 敗血症は従来の重症敗血症と近い意味合いとなり, 重症敗血症の用語は用いられなくなった. しかし, この新定義は成人の敗血症患者のみに限定して適用されているため, 小児患者には適用されない.

c. 小児のガイドライン

上記のとおり, 敗血症の定義は成人領域に関しては長い歴史の中で蓄積されたエビデンスから構築されてきたが, 小児患者の敗血症に関しては臨床データが少なく, また, 髄膜炎菌の症例を多く含む海外のデータを元に作成されており, 病原微生物が異なる本邦の小児敗血症診療に SSCG 2012 をそのまま使用することに対して大きく懸念された.

これを受けて, 日本集中治療医学会小児集中治療委員会で SSCG 2012 を参照し日本の疫学調査や診療現状を踏まえ, 2014年に「日本での小児重症敗血症診療に関する合意意見」が専門家の合意意見を受けて作成された.

2016年には日本版敗血症診療ガイドラインで成人領域とともに小児に関して独立した項目が大きく取り上げられ, 以下, 抜粋（一

表1　小児敗血症に対するステロイド投与とそのアウトカム

報告者	報告年	デザイン	患者数	薬剤使用割合	主要なアウトカム	コメント
Min	1975	RCT	98	HDC 100％	死亡率の改善あり	全例デング熱
Snarmo	1982	RCT	97	HDC 100％	死亡率，ショックから離脱するまでの期間などに影響なし	全例デング熱
Slusher	1996	RCT	72	DEX 100％	生存率，入院期間などに影響なし	アフリカでの検討　症例の40％が栄養不良
Markovitz	2005	後方視的研究	6,693	HDC, mPSL, DEX（割合不明）	死亡率の増加に関連あり	
Valoor	2009	RCT	38	HDC 100％	生存率に影響なし	
Zimmerman	2011	後方視的研究	477	HDC 53％, DEX 29％, mPSL 14％, PSL 4％	死亡率，PICU滞在期間などに影響なし　入院期間延長に関連あり	
Menon	2017	RCT	49	HDC 100％	死亡率，PICU滞在期間などに影響なし	
Nichols	2017	後方視的研究	70	HDC 100％	死亡率の悪化，PICU滞在期間の延長などに関連あり	

RCT：ランダム化比較試験，HDC：ヒドロコルチゾン，DEX：デキサメタゾン，mPSL：メチルプレドニゾロン，PSL：プレドニゾロン，PICU：小児集中治療室

部省略）であるが，「現時点では2005年のGoldsteinらによる基準及び定義[1]による『感染症により惹起されたSIRS』とし，そのうち『臓器機能障害を伴うもの』を重症敗血症とするが，後者をSepsis-3の用語変更に沿って"敗血症"と読み替えることを許容する．一方で，成人領域のSepsis-3においてはSIRSの概念が除かれているため，同様の表現すなわち『臓器機能障害を伴う感染症』を"敗血症"とすることも否定しない（エキスパートコンセンサス/エビデンスなし）」と本邦での小児敗血症が定義された．

d. 臨床では

病原微生物は細菌以外にウイルス，真菌，寄生虫なども含まれる．病原微生物が粘膜や創傷部位から組織へ侵入後に血流感染（菌血症）を起こし，宿主の免疫反応によりSIRSとなる．前後して経過中に宿主の生体反応の調節不全が起こり，生命を脅かす臓器障害を呈する．適切な治療が遅れれば，重度の循環・細胞・代謝の異常からショックとなり死に至る．視床下部-下垂体-副腎系では，健常時には生体への侵襲に適したステロイドホルモンが分泌されているが，破綻すれば侵襲に見合うステロイドホルモンが分泌されなくなる．

敗血症は上記の一連のスペクトラムであり，どの時点で敗血症と定義するかは今後も変遷すると推測される．成人と小児で定義が異なることに違和感を覚えることも少なくない．しかし，臨床の現場では共通の認識で日常診療に取り組み，本邦の小児敗血症に対するエビデンスを構築する必要がある．

2 ステロイドは有効か

本邦での小児重症敗血症127例の観察研究[2]では，ステロイドの投与は死亡率を増加させる傾向があったが，多系統解析では実証されなかったと報告された．その他，小児敗血症へのステロイド投与とそのアウトカムを提示する（表1）．患者背景や病原微生物など異なるが，少なくとも予後を改善させる報告はほとんどなく，今後ランダム化比較試験（RCT）のメタアナリシスやシステマティック

II 各論

レビューが望まれる．SSCG 2012 を受けて，本邦における小児重症敗血症診療に関する合意意見では，「ステロイドの使用は，輸液治療への反応が乏しく，カテコラミン抵抗性のショックで，古典的な絶対的副腎不全が疑われる場合に行うことを提案する．適切な時期にストレス量のヒドロコルチゾン補充を使用する」としている．

敗血症の病態に関して，生体の恒常性を保つために炎症反応と抗炎症反応の両方が初期から関与しており，均衡が破綻することにより敗血症という病態が進行する．ショックでカテコラミンに反応しない場合を除き，敗血症患者を治療するためにショックを伴う前から強力な抗炎症薬であるステロイドをルーチンに投与することは望ましくない，と考えられる．免疫不全の有無や個々の症例を取り巻く医療環境，また，病原微生物の種類によって，投与するステロイドの適切な量やタイミングなど，本邦における症例の蓄積によりエビデンスが構築されることが望まれる．

3 初期投与の投与量，投与方法

小児敗血症に対して標準治療としてステロイドは使用しない（エビデンスレベルⅡ，推奨グレードD）．

Tips
- カテコラミンや大量輸液投与に反応しない小児敗血症性ショックではステロイドを使用する（「Ⅱ-**A**-1．敗血症性ショック」参照）．

●文献
1) Goldstein B, et al. Pediatr Crit Care Med 2005, 6：2-8
2) Shime N, et al. Intensive Care Med 2012, 38：1191-1197

（上島洋二）

Ⅱ 各論　B 疾患別のステロイド療法

5. 川崎病

Key Points

1. 川崎病急性期治療で最もエビデンスの高い治療は免疫グロブリン療法である．
2. 急性期の免疫グロブリン療法不応症例における冠動脈障害の発生リスクは極めて高い．
3. ステロイド療法は免疫グロブリン療法に不応である症例に 2nd line therapy として，または不応が強く疑われる症例に対して免疫グロブリン療法と併用する 1st line therapy として用いられる．
4. 免疫グロブリン療法不応リスクの高い症例での免疫グロブリン＋ステロイド療法による冠動脈病変発生リスクは，免疫グロブリン単独療法によるリスクよりも低い．

1 治療の基本

川崎病は原因不明の全身性の血管炎であり，特にその長期予後を左右するのは冠動脈病変である．川崎病急性期治療の目標は冠動脈病変をきたさないことであり，そのためには血管炎を可能な限り早期に収束させること（少なくとも 10 病日以内），そして血管炎の結果として生じる冠動脈瘤発生を抑制することが求められる[1]．川崎病急性期治療のガイドライン[1]では，免疫グロブリン療法に加えてステロイド療法が記載されている．本項では川崎病急性期治療に対するステロイド療法について概説する．

2 川崎病急性期ステロイド療法の歴史的変遷

川崎の原著論文[2]では川崎病は後遺症を残さない予後良好な疾患とされたが，その後川崎病罹患後の突然死報告が相次いだ．剖検では，突然死の原因が冠動脈炎と冠動脈瘤形成，および瘤内の血栓閉塞であるとされ，川崎病は致死的な冠動脈瘤を有することがある全身性の血管炎であることが認知された．

a. 川崎病急性期治療の変遷

血管炎抑制のためにステロイドが積極的に使用されるようになるが，冠動脈瘤が心合併症として大きな問題になると，ステロイドは冠動脈瘤の発生率を上昇させる疑いがもたれるようになった[3,4]．

アスピリン（ASA）療法の有効性が報告され[5]，さらに Furusho ら[6]の大量免疫グロブリン療法（IVIG：400 mg/kg x 5 日間）が冠動脈病変発症頻度を有意に抑制することが Lancet 誌に報告されたことから，川崎病急性期治療の主流は IVIG＋ASA 療法となりステロイド療法は臨床家に忌避されるようになった．

b. IVIG の確立

その後 IVIG は投与方法の改善がなされ，2 g/kg を 1 日で投与する方法がより冠動脈病変を抑制することが報告[7]された．2002 年に日本でもその投与法が保険適応になると，IVIG 2 g/kg/日＋ASA 療法が川崎病急性期治療として確立された．この結果，後遺症としての冠動脈病変は 3.8％にまで低下するようになった（2007 年第 19 回川崎病全国調査）．しかしながら，冠動脈病変がゼロになることはなく，特に IVIG に不応な重症症例から冠動脈病変が多く出現することが問題となった．

表1 代表的なIVIG不応予測スコア

	閾値		スコア点数
Kobayashi スコア[8] (5点以上:感度76％, 特異度80％)	Na	≦133 mmol/L	2
	AST	≧100 IU/L	2
	診断病日	≦4病日	2
	好中球%	≧80%	2
	CRP	≧10 mg/dL	1
	血小板数	≦30×10⁴/μL	1
	月齢	≦12ヵ月	1
Egami スコア[9] (3点以上:感度78％, 特異度76％)	ALT	≧80 IU/L	2
	診断病日	≦4病日	1
	CRP	≧8 mg/dL	1
	血小板数	≦30×10⁴/μL	1
	月齢	≦6ヵ月	1
Sano スコア[10] (2点以上:感度77％, 特異度86％)	AST	≧200 IU/L	1
	総ビリルビン	≧0.9 mg/dL	1
	CRP	≧7 mg/dL	1

c. IVIG 不応予測スコア

川崎病急性期治療開始前からIVIGに不応な重症症例を予想するためのスコアが相次いで開発された(表1).Kobayashiスコア[8],Egamiスコア[9],Sanoスコア[10]が代表的なものであり,それぞれの感度/特異度は,76/80％,78/76％,77/86％と日本においては実用に耐えるものとなっている.これらのスコアを用いて,IVIG不応が予測される症例に対してIVIGにステロイドを追加して,より治療効果を高める試みがなされ,効果が確認された[11,12].

d. ステロイド療法の再認識

Kobayashiらによる大規模他施設共同前方視的ランダム比較試験(RAISE試験)[13]では,IVIGとIVIG+PSL(プレドニゾロン2 mg/kg)療法を比較してステロイド療法が有意に冠動脈病変を抑制することが証明された(3％ vs. 23％, p<0.001).2016年にはステロイド療法の有用性が系統的レビュー・メタ解析[14]でも確認され,川崎病の急性期治療におけるステロイド療法が再認識されるようになり,川崎病急性期治療ガイドライン[1]にもステロイド療法が反映されるようになった.図1にガイドラインの治療アルゴリズムを示す.

3 川崎病急性期治療でのステロイド療法

a. ステロイド療法のエビデンス

川崎病急性期治療において冠動脈病変合併頻度を減少させる最もエビデンスの高い治療はIVIGであり,川崎病急性期治療のガイドライン[1]でもその使用を第一に推奨している(1st line therapy)(エビデンスレベルIa,推奨グレードA).

ステロイド療法はメチルプレドニゾロンパルス(IVMP)療法またはプレドニゾロン(PSL)療法が取り上げられており,1st line therapyが不応な症例に対する2nd line therapyとして推奨されている[エビデンスレベルIIb,推奨グレードB(IVMP療法),C(PSL療法)].

また,IVIG不応予測スコアを用いて,IVIG不応と予測できる症例に対しては,1st line therapyからIVIGにステロイド療法を併用することを認めている(エビデンスレベ

B 疾患別のステロイド療法

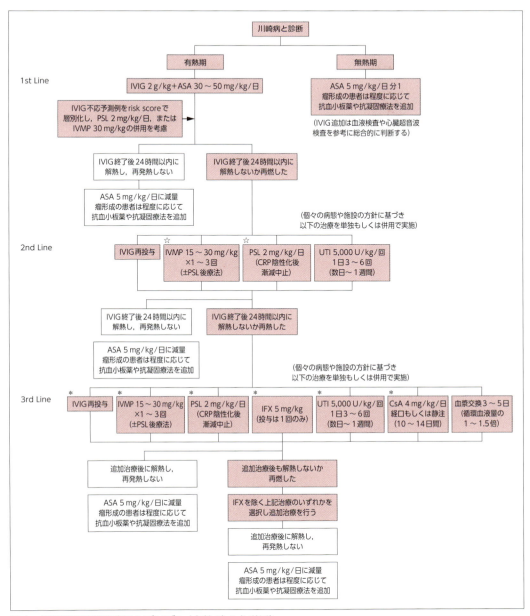

図1 川崎病急性期治療アルゴリズム（文献1より引用）
IVIG不応予測スコアで層別化した場合，2nd lineの☆印を1st lineにアップグレードし，また3rd lineの＊印を2nd lineにアップグレードしてもよい．
IFX：インフリキシマブ，UTI：ウリナスタチン，CsA：シクロスポリンA

ルIb，推奨グレードB）．

b. IVMP療法，PSL療法の実際

1) IVMP療法

腎疾患や膠原病ではIVMP20〜30 mg/kgを1日1回，3日間連続で点滴静注する方法が標準的であるが，川崎病ではIVMP 30 mg/kgを初回IVIGとの併用では1回のみ，2nd line therapyとしては同量を1日1回1〜3日（解熱を認めれば中止）使用することが多い．IVMP療法終了後に後療法として

107

PSL療法（1〜2 mg/kg/日で開始，1〜3週で漸減）を行うことが多い．実施にあたっては血栓症発症予防のためにヘパリン静注が必要となることや，多くの場合は点滴が2ルート必要になることなど，PSL療法に比べてやや煩雑となる．

2) PSL療法

1st line therapyとしてIVIGと併用する場合は2 mg/kg/日を分3で経静脈的に投与する．解熱後5日間は経口投与に変更し，CRPが陰転後5日間同量で継続した後漸減する．2nd line therapyとして用いる場合も基本的には同様の方法で行う．

4 副反応

IVMP療法では洞性徐脈，高血圧，高血糖，低体温などが指摘されており，施行時には心電図モニター，血圧測定などによる注意深い観察が必要である．PSL療法においては高コレステロール血症，好中球減少などが報告されている．両治療とも消化性潰瘍予防にヒスタミンH_2ブロッカーなど抗潰瘍剤を併用することが望ましい．

5 治療効果の判定と「次の一手」

臨床的効果判定は解熱が一番の指標となる．解熱が得られないときはガイドライン（図1）[1]に従い，3rd line，4th lineの治療を速やかに行う．冠動脈病変は10病日以降に発生することが多いため，可能な限り10病日以内の解熱を目指す．3rd line以降の治療については専門病院で行うことが望ましい．

まれに解熱が得られていても軽度の血液の炎症所見が継続する症例があり，冠動脈炎が完全に沈静化されておらず，冠動脈病変が徐々に進行していると考えられる．このような症例に対してはIVIGなどの追加治療を行うことが望ましい．

川崎病は炎症反応が沈静化すれば再燃の可能性は低く，ステロイド療法が長期に必要になることはない．

Tips

- 川崎病は初期治療が最も大切である．IVIG不応が疑われる場合はステロイド療法を含め積極的に2nd line therapyを併用し，可能な限り早期の（10病日以内）血管炎の沈静化を目指すことを目標とする．

●文献

1) 日本小児循環器学会学術委員会 川崎病急性期治療のガイドライン作成委員会：川崎病急性期治療のガイドライン（平成24年改訂版）．日小児循環器会誌 2012, 28：s1-s28
2) 川崎富作．アレルギー 1967, 16：178-222, 225
3) 大川澄男他．小児診療 1975, 38：608-614
4) Kato H, et al. Pediatrics 1979, 63：175-179
5) 草川三治他．日小児会誌 1983, 87：2486-2491
6) Furusho K, et al. Lancet 1984, 2：1055-1058
7) Newburger JW, et al. N Engl J Med 1991, 324：1633-1639
8) Kobayashi T, et al. Circulation 2006, 113：2606-2612
9) Egami K, et al. J Pediatr 2006, 149：237-240
10) Sano T, et al. Eur J Pediatr 2007, 166：131-137
11) Okada K, et al. Eur J Pediatr 2009, 168：181-185
12) Ogata S, et al. Pediatrics 2012, 129：e17-23
13) Kobayashi T, et al. Lancet 2012, 379：1613-1620
14) Chen S, et al. JAMA Pediatr 2016, 170：1156-1163

（深澤隆治）

6. 菊池病

Key Points

1. 主症状は発熱，有痛性頸部リンパ節腫脹である．
2. プレドニゾロン（プレドニン®）1～2 mg/kg/日，1日2～3回の内服で改善する．
3. 解熱を確認してから，5日ごとに5 mgずつ減量して投与を終了する．

1 疾患の概念（臨床症状を含む）

菊池病（Kikuchi disease）は，発熱，有痛性頸部リンパ節腫脹を主症状とし，約3週間から1ヵ月間の経過で自然に軽快するself-limited diseaseである．菊池病には同義語が多く，人名を冠して菊池・藤本病，菊池・藤本・若狭病とも呼ばれている．また，組織球性壊死性リンパ節炎（histiocytic necrotizing lymphadenitis），亜急性壊死性リンパ節炎（subacute necrotizing lymphadenitis）などと呼称されることも多い[1]．

2 ステロイドはなぜ効くか

a. 病態生理

菊池病の病変リンパ節の病理像は傍皮質領域の凝固壊死像であり，リンパ球や組織球，nuclear debrisと呼ばれる核崩壊産物がみられる．免疫染色においても，perforinやFAS経路に関連する分子が発現しており，アポトーシスが病態に関係しているとされる．病変リンパ節には，形質細胞様樹状細胞，組織球，T細胞が豊富に認められ，特に形質細胞様樹状細胞はⅠ型IFN（インターフェロン）-αの産生能が高いことが知られている[2]．

形質細胞様樹状細胞はToll様受容体（TLR）7を介した自然免疫および適応免疫に関係している．エンドソーム内に局在するTLRのウイルス核酸認識により強力なⅠ型IFNの産生を起こし，ウイルス感染防御にあたる．一方で，IFN応答の誘導を伴う自己ウイルス核酸の不適切な認識は，自己免疫疾患と誘導する．形質細胞様樹状細胞から産生されたⅠ型IFNはTh1細胞を活性化する作用とFas-Fas-Lを介してアポトーシスを誘導する作用を有している．

b. ステロイドの作用機序

グルココルチコイドは形質細胞様樹状細胞のⅠ型IFN産生を抑制する．グルココルチコイドはIL-12によるSTAT4リン酸化を抑制して，Th1の免疫反応を阻害する．病態に相応したステロイド薬の使用は，合理的な治療と推測できる．

3 初期投与の投与量，投与方法

a. 病態に即した適正な投与量は？

多くは自然経過で解熱するが，非ステロイド性抗炎症薬（NSAIDs）の効果は不十分であり，病悩期間が長引き体力消耗を伴う場合には，副腎皮質ステロイド薬を使用する．経験的にプレドニゾロン（プレドニン®）1～2 mg/kg/日，1日2～3回の内服で速やかに解熱，頸部リンパ節腫大・疼痛の改善がみられる．再燃することが多く，緩徐に漸減する．

> 初期投与：プレドニゾロン（プレドニン®）
> 1〜2mg/kg/日，1日2〜3回内服

b. エビデンスはあるのか

　エビデンスレベルⅤ，推奨グレードC1．

4 治療効果の判定と「次の一手」

a. 治療効果の判定

　治療効果がある場合は，プレドニゾロンの投与で48時間以内に解熱する．全身状態も著明に改善することで治療効果ありと判断する．頸部の腫脹，疼痛は少し遅れて消失する．

b. 効きが悪いときの「次の一手」

　治療効果が芳しくない場合は，鑑別疾患の再チェックをすること．血球貪食症候群や，頸部リンパ節以外のリンパ節病変を伴う場合には，メチルプレドニゾロン大量療法も考慮する．

5 減量のしかた，止めどきは？副作用への対応は？

a. 投与期間，減量のしかた，投与終了のタイミング

　解熱を確認してから，白血球数の回復を指標に，5日ごとに5mgずつ減量して投与を終了する．投与期間は減量期間を含めて約1ヵ月以内である．

b. 投与中の副作用にどのように対応するか

　大きな副作用はない．

c. ステロイド薬以外の薬物療法，併用療法は？

　特にない．

d. 予後の注意点

　予後は良好であり，単周期の場合には問題はないが，複数回にわたって再発をすることがあり注意が必要である．

Tips

- 受診病日にもよるが，発熱が10日以上持続して来院した場合には，頸部リンパ節生検後，プレドニゾロンの投与で症状改善を図ることが望ましい．self-limitedな疾患とはいえ，発熱が20日以上続くと，はたして無治療がよいのか筆者は懐疑的である．

●文献
1) 稲毛康司．小児内科 2018, 50：209-212
2) Kishimoto K, et al. Diagn Cytopathol 2010, 38：521-526
3) Shodell M, et al. J Allergy Clin Immunol 2001, 108：446-448

（稲毛康司）

a. 急性脳症

Key Points

1. ステロイド，特にメチルプレドニゾロンパルス療法は，急性脳症の抗サイトカイン療法として効果を上げる．
2. 早期に治療を開始することが肝要である．
3. 脳症のタイプによっては無効である．
4. 血栓形成の予防として，パルス療法終了翌日までヘパリンによる抗凝固療法を併用する．

1 疾患の概念（臨床症状を含む）

急性脳症の定義として厳密に統一されたものはないが，ガイドラインでは，「JCS (Japan Coma Scale) 20以上［GCS (Glasgow Coma Scale) 10～11以下］の意識障害が急性に発症し，24時間以上持続する」ものとされ，病理学的には「急激で広範囲な非炎症性脳浮腫による機能障害」で，臨床的に「ほとんどの場合感染症に続発し，急性発症して意識障害を主徴とする症候群」とされている[1]．

急性脳炎・脳症は本邦では毎年おおよそ1,000例程度の小児例が発症している．その内訳としては，原因が判明する中ではインフルエンザに伴うものが最多である．インフルエンザ脳症の剖検例から，ウイルスの直接浸潤によるものとは異なる機序により発症し，サイトカインの関与，血管内皮障害，ミトコンドリア機能障害，潜在している代謝異常などによることが判明している．ステロイド，特にメチルプレドニゾロンパルス療法はこの抗サイトカイン療法として一定の効果を上げている．

2 ステロイド療法の適応となる急性脳症の病態

インフルエンザ脳症では，約半数の症例に血球貪食細胞が各臓器に見出され，IL-6やTNF-αなどの proinflammatory cytokine 高値例を多数認める．つまり，高サイトカイン血症とそれに伴う全身性炎症反応症候群が病態を担っており[2]，同時に血管内皮細胞の障害が起きていることが病理結果やE-selectin上昇のデータなどから確認されている．また，細胞内ではミトコンドリアの障害が起きていることが，チトクロームCの上昇が予後不良の指標になることなどから確認されている．その他，高サイトカインに伴いフリーラジカルとグリア細胞の異常活性化が示唆されている．こういった病態から考えて，インフルエンザ脳症のガイドラインでは，高サイトカイン状態を可能な限り早期に沈静化させることを目標としている．

3 ステロイドはなぜ効くか

薬理学的作用として，遺伝子を介する作用と遺伝子を介さない作用があるといわれている．遺伝子を介する作用は，細胞内に入った後，グルココルチコイド受容体α (glucocorticoid receptor α：GRα）と結合する．結合するとHsp90が受容体から解離し，GRαは2量体を形成，核内に移行する．また，GRαをはじめとしたステロイド受容体スーパーファミリーに属する分子は，それ自身もDNAと相互作用する転写因子としての性質を持つ．DNAにはGRαと結合するための配列が存在し，GRαがDNAに結合するとヒストンアセチル基転移酵素（HAT）活性を持った蛋白質が結合，ヒストンをアセチル化することにより，抗炎症蛋白質遺伝子の転写が亢進する．一方，グルココルチコイドが結合したGRαは単量体でも作用し，結合したGRαは核内に移行するとヒストン脱アセチル化酵素（HDAC）を引き連れ，活性化した炎症性蛋白質遺伝子の抑制を行う[2]．

遺伝子を介さない作用は，ステロイドパルス療法では遺伝子を介した作用では説明ができない速さで効果が発現し，飽和する量以上を投与しても用量依存性に効果を認めることから説明されている．ステロイドパルス療法の特徴は超大量のステロイドであり，個人差を容認できると考えられる．ステロイド濃度が低下するとステロイドは速やかに受容体と解離し，転写活性の制御が低下する．

4 初期投与の投与量，投与方法

ステロイドパルス療法は，メチルプレドニゾロン（ソル・メドロール®）30 mg/kg/日・1回（最大1日1g）を1時間以上（一般に2〜3時間）かけて持続点滴静注する．原則として3日間投与する．血栓形成の予防として，ステロイドパルス療法終了翌日までヘパリン100〜150 IU/kg/日による抗凝固療法を併用する．後療法としての経口・静注用ステロイドの使用は一般には行わない．

インフルエンザ脳症の改訂ガイドライン[3]では，来院時には疑診例を含みステロイドパルス療法を開始すべきとしている．つまり，神経所見ではJCS 20以上の意識障害とし疑診例，入院後は神経所見では確定例として，①意識障害が経過中に増悪する場合，②意識障害（JCS 10以上）が24時間以上続く場合，ならびに疑い例に意識障害（JCS 10以上）が12時間以上続く場合に使用する．2002年3月，2003年4月シーズンの全国調査の解析から，メチルプレドニゾロンパルス療法を施行した患者のうち，早期（脳症発症1〜2日目）にメチルプレドニゾロンパルス療法を行った症例で予後が良好であったというデータが得られている[4]（エビデンスレベルⅢ，推奨グレードA）ため，早期に開始することが望まれる．

> 処方例：メチルプレドニゾロン（ソル・メドロール®）30 mg/kg/日・1回（最大1日1g）を2時間以上かけて持続点滴静注3日間投与

5 治療効果の判定と「次の一手」

意識障害の改善あるいは，開始直後から脳波上改善がみられる．他の使用法として早期超大量療法（メチルプレドニゾロン30 mg/kgを15分間行い，その後45分休薬し，再び5.4 mg/kg/時間を23時間）や，20〜40 mg髄注があるが，安全性は確認されていない．デキサメタゾン［0.15 mg/kg/1回×4回（6時間間隔）］4日間を使用することも行われているが，デキサメタゾン単独での有効性の報告は少ない．

6 減量のしかた，止めどきは？副作用への対応は？

　血圧の変動が認められることがあり，ステロイドパルス療法開始時から終了後2時間まで血圧測定を行う．血圧変動時は点滴時間を延長する．投与前から血圧が高い例では，代わりに注射用プレドニゾロンコハク酸エステルナトリウム（水溶性プレドニン®）2 mg/kg/日を使用する．適時尿糖チェックを行うなど，高血糖に注意する．

　その他の合併症・副反応として，脳炎・脳症の症状の悪化，リバウンドの可能性，不整脈，心筋梗塞，突然死，高血圧，鉱質コルチコイド様の副作用，脳圧の亢進（pseudotumor cerebri），けいれん，うつ，感染，消化管出血，筋力低下，アナフィラキシーショック，低フィブリノーゲン血症，膵酵素の上昇，凝固亢進による血栓などがある．心血管系の副作用には注意するためモニタリングを行う．また，消化管出血予防にH_2ブロッカーを併用する．

7 脳症の病型ごとの適応

　現在，脳症の病態的分類はインフルエンザだけでなく，他のウイルスによる脳症を含めて用いられ，「代謝異常が関与するもの」，「興奮毒性によるもの」，「高サイトカインが関与するもの」と3群に分けられている[5]．高サイトカインが関与するタイプが，ステロイドパルス療法の適応である．頻度として多い「興奮毒性によるもの」に属するけいれん重積型では，高サイトカインは認められても軽度であり，必ずしもステロイドパルス療法は必要ではない．しかしながら，IL-6は低値ながら上昇していることから，多くの例で使用される．

　可逆性の脳梁膨大部病変を有する脳炎・脳症（MERS）は，比較的軽症で後遺症なく回復する症例が多いが，小脳病変をきたした場合には後遺症が残る．病型が判明した時点以降は，ステロイドパルス療法は不要と考えられている．ロタウイルス感染に伴う小脳炎や古くから報告のあるマイコプラズマに伴う小脳炎もステロイドは有効である．

　特殊病型の「難治頻回部分発作重積型脳炎」は，粟屋・福山らの「特異な脳炎・脳症後てんかん」あるいは塩見らの「頻回のけいれんを伴う脳炎」とほぼ同義で，急性期に頻回に反復する難治性の部分発作を呈し，ステロイドパルス療法が試みられたが有効性は認めない．

- 熱性けいれんがステロイドパルス療法で悪化したとする報告はなく，感染の遷延の報告はない．このため，脳症では疑診例を含めて早期に治療を開始することが肝要である．

●文献
1) 小児急性脳症診療ガイドライン策定委員会：急性脳症の定義．日本小児神経学会（監修），小児急性脳症診療ガイドライン2016，診断と治療社，2016，2-6
2) 小林法元他．小児内科 2008, 40：1948-1950
3) 厚生労働省インフルエンザ脳症研究班：インフルエンザ脳症ガイドライン改訂版，2009（https://www.mhlw.go.jp/kinkyu/kenkou/influenza/hourei/2009/09/dl/info0925-01.pdf）
4) 小林慈典他．日小児会誌 2007, 111：659-665
5) Mizuguchi M, et al. Acta Neurol Scand 2007, 115：45-56

（河島尚志）

II 各論　B 疾患別のステロイド療法　7. 神経疾患

b. 重症筋無力症

Key Points

1. MG の発症年齢は本邦では 5 歳以下に最大のピークを有する．
2. 小児 MG の臨床型は純粋眼筋型，潜在性全身型，全身型に分類される．病型により適切な治療法の選択が必要である．
3. 小児 MG の治療の原則は，抗コリンエステラーゼ薬で開始するが，反応しない場合，特に潜在性全身型，全身型はできるだけ速やかにステロイド薬を開始する．
4. 適量のステロイド薬を適切な期間使用することによって，小児 MG の多くが完全寛解となり得る．
5. 一般的なステロイド薬の副作用に加え，小児特有の副作用にも注意を要する．

1 疾患の概念（臨床症状を含む）

重症筋無力症（MG）は，骨格筋の運動終板部に局在するニコチン性アセチルコリン受容体（AChR）を標的とする自己免疫性疾患で，神経筋接合部における刺激伝達障害によるものである．本邦の小児期発症 MG は特異な HLA に規定されていることが知られている．

MG の発症年齢は本邦では 5 歳以下に最大のピークを有することが特徴である．

MG の臨床型は通常，眼筋型，球型，全身型に分類されるが，1973 年，瀬川は小児 MG の臨床型は臨床および電気生理学的解析により純粋眼筋型，潜在性全身型（臨床的には眼筋の症状を呈するが，上肢筋にて行った誘発筋電図にて易疲労性を呈するもの），全身型に分類することが病態解析，治療法の選択に有用であるとした．球型は全身型に含められた．

特徴的な症状としては，眼筋（眼瞼下垂，眼位異常，眼球運動障害），球筋，全身筋の易疲労性を特徴とし，日内変動を呈することが多い．

エドロホニウムテストにてこれらの症状の改善を確認，誘発筋電図にて減衰現象を調べることが有用である．抗アセチルコリン受容体抗体は陰性例もあるが測定を行う．

可及的速やかで適切な治療を行うことにより，多くの小児 MG は完全寛解に至る例が多い．

2 ステロイドはなぜ効くか

一般的にステロイドの薬理作用は，低用量では抗炎症作用，高用量では免疫抑制作用を呈するとされる．

自己免疫性疾患である MG の治療においては，免疫抑制作用が期待される．

MG に対するプレドニゾロンの有効性は，成人症例において 1970 年に Warmolts らにより報告された．以後ステロイド療法の有効性の報告は多い．小児 MG では 1973 年に瀬川による報告がある[1]．

MG の治療原則は以下の 2 点である．
① 神経筋伝達障害の改善

MG の診断がついたらまず抗コリンエステラーゼ薬を開始する場合が多い．エドロホニウムテストを行い，症状が改善することを確認しつつ漸増し，適量を決定する．その量を 3 〜

B 疾患別のステロイド療法

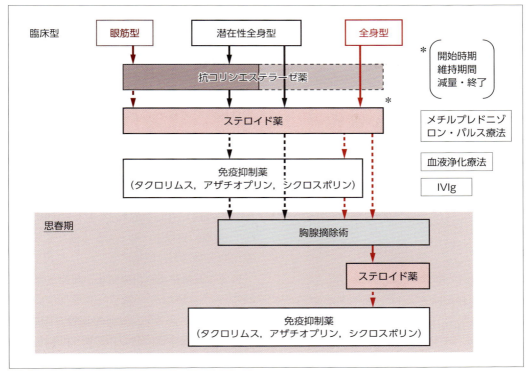

図1　小児期発症 MG の治療指針
(「重症筋無力症診療ガイドライン作成委員会：重症筋無力症診療ガイドライン 2014，日本神経学会（監修），南江堂，p123，2014」より許諾を得て転載)

4ヵ月間維持し，その後漸減する．メスチノンが使いやすい．毎食前の投与が吸収がよい．
② 自己免疫異常に対する治療
　抗コリンエステラーゼ薬に反応しない場合，できるだけ速やかにステロイド薬を開始する．小児 MG の治療アルゴリズムについて，ステロイド薬の位置づけは図1のとおりである[2]．

3 初期投与の投与量，投与方法

　経口ステロイド薬投与の開始はやや少量から開始，漸増することが安全である．目安としてほぼ 0.5 mg/kg から開始，漸増していく．
　ステロイド薬開始後 3 〜 5 日後に MG の症状が増悪すること（初期増悪）があるので十分注意する．これには myasthenic，cholinergic の 2 型があるが，後者が多い．低カリウム血症を伴うことがある．
　最高量は眼筋型で 2 mg/kg/隔日，潜在性全身型，全身型で 3 mg/kg/隔日とされるが，実際はそれよりかなり低い量で改善，寛解に至ることが多い（すなわち，眼筋型，潜在性全身型では 1 mg/kg/隔日，しかし最高 40 mg/隔日）．
　全身型では治療開始時は入院が望ましい．
　通常プレドニゾロンにて隔日朝食後 1 回投与とする．隔日投与が連日投与より副作用が少ない．

II 各論

> **ステロイドパルス療法**
>
> ステロイド薬のパルス療法も行われているが，系統的な効果の判定はなされていない．しかし，早急に症状改善をみることも経験されている．パルス療法を適切な時期に行うことによって，全治療過程でのステロイド薬の総量を減じることが可能であることが証明されれば，今後，期待される治療法となるであろう．
>
> ステロイドパルス療法はランダム化比較試験（RCT）にてその短期効果の有用性が示されてはいるが，実際の診療場面においてはその適応の決定に苦労するところである．私見としては基本的には経口ステロイド薬を適切に使うことにより，よい結果に導くことが可能な例が多いと考える．

エビデンスレベルV，推奨グレードC1．

4 治療効果の判定と「次の一手」

a. 治療効果の判定

臨床症状が消失した時点で効果ありと判定する．

b. 効きが悪いときの「次の一手」

ステロイド薬に抵抗性，またはその副作用が出現したときは他免疫抑制薬（カルシニューリン阻害薬，アザチオプリン）を使用する．特に近年小児においてもタクロリムスの有用性が示されてきている．

5 減量のしかた，止めどきは？副作用への対応は？

ステロイド薬の投与期間，減量の速度，中止の時期は症例間に差があり，一般化することは困難であるが，適量に到達後ある期間維持し（私見では3〜4ヵ月間），漸減開始するとよい．

中止時期は各症例ごとに慎重に決定する必要がある．2〜3ヵ月ごとに2.5〜5mgずつ（投与量の10％を超えない量）を減量する．0.5mg/kg/日以下となってからは，さらに慎重に数ヵ月ごとに減量する．

慎重な減量により再発防止が可能と考えられる．

ステロイド薬の効果は，早期投与開始例，特にMGの発症後3年以内に使用開始した例で著効例が多い．

適量のステロイド薬を，適切な期間使用することによって，小児MGの多くが完全寛解となり得る（図2）[3]．

ステロイド薬の長期投与により，高血圧，耐糖能異常，高脂血症，白内障，骨粗鬆症などの副作用が出現する可能性があり，小児では小児特有の問題，成長障害，水痘などウィルス感染の重症化，生ワクチン接種の遅滞などが問題となることがある．しかし，投与量，投与期間について注意することにより，これらの副作用は避けることが可能である．また，急性疾患に罹患したとき，周囲に伝染性の疾患が出現し，感染の可能性が出現したときは早めに対応することが望ましい．

Tips

- 臨床型によりステロイドの適応を決め，投与量，投与期間を検討，症状の評価を行いつつ，検査結果も参考に治療を進めていく．

B 疾患別のステロイド療法

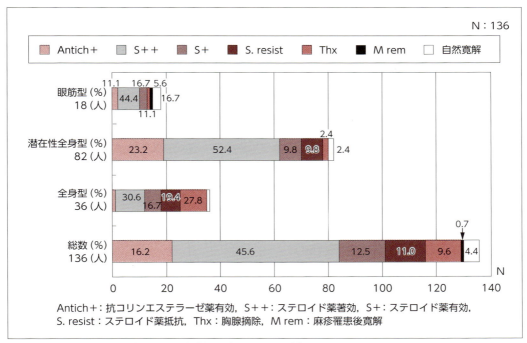

図2 小児重症筋無力症；臨床型と治療（文献3）より引用改変）

●文献
1) 瀬川昌也．小児科診療 1973, 36：1200-1205
2) 「重症筋無力症診療ガイドライン」作成委員会：小児期発症MGの治療総論．日本神経学会（監修），重症筋無力症診療ガイドライン2014，南江堂，123，2014
3) Nomura Y, et al. Neuro-Ophthalmology 2007, 31：201-205

（野村芳子）

II 各論　B 疾患別のステロイド療法　7. 神経疾患

c. 免疫性中枢性神経疾患
多発性硬化症，視神経脊髄炎，急性散在性脳脊髄炎

Key Points

1. 多発性硬化症（MS），視神経脊髄炎（NMO），急性散在性脳脊髄炎（ADEM）は中枢神経系の脱髄性疾患であり，自己免疫応答が病態の中心となる．
2. MSとNMOの急性増悪期，ADEMでは治療の第一選択はステロイドパルス療法であるが，MSとNMOでは急性期後の再発予防治療も必要となる．
3. 新しい自己抗体の発見もあり，疾患概念も変化している．

1 疾患の概念（臨床症状を含む）

多発性硬化症（multiple sclerosis：MS），視神経脊髄炎（neuromyelitis optica：NMO），急性散在性脳脊髄炎（acute disseminated encephalomyelitis：ADEM）は，中枢神経系の炎症性脱髄性疾患の代表的なものである[1]．

MSは若年成人，女性に多い．脳・脊髄・視神経など広範囲の病変を認め，症状は病変部位に対応してさまざまである．一次性進行型，再発寛解型，二次性進行型，clinically isolated syndrome（CIS）の病型に分類される．疾患特異的なマーカーはないため，他の疾患を除外することが必要である．診断は，国際的にはMcDonald診断基準（2001年に発表，2010年に改訂）が広く用いられ，本邦ではMcDonald基準を一部改変した基準が2015年に発表された[1]．

NMOは，MSよりも発症年齢が高い30代の女性に多く，重症の視神経炎と横断性脊髄炎を特徴とする疾患である．脊髄病変は3椎体以上になり，脳の病変が先行することもある．本邦では，過去にMSと診断されていた中にNMO患者が含まれる．2004年にアストロサイトの足突起に発現するアクアポリン4（AQP4）に対する特異的な自己抗体が発見され，MSとの相違点が明らかになってきた[1, 5]．

ADEMは，主に小児において脳，脊髄，視神経に同時期に多発する脱髄性病変を認め，感染症やワクチン接種が先行することが多い．自己免疫的な機序が背景にあると考えられている．多くは単相性の病態であるが，長期にフォローすることで判断される．ステロイド治療の有無にかかわらず，発症後3ヵ月以降で再発する場合には多相性ADEMと診断される[1〜3]．

小児のADEMに関しては2007年にInternational Pediatric Multiple Sclerosis Study Group（IPMSSG）によって診断基準が作られ，2012年に改訂された．

診断基準にも含まれているが，頭部MRI所見におけるMSとの鑑別点としては，ADEMではT1低信号の白質病変はまれであること，深部白質病変（大脳基底核，視床）が認められることが挙げられる．T1の低信号病変はMSをより強く示唆するといわれている[1, 2]．

2 ステロイドはなぜ効くか

a. 病態生理

MSは，中枢神経の髄鞘やオリゴデンドロサイトに対する自己免疫応答が病態であると

考えられているが，特異的な自己抗体は見つかっていない．再発寛解期，慢性進行期にはそれぞれ異なる炎症反応が起こっていることがモデル動物や患者の脳の病理から報告されている[1]．

NMOの抗AQP4抗体陽性例では抗体がアストロサイトに結合し，補体依存性の細胞障害を起こすことが病態の中心であるとされている．この他，好中球，好酸球，マクロファージの関与，Tリンパ球やマクロファージから産生されるIL-6の抗AQP4抗体産生への関与の報告もある．その一方で，抗AQP4抗体陰性例では病態は不明である．抗ミエリンオリゴデンドロサイト糖蛋白(myelin oligodendrocyte glycoprotein：MOG)抗体が陽性となる症例も報告され，その他未知の自己抗体の関与が考えられている[1,5]．

ADEMは，主に上気道感染などの先行感染が50～70％に認められる．B型肝炎ワクチン，麻疹ワクチン，ムンプスワクチン，風疹ワクチン，百日咳ワクチンなどのワクチン接種の報告もある．病原体エピトープと髄鞘の交差抗原性によって自己免疫応答が起こることが想定されている[1]．

b. ステロイドの作用機序

MS，NMO，ADEMは自己免疫応答による炎症性の疾患であるため，炎症を抑える治療が有効である．以下に示すように強力な抗炎症作用，免疫抑制作用をもつステロイド，特にメチルプレドニゾロンの大量療法が第一選択となる．

3 初期投与の投与量，投与方法

MS，NMO，ADEMでは，いずれも治療の第一選択はメチルプレドニゾロンパルス療法である．経静脈投与を行う[1,3～5]．

> 処方例：メチルプレドニゾロン30 mg/kg/日・1回(最大量1 g/日)を3～5日間投与する．

エビデンスレベルは，MSはIB，NMOはIVb（推奨グレードB），ADEMはIVb-V（推奨グレードB）である．

4 治療効果の判定と「次の一手」

MS，NMO，ADEMでは，上記治療を2～3クール実施し，効果がなければ次の治療に移ることが推奨されている[1]．治療選択には共通点が多いため，2017年のガイドラインには治療アルゴリズムが示されている（図1）[1]．

NMO，ADEMでは「次の一手」を以下のように選ぶことが推奨される．

NMOの重症例ではステロイドパルス療法中にも症状が増悪する場合があり，その際には積極的に血液浄化療法を考慮することも推奨されており，早期に導入したほうが予後良好という報告がある[5]．

ADEMでは，上記治療で効果がない，もしくは副作用がある場合には免疫グロブリン大量療法（計2 g/kg/日を2～5日間で投与する），重篤な症例である場合には早期に血液浄化療法を行うことが推奨されている[1,3]．

NMO，ADEMには二重盲検でのスタディは存在せず，治療法は専門家からの推奨や観察研究によって提唱されている[1,3]．

5 減量のしかた，止めどきは？副作用への対応は？

MS，NMOではステロイドパルス療法後に，プレドニゾロン0.5～1 mg/kg/日の内服を行い，再発の予防的治療を行う[1,3,5]．

MSの再発寛解型では予防薬の有効性が確

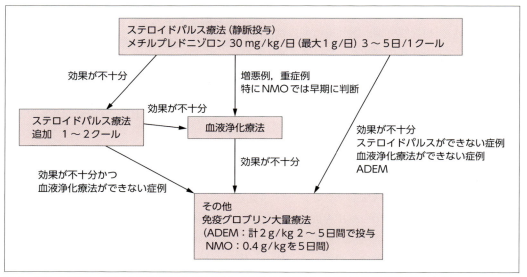

図1 MS，NMO，ADEM の治療アルゴリズム（多発性硬化症・視神経脊髄炎診療ガイドライン 2017，p322，著者参考に作成）

認されている．

　NMO では免疫抑制薬を使用することが推奨されており，ステロイド単独で治療を行う場合，1年以内に 10 mg/日以下に減量すると再発のリスクが高まる[1]．

　ADEM では，ステロイドパルス療法後，経口でのステロイド薬投与を4〜6週間かけて徐々に減量中止することが推奨されている．

3週間以内での減量中止では再燃のリスクがあることが報告されているためである[1,3]．

　ステロイドパルス療法，その後のステロイド投与中は，血糖・血圧の上昇，胃腸障害，浮腫，不眠，易感染性などがある．必要時には血糖コントロール，H_2 ブロッカー投与，降圧薬を併用する[5]．

> **Tips**
> - MS，NMO，ADEM は，自己免疫応答による中枢神経系の炎症性疾患であり，急性増悪期の治療選択は類似している．NMO，ADEM の重症例では，ステロイドパルス療法に加え，速やかに次の治療選択が必要になることがある．

●文献
1) 日本神経学会（監修），「多発性硬化症・視神経脊髄炎診療ガイドライン」作成委員会（編）：多発性硬化症・視神経脊髄炎診療ガイドライン 2017（https://www.neurology-jp.org/guidelinem/koukasyo_onm_2017.html）
2) Krupp LB, et al. Multiple Sclerosis Journal 2013, 19：1261-1267
3) Pohl D, et al. Neurology 2016, 87（Suppl 2）：S38-S45
4) Yamaguchi Y, et al. Neurology 2016, 87：2006-2015
5) 日本神経治療学会治療指針作成委員会．神経治療 2013, 30：775-794

（内田智子，藤井克則）

Ⅱ 各論　B 疾患別のステロイド療法　7. 神経疾患

d. 免疫性末梢性神経疾患
Guillain-Barré 症候群，Fisher 症候群

Key Points

1. Guillain-Barré 症候群の主症状は急性・単相性の両側性弛緩性運動麻痺である．重症例の場合は人工呼吸管理を要する．
2. ステロイド薬単独での Guillain-Barré 症候群への改善効果は否定されている．
3. Guillain-Barré 症候群の重症例，疼痛コントロール不良例に対しては，経静脈的免疫グロブリン療法へのステロイド併用は有効な可能性がある．
4. Fisher 症候群で重症化することはなく，ステロイド併用の必要性はない．

1 疾患の概念（臨床症状を含む）

　Guillain-Barré 症候群（GBS）は，急性・単相性の運動・感覚障害を呈する免疫性末梢神経疾患である[1]．末梢神経の脱髄を主体とする急性炎症性脱髄性多発根神経炎（AIDP），軸索変性が主体の急性運動性軸索型神経炎（AMAN），運動神経軸索の変性に感覚も障害される急性運動感覚性軸索型神経炎（AMSAN）の 3 型に分類される．

　病因は抗糖脂質抗体が AMAN で検出され意義が確立している一方，AIDP や AMSAN ではほとんど検出されず病因は不明である[1]．治療は経静脈的免疫グロブリン療法と血液浄化療法がほぼ同等の効果があるとされ，小児では blood access の点から前者が選択されることが多い．適切な診断治療が行われれば，後遺障害を残すことなく回復が期待できる．

　Fisher 症候群（FS）は，眼筋麻痺，失調，深部腱反射消失の 3 徴を呈し，1 ～ 3 週前に上気道感染の既往を持つことが多い．先行感染の既往と，髄液で蛋白細胞解離，単相性の経過を示すことから GBS の亜型と考えられている．1992 年に FS の 80 ～ 90 % の血清に抗糖脂質抗体である抗 GQ1b 抗体が存在することが報告され，その診断的価値が確立された（表 1）．FS の典型例では無治療でも軽快するが，一般的に GBS に準じた治療が行われる．

2 ステロイドは有効か

　自己免疫性の病態生理から，ステロイドによる抗炎症作用および抗体産生抑制による治療効果が理論上は期待できるが，GBS に対するステロイドの単独治療の効果が示されたランダム化比較試験（RCT）は存在せず[2]，GBS 診療ガイドライン上でも実際，ステロイドの単独治療は推奨されていない[1]．経静脈的免疫グロブリン療法（IVIg）との併用においては，重症例や疼痛コントロール困難例でステロイド併用が有効であったとされている（自立歩行回復が速やかであった，あるいは治療困難な疼痛が軽減された）[3,4]．

3 初期投与の投与量，投与方法

a. 病態に即した適正な投与量は？

　決まった投与量はないが，メチルプレドニゾロン 500 mg/日・1 回×5 日間，あるいはステロイドパルス療法（メチルプレドニゾロン 1,000 mg/日・1 回×3 日間）などの報告

表1 抗糖脂質抗体（抗ガングリオシド抗体）と臨床症状（文献1）より著者参考に作成）

抗原種類	抗体	IgGクラス	病原体・先行感染	臨床像
糖脂質単独抗原	GM1抗体	IgG	*C. jejuni*	AMAN
	GM1b抗体	IgG	*C. jejuni*	AMAN
	GD1a抗体	IgG	*C. jejuni*	AMAN
	GalNAc-GD1a抗体	IgG	*C. jejuni*	AMAN
	GD1b抗体	IgG	上気道感染	運動失調を伴うGBS
	GQ1b抗体	IgG	上気道感染	Fisher症候群 眼球運動麻痺を伴うGBS Bickersttaff脳幹脳炎
	GT1a抗体	IgG	上気道感染	咽頭-頸部-上腕型GBS
	GM2	IgM	CMV	感覚障害・脳神経障害（Ⅶ）を伴うGBS
	LM1抗体	IgG	上気道感染	AIDP
	GalC抗体	IgG, IgM	*Mycoplasma pneumniae*	AIDP
ガングリオシド複合体抗原	GD1a/GD1b抗体 GD1b/GT1b抗体	IgG	消化器感染/呼吸器感染	重症化，呼吸不全
	GM1/GalNAc-GD1a抗体	IgG	呼吸器感染/消化器感染	純粋運動型，脱髄＞軸索障害
	GQ1b/GM1抗体 GQ1b/GD1a抗体	IgG		Fisher症候群
	GA1/GQ1b抗体 GA1/GT1a抗体	IgG		Fisher症候群

がある．小児では，メチルプレドニゾロン30 mg/kg/日・1回（最大1,000 mg/日・1回）を投与することが多い．

処方例
- 成人例：メチルプレドニゾロン（ソル・メドロール®）500 mg/日・1回（あるいは8 mg/kg/日・1回）5日間，IVIg 400 mg/kg/日 5日間と併用
- 小児例：メチルプレドニゾロン（ソル・メドロール®）30 mg/kg/日・1回（最大1,000 mg/日・1回）5日間，IVIg 400 mg/kg/日 5日間と併用

b. エビデンスはあるのか

エビデンスレベルⅤ，推奨グレードC1．

4 治療効果の判定と「次の一手」

a. 治療効果の判定

筋力の改善，あるいは疼痛改善で効果を判断する．

b. 効きが悪いときの「次の一手」

IVIg追加投与，あるいは血液浄化療法（血漿交換）を検討する．

ステロイドの追加投与は勧められない．

5 減量のしかた，止めどきは？副作用への対応は？

a. 投与期間，減量のしかた，投与終了のタイミング

強いエビデンスはないので，投与期間は最小限に留めることが望ましい．漸減する必要性に関しての報告はない．

b. 投与中の副作用にどのように対応するか

血糖上昇，血圧上昇など他の疾患に対するステロイド投与時の副作用対策に準ずる．

c. ステロイド薬以外の薬物療法，併用療法

IVIg および血漿交換が GBS に対する標準治療である．

d. 予後の注意点

基本的には単相性の経過をとる疾患であるが，慢性炎症性脱髄性多発根神経炎（CIDP）の初期症状をみている可能性があり，ステロイド終了により症状が再増悪する場合には，再度鑑別を検討する必要がある．

- Guillain-Barré 症候群の重症例，疼痛コントロール不良例に対しては，RCT での有効性は示されていない．しかし，症例レベルでの有用性が報告されており，ステロイド併用は重症例においては考慮してよい治療法と考えられる．

●文献
1) 日本神経学会（監修），「ギラン・バレー症候群，フィッシャー症候群診療ガイドライン」作成委員会（編）：ギラン・バレー症候群，フィッシャー症候群診療ガイドライン 2013，南江堂，2013
2) Hughes RA, et al. Cochrane Database of Systematic Review 2016, 10：CD001446
3) Kajimoto M, et al. Brain & Development 2015, 37：897-900
4) van Koningsveld R, et al. Lancet 2004, 363：192-196

（池原　甫，藤井克則）

Ⅱ 各論　B 疾患別のステロイド療法　7. 神経疾患

e. 自己免疫性脳炎・脳症
NMDAR脳炎，橋本脳症

Key Points

1. NMDAR脳炎では，卵巣奇形腫の合併とステロイド不応例が多い．
2. 橋本脳症では，ステロイド減量に伴い再燃する場合には，免疫抑制薬を併用する．
3. 抗NMDAR抗体，抗NAE抗体などの自己抗体測定が診断に有用である．

1 疾患の概念（臨床症状を含む）

免疫学的な発症メカニズムが明確に関与する急性脳炎・脳症を，自己免疫性脳炎（autoimmune encephalitis：AE）と総称し，急性散在性脳脊髄炎（acute disseminated encephalomyelitis：ADEM）を最多として，抗N-methyl-D-aspartate receptor（NMDAR）脳炎，傍腫瘍性神経症候群，橋本脳症などの疾患を包括する[1]．本項では，特にNMDAR脳炎，橋本脳症について，ステロイド療法の役割を中心に述べる．

NMDAR脳炎は，若年女性に多い自己免疫性脳炎であり，約半数に卵巣奇形腫などの腫瘍を合併する．臨床症状としては，行動認知障害から始まり，精神症状，けいれん，口部の自動症を中心とした激しい不随意運動，中枢性の呼吸不全を呈する．臨床診断に加えて，髄液での抗NMDAR抗体の検出により確定診断される[2]．

一方で，橋本脳症は，甲状腺抗体の上昇を伴う亜急性脳症であり，けいれんや健忘，躁うつ，小脳失調，精神病症状など多様な神経症状をきたす．臨床診断としては，ミオクローヌス，全身けいれん，巣症状，精神症状を反復して認め，1) 脳波異常，2) 抗マイクロゾーム抗体の上昇，3) 髄液蛋白上昇もしくはオリゴクローナルバンド陽性，4) ステロイドへの良好な反応，5) 脳MRI異常なし，のうち3項目以上を満たすものを橋本脳症とする診断基準が提唱されている[3]．また抗N末端α-Enolase（NAE）抗体が疾患特異度の高いマーカーとなるが[4]，その発症メカニズムはいまだ不明な点も多いため，診断にあたっては脳腫瘍や脳血管障害などの除外診断も重要である．

NMDAR脳炎で，抗甲状腺抗体が検出される例もあり，橋本脳症との関連性も疑われている．自己免疫性脳炎に対する一般的な免疫療法について，表1に記載する[1]．ただし，成人における投与量であること，日本の薬剤適応から逸脱する場合には，各施設の倫理審査委員会の審議を要することにも留意いただきたい．

2 ステロイドは有効か

a. NMDAR脳炎

抗NMDAR抗体は，NMDARのNR1/2サブユニットに結合し，内在化により，シナプス後膜の受容体数を減少させ，NMDA受容体の機能低下をもたらす．一般的には，ステロイドは各種サイトカインやT細胞のTh1分化，好酸球のアポトーシスを抑制するとともに，脳血管関門の結合を強化する[1]ことで，自己免疫性脳炎・脳症に有効とされている．しかしNMDAR脳炎ではステロイド不応例が多く，その理由はまだ明確ではない．

b. 橋本脳症

橋本脳症患者の抗甲状腺抗体は髄液でも検出され，小脳のアストロサイトを障害するという報告がある．その一方で，抗甲状腺抗体は健常者でも広く検出されることから，抗甲状腺抗体による直接的な神経細胞障害に懐疑的な意見もある．橋本脳症の症例の多くは，初期治療のステロイドが著効するため，steroid responsive encephalopathy associated with autoimmune thyroiditis(SREAT)と呼称されることもあるが，その作用機序は不明である．

3 初期投与の投与量，投与方法

a. NMDAR脳炎

メチルプレドニゾロンパルス療法に，免疫グロブリンもしくは血液浄化療法が併用される．腫瘍の合併があれば，腫瘍切除を行う必要がある（図1）．

b. 橋本脳症

メチルプレドニゾロンパルス療法もしくはプレドニゾロン内服を行う．

> 処方例：
> メチルプレドニゾロン 30 mg/kg/日・1回を3時間かけて静注
> ヘパリン 100単位/kg/日 24時間持続静注
> ファモチジン 1 mg/kg/日（分2）を併用

4 治療効果の判定と「次の一手」

a. NMDAR脳炎

約50％では初期治療に反応しない．開始後4週間でも，効果が不良なときには，リツキシマブもしくはシクロホスファミドを積極的に導入する必要がある．

表1 自己免疫性脳炎に対する免疫調整療法（文献1）より引用，*は筆者が加筆）

薬剤名	投与量
第一選択	
メチルプレドニゾロン	30 mg/kg/日・1回*（最大1 g/日），3～5日間
免疫グロブリン製剤	400 mg/kg/日，5日間
血漿交換/免疫吸着療法	1回/2日，5～7回
第二選択	
リツキシマブ	375 mg/m² を1週間ごと，4週間（4回）
シクロホスファミド	750 mg/m² を1ヵ月ごと，3～6ヵ月（3～6回）
代替治療	
トシリズマブ	4 mg/kg/日（最大8 mg/kg/日）
低用量IL-2療法（日本未承認）	150万単位/回，3週間ごと，計4回，皮下注
ステロイド補助薬	
アザチオプリン	1～1.5 mg/kg/日 → 2～3 mg/kg/日（分1～2）
ミコフェノール酸モフェチル	1,000 mg/日（分2）→ 2,000 mg/日（分2）

b. 橋本脳症

ステロイド不応例はまれではあるが，ステロイド投与が副作用で使用できないときや不応例には対しては，免疫グロブリン（2 g/kg/日，3日間）が投与される．

5 減量のしかた，止めどきは？ 副作用への対応は？

a. NMDAR脳炎

初期治療に反応良好の場合にも，ミコフェノール酸モフェチルもしくはアザチオプリンを1年間内服する．経験上，回復過程では発症経過を遡るように症状を認めることが多く，意識障害や不随意運動の消失に伴い，精神症状や認知障害が再びみられることがある．発症後数年経過してから卵巣奇形腫が顕在化することもあり，腹部の定期的な評価も必要である．

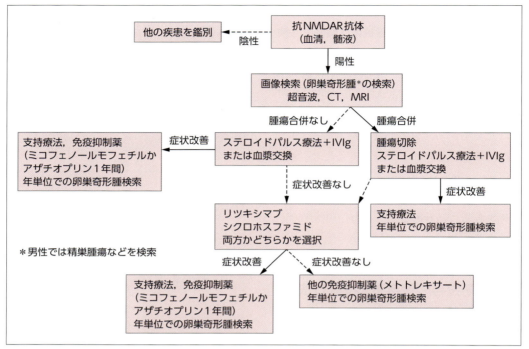

図1 NMDAR脳炎の診断・治療フローチャート（文献2）より引用改変）

b. 橋本脳症

抗甲状腺抗体価の高さと橋本脳症の臨床症状とは相関とされており，臨床症状をみながら減量を行う．再燃する場合には，臨床症状の消失から2〜3年程度は免疫抑制療法を継続することもある．長期間で高容量のステロイド投与を避けるために，さまざまな免疫調整療法の併用を行い，ステロイドを減量する．Olmez等の報告では[5]，リツキシマブ，ミコフェノール酸モフェチル，アザチオプリン，メトトレキサート，免疫グロブリン製剤などが使用されている．

Tips

- 自己免疫性脳炎・脳症は，病型によりステロイド反応性には大きな差がある．多様な臨床症状を呈するため，抗NMDAR抗体や抗NAE抗体などの特異的抗体の測定が診断において重要である．

●文献
1) Shin YW, et al. Ther Adv Neurol Disord 2017, 11：1-19
*2) Dalmau J, et al. Lancet Neurol 2011, 10：63-74
3) Peschen-Rosin R, et al. Eur Neurol 1999, 41：79-84
4) Yoneda M, et al. J Neuroimmunol 2007, 185：195-200
5) Olmez I, et al. J Neurol Sci 2013, 331：67-71

（塩濱　直，内田智子）

II 各論 B 疾患別のステロイド療法 8. 筋疾患

a. デュシェンヌ型筋ジストロフィー

Key Points
1. 5歳頃にステロイド療法の開始について検討する.
2. 初期量は 0.5〜1 mg/kg・隔日投与とする.

1 疾患の概念（臨床症状を含む）

デュシェンヌ型筋ジストロフィー（Duchenne muscular dystrophy：DMD）は，ジストロフィンの欠損により全身の筋力が低下する疾患である．独歩は獲得するが，その後ジャンプができない，走れないといった症状から2〜5歳頃に発症する．最近では発熱時などの血液検査をきっかけに，症状がまだ明らかでない時期に診断される例もある．

5歳頃までは緩やかに筋力が増すが，その後徐々に筋力は低下し，平均10歳前後で歩行不能となる．思春期以降に呼吸筋の筋力低下がみられ，人工呼吸器管理が必要となる．現在では非侵襲的陽圧換気療法が広まり，平均寿命は30歳を超えている[1]．

2 ステロイドはなぜ効くか

a. 病態生理

ジストロフィンは筋形質膜直下にあり，N末端でアクチンフィラメントと結合し，高システインドメインでβジストログリカンと結合し，間接的に細胞外基底膜に結合している．このような立体構造，局在からジストロフィンは細胞骨格蛋白であり，筋形質膜の保持，強化に大切な働きをしていると考えられている．

ジストロフィンが欠損しているDMD患者では，細胞外液が容易に筋肉内に流入すると推測されている．細胞外液に多く存在するカルシウムイオンが筋線維を過収縮させ，種々の酵素を活性化して自己消化を起こし，壊死に陥ると考えられている．

本来，壊死した筋線維は貪食細胞によって処理され，筋線維は再生する．DMD患者では再生が壊死を代償し得ず，最終的には筋組織はほとんどなくなり結合織，脂肪組織となる[2]．

b. ステロイドの作用機序

作用機序は明らかではない．提唱されているものとしては，ジストロフィンの発現を増加させる，筋形質膜の安定性を上げる，壊死に伴う炎症を抑えるなどである[3]．

3 初期投与量，投与の方法

a. 効果

ステロイド療法は，進行抑制効果が客観的に証明されている唯一の治療法である．2008年のコクラン・レビューで6つのランダム化比較試験がレビューされ，6ヵ月から2年間の短期間において筋力と筋機能を改善するとされた（エビデンスレベルI）[4]．

ステロイド療法はDMDの根本治療ではない．一時的な筋力改善が期待できるが，副作用も多い．ステロイド療法の機会を自律的に選択できるように，治療をするかどうか，また副作用発現時に継続するかどうかは患者本人，家族とよく相談，同意の上で行う（推奨

グレード A)[3)].

b. 時期

開始時期は運動機能の発達が停止，あるいは，よく転ぶようになった，階段昇降時に手すりが必要になったなど，運動機能がやや低下し始めた時期から開始する場合が多い[3, 5)]．

c. 投与量

海外で推奨される量はプレドニゾロン 0.75 mg/kg 連日投与である．0.3 mg/kg/日以上であれば，効果はあるといわれている（エビデンスレベル I）[4)]．

2012 年に日本小児神経学会がエキスパートオピニオンによるステロイド使用推奨ガイドラインを発表している（以下，推奨ガイドライン）[5)]．それによると，初期量として以下が推奨されている．

> 処方例：初期量はプレドニゾロン 0.5～1 mg/kg/日・隔日投与（最大 30 mg/内服日）．（エビデンスレベル IV，推奨グレード C1）

その後の体重増加に合わせて増量するか，初期量を維持するかはどちらでも可とされている．

朝 1 回投与とする場合が多い．1 回量が多い場合には分 2 にしたり，隔日だと忘れるので連日投与や，内服する曜日を決める（例えば，月，水，金曜日内服）など，適宜変更が必要な場合もある．

4 治療効果の判定と「次の一手」

a. 治療効果

自覚的にも客観的にも筋力改善が報告されている[4)]．一方で，改善を感じない患者もいる．個人差は大きい．

b. 次の一手

2018 年 7 月現在，ない．

5 減量のしかた，止めどきは？ 副作用への対応は？

a. 投与期間，減量のしかた，投与終了のタイミング

歩行不能になった時点で今後ステロイド療法を終了するのか継続するのか，患者本人，家族と相談をする．中止する場合には副腎不全を予防するため段階的に行う[3)]．

歩行不能後も継続してステロイド療法を行うことで，心肺機能，上肢筋力，側弯進行の予防に有用であるという報告がある．ランダム化比較試験は行われておらず，投与量の検討も少ない[3)]．

上記のことを患者，家族に説明し，希望があれば同意の上で投与を継続する．推奨ガイドラインでは投与量は 0.5 mg/kg・隔日投与である[5)]．

b. 投与中の副作用にどのように対応するか

ステロイドの長期治療に伴う成長障害，肥満，骨粗鬆症，消化管潰瘍，高血圧，白内障など，すべて考慮が必要なため定期的に診察，検査を行う．副作用が出現した場合，まずステロイドを 30％程度ずつ減量する．それでも改善せず，プレドニゾロン 0.5 mg/kg・隔日投与を下回る場合には中止も考慮する[3, 5)]．

成長障害に対しては成長曲線による評価を行う．食欲が亢進し肥満が進むと歩行にマイナスとなる．導入時から適切な食事指導を行い体重管理を行う．骨粗鬆症に対しては骨塩量による評価，ビタミン D，K の補充などを行う．消化管潰瘍に対しては抗潰瘍薬を必要に応じて併用等しながら対応する[3, 5)]．

c. ステロイド療法中のワクチン接種

ステロイド使用中に問題になるのは予防接種のことである．DMD への使用量では免疫抑制はそれほど強くなく，不活化ワクチンは通常どおり投与してもよいが，生ワクチンは

安全とはいい切れない．そのため，疾患が確定したら，ステロイド療法に備えて，早めに麻疹，風疹，水痘などの予防接種は済ませることが望ましい[3]．

推奨ガイドラインでは，内服中に生ワクチン接種となる場合には，接種前1ヵ月，接種後2ヵ月の休薬期間が望ましいとされている[5]．

d. 予後の注意点

ステロイド療法を行っていても歩行困難は進む．転倒による外傷のリスクが高まるこの時期には，介入の必要性を医療者が伝えることが大切である．例えば学校でのトイレ移動時の段差や階段など，段階的に補助を入れていく必要がある．

Tips

- ステロイド療法中も歩行困難は進む．患者，家族の気持ちも揺れることが多い．医療者には柔軟な対応が求められる．

●文献

1) 埜中征哉：1 Duchenne 型筋ジストロフィー 1) 臨床症状と経過．埜中征哉（監修），小牧宏文（編），小児筋疾患診療ハンドブック，診断と治療社，2009，52-55
2) 埜中征哉：筋ジストロフィー．臨床のための筋病理，第4版，日本医事新報社，2011，46-55
3) 「デュシェンヌ型筋ジストロフィー診療ガイドライン」作成委員会：ステロイド治療．日本神経学会他（監修），「デュシェンヌ型筋ジストロフィー診療ガイドライン」作成委員会（編），デュシェンヌ型筋ジストロフィー診療ガイドライン2014，南江堂，2014，58-70
4) Manzur AY, et al. Cochrane Database Syst Rev 2008, 23：CD003725
5) 萩野谷和裕他．脳と発達 2012，44：234-238

（白石一浩）

II 各論　B 疾患別のステロイド療法　9. 循環器疾患

a. 心筋炎

Key Points

1. 急性心筋炎の多くはウイルス性であり，ステロイド薬が有効というエビデンスは少ない．
2. 実臨床では免疫グロブリンやステロイド薬等で抗炎症治療を行う場合もあるが，血行動態の維持が難しい場合は速やかに体外補助循環を導入する．
3. なるべく早期により積極的な治療法による介入を行う．急性期を乗り越えられれば最終的な予後は必ずしも悪くない．

1 疾患の概念（臨床症状を含む）

a. 疾患の概念

小児期の急性心筋炎は，新生児から学童，中高生と全年齢層で発症し，軽い感冒様症状から不整脈やうっ血性心不全，突然死とさまざまな臨床像を呈するため，初期の段階で診断するのは容易ではない．先行感染があることが多く，一般に上気道炎や胃腸炎などの先行感染から数日の経過で発症し，その後1週間程のうちに病勢はピークへ達する．免疫グロブリン，ステロイド薬等で抗炎症治療を行うが，血行動態の維持が難しい場合には速やかに体外補助循環を導入する．

劇症型では特に転帰は不良だが，一般に急性心筋炎では，急性期が過ぎた後，完全回復する例，後遺症を残す例，慢性拡張型心筋症へ至る例が各1/3ずつ存在する[1]．

b. 臨床症状

主訴は胸痛や，呼吸苦，失神，けいれん等の循環不良の兆候が典型的だが，軽い感冒様症状のみの場合もある．初診時の症状としては，発熱，嘔吐，全身倦怠感，咳嗽，胸痛のほか，房室ブロックや期外収縮の頻発など不整脈を認める場合があり，逆に不整脈を伴せば心筋炎を警戒すべきである．

原因ウイルスの同定率は低く，第2回目の全国調査によればコクサッキーB群ウイルスやインフルエンザA型ウイルス等を含むわずか25％であった[2]．

2 ステロイドは有効か

a. 病態生理

動物実験によれば，急性ウイルス性心筋炎では，まず最初にウイルスによる直接的な心筋障害が起き，その後に細胞障害性Tリンパ球による心筋障害が加わり，心筋の炎症を増悪させるとされる[3]．そのため，急性ウイルス性心筋炎へのステロイド薬の使用は，最初のウイルスによる直接的な心筋障害を助長させる可能性があるが，後半の細胞障害性Tリンパ球による心筋障害を緩和する可能性も期待される[4]．

b. 免疫抑制薬のエビデンス

しかし，成人・小児を問わず，急性心筋炎に対する免疫グロブリンやステロイド薬を含む免疫抑制薬はエビデンスレベルIIbであり，巨細胞性や好酸球性など一部の病型を除き，急性心筋炎へのステロイド薬の有効性は明確でない．Masonらはウイルス感染に伴う急性リンパ球性心筋炎111例に対し，プラセボ群，ステロイド薬＋アザチオプリン群，ステロイド薬＋シクロスポリン群に分けて治療を

行ったが，心機能や生存率に有意差を認めず，ステロイド薬を含む免疫抑制療法は予後改善効果を認めなかったと報告した[5]．

c. 巨細胞性心筋炎，好酸球性心筋炎

一方，有効性が報告されている病型として，巨細胞性心筋炎と好酸球性心筋炎がある．巨細胞性心筋炎は心筋内に多核巨細胞を伴い，しばしば劇症型を示すもので，関節リウマチや潰瘍性大腸炎等の自己免疫疾患の合併が多く，発症に自己免疫応答の関与も考えられており，ステロイド薬を含む免疫抑制療法の有効性が報告されている[6]（エビデンスレベルⅡa）．

好酸球性心筋炎は心筋内に浸潤した好酸球が脱顆粒を起こし，顆粒中の好酸球カチオン性蛋白（eosinophilic cationic protein：ECP）や主要塩基性蛋白（major basic protein：MBP）などが組織障害を起こすもので，アレルギーや薬剤過敏症，寄生虫も原因とされている．同様にステロイド薬が有効と考えられており（エビデンスレベルⅡa），成人ではプレドニゾロン30 mg/日や1〜2 mg/kg/日，劇症型ではメチルプレドニゾロンパルス療法が有効と報告されている．どちらも小児でも報告されており，例数は多くないがステロイドが有効な病型である[7]．

d. 小児の実臨床における使用例

急性心筋炎に対するステロイド薬の有効性の明確なエビデンスはないが，免疫抑制療法による病状増悪も報告されておらず，内因性のステロイド分泌が引くと考えられる小児例では，実臨床である程度使用されている現状がある．

わが国における第2回目の小児の急性心筋炎に関する全国調査では，対象となった2006〜2011年に心筋炎に罹患した18歳以下221例中，ステロイド薬は28％で使用され，免疫グロブリンは64％で使用されていた[2]．各々，33％，34％で有効と考えられたが，これらの治療薬の使用の有無による生存率は，免疫グロブリン使用/非使用で79％/72％，ステロイド薬使用/非使用で67％/80％と，両者とも使用による生存率に有意差はなかった．第1回目の全国調査でも免疫グロブリンは45％，ステロイド薬は30％で使用され，各々29％，39％で有効と考えられており，ほぼ同様であった[8]．第2回目において，第1回目との注目すべき違いは体外補助循環の使用で，54例（24％）と前回より多く実施された．しかしながら，生存率は全体で76％，急性心筋炎91％，劇症型心筋炎で49％と前回とほぼ同様であった[2]．

3 初期投与の投与量，投与方法

使用量や使用期間に確立されたものはないが，ガイドラインや既報からはステロイドパルス療法が通常の使用法と考えられる．

> 処方例：ステロイドパルス療法
> メチルプレドニゾロン 30 mg/kg/日・1回の静注，3〜5日程度

4 治療効果の判定，減量のしかた

a. 治療効果の判定

臨床症状と，心筋障害のバイオマーカー値等の検査を併せて総合的に治療効果を判定する．

検査としては心エコーでの各種心機能や心室壁の浮腫の程度，CKやトロポニン，NT-proBNPといったバイオマーカー，補助循環を導入している際は補助循環の回転数を考慮しつつ，中心静脈酸素分圧や乳酸値等を含めて循環を評価し，病勢把握と治療効果の判定を行う．

b. 減量のしかた

減量のしかたにも明確なものはないが，ステロイドパルス療法を行った場合はプレドニゾロン 1～2 mg/kg/日などの後療法を行うのが一般的である．その後，プレドニゾロンを減量していく際も病勢をみつつ何段階かに分けて漸減中止するのが妥当である．

- 急性心筋炎の治療にステロイド薬を用いることの是非ははっきりしていない．
- ステロイド薬の使用法としてはステロイドパルス療法が通常と考えられる．
- 血行動態の維持が難しい，または難しくなると予想される場合は速やかに体外補助循環を導入する．

●文献
1) 佐地　勉他．日児循誌 2006, 22：514-524
2) Matsuura H, et al. Circ J 2016, 80：2362-2368
3) Rose NR, et al. Ann N Y Acad Sci 1986, 475：146-156
4) Frustaci A, et al. Circ J 2015, 79：4-7
5) Mason, JW et al. N Engl J Med 1995, 333：269-275
6) Kandolin R, et al. Circ Heart Fail 2013, 6：15-22
7) Watanabe N, et al. Jpn Cir J 2001, 65：923-926
8) Saji T. Circ J 2012, 76：1222-1228

〈加藤雅崇〉

Ⅱ 各論 B 疾患別のステロイド療法 10. 内分泌疾患

a. リンパ球性漏斗神経下垂体炎

Key Points

1. リンパ球が下垂体に浸潤する慢性炎症性疾患である.
2. 炎症が進むと頭痛や視力障害などの圧迫症状に加え,下垂体機能低下症状をきたす.
3. 圧迫症状がある場合は,プレドニゾロン(プレドニン®)1 mg/kg/日を投与する.
4. 効果が不十分なときには外科的な部分切除などを考慮する.

1 疾患の概念（臨床症状を含む）

リンパ球性漏斗神経下垂体炎は,主にリンパ球が下垂体に浸潤する慢性炎症性疾患である. 他の自己疾患を合併する例や種々の自己抗体陽性例が存在することから,自己免疫機序の関与が推測されているが詳細は不明である. 思春期前に発症した小児例の報告は非常に少ない.

病変が前葉に限局したリンパ球性下垂体前葉炎,下垂体茎から後葉に限局したリンパ球性漏斗下垂体後葉炎,下垂体全体に炎症が広がるリンパ球性汎下垂体炎に分類される. 診断には「自己免疫性視床下部下垂体の診断と治療の手引き」が示されている[1].

MRI による画像検査が重要であるが,診断に難渋する例も少なくなく,鑑別診断として,下垂体腺腫,頭蓋咽頭腫,ラトケ嚢胞,胚細胞腫,全身性肉芽腫性疾患（サルコイドーシス,Wegener 肉芽腫症,ランゲルハンス組織球症など）,下垂体周囲からの炎症の波及,全身性炎症性疾患の一部として下垂体,下垂体茎に炎症が生じる IgG4 関連漏斗下垂体炎などが挙げられる.

2 ステロイドはなぜ効くか

a. 病態生理

抗下垂体抗体などの自己抗体を呈する例もあり[2],自己免疫機序の関与によるリンパ球の下垂体への浸潤が想定されている. しかしながら,直接的な証明はされておらず,詳細は明らかでない.

病初期には,炎症によって病変部位が浮腫などによって腫大し,そのための圧迫症状を呈する. 炎症の程度が軽度であると下垂体機能障害も軽いが,炎症が重度になると下垂体の線維化,萎縮,機能低下が生じる[3].

b. ステロイドの作用機序

ステロイドはリンパ球の活性化を抑制,アポトーシスを誘導し,炎症性サイトカイン,ケモカイン,細胞接着分子の産生を抑制することによって,その効果を発揮するものと考えられる.

3 初期投与の投与量,投与方法

a. 病態に即した適正な投与量は？

下垂体の腫大が著明で,腫瘤による圧迫症状（視力,視野の障害や頭痛）がある場合は,ステロイドの薬理量［プレドニゾロン(プレドニン®)換算で 1 mg/kg/日］を投与し,その反応を観察する. 下垂体腫大による圧迫症状

が認められない場合で，下垂体−副腎系の機能低下や尿崩症が認められる場合には，ヒドロコルチゾンの補充療法を行う．急性期であれば，薬理量の投与を試みる場合もあるが，感染症を十分に除外する必要がある．

　下垂体腫大による圧迫症状がなく，下垂体−副腎系の機能低下や尿崩症がみられない場合は，ステロイドは投与せず，MRIなどによって下垂体腫瘤の形態学的変化を経過観察する[1]．

　なお，無治療で自然治癒した症例も報告されている[2]．

> 処方例：腫瘤による圧迫症状があるとき
> プレドニゾロン（プレドニン®）1 mg/kg/日　1日2〜3回内服

b. エビデンスはあるのか

　エビデンスレベルV，推奨グレードC1．

4 治療の効果判定と「次の一手」

a. 治療効果の判定

　下垂体の腫大が著明で，腫瘤による圧迫症状があり，ステロイドの薬理量の投与にて症状の改善が認められれば，ステロイド量を漸減する．

b. 効きが悪いときの「次の一手」

　ステロイドの薬理量の投与にて症状の改善が認められない場合は，腫瘤の部分切除による減圧を試みる．

5 減量のしかた，止めどきは？ 副作用への対応は？

a. 減量のしかた，投与終了のタイミング

　ステロイドは，腫瘤による圧迫症状の改善が得られたら，5日ごとに5 mgずつ減量して，症状の再燃がないことを確認して投与を終了する．

b. 投与中の副作用にどのように対応するか

　ステロイド投与中に副作用を認め，治療を継続できない場合には，脳外科的な治療が選択される．

c. ステロイド薬以外の薬物療法，併用療法は？

　甲状腺ホルモンの低下があればT4製剤を補充する．尿崩症があればデスモプレシンを用いる．

Tips

- 画像所見のみでの診断が困難な例も多く，診断に難渋する場合は組織学的な診断を行った上で，治療を行う．

●文献
1) 日本間脳下垂体腫瘍学会：自己免疫性視床下部下垂体炎の診断と治療の手引き（平成21年度改訂），2009
2) Caturegi P, et al. Endocr Rev 2005, 26：599-614
3) 菊池　清：リンパ球性下垂体炎．日本小児内分泌学会（編），小児内分泌学，第2版，診断と治療社，2016，241-245

（鈴木潤一）

b. 亜急性甲状腺炎

Key Points

1. 有痛性の甲状腺腫を呈する炎症性疾患である.
2. 約6割において破壊性甲状腺中毒症状を呈する.
3. ステロイドの投与が著効する.
4. ステロイドの減量が早いと再燃することがある.

1 疾患の概念（臨床症状を含む）

亜急性甲状腺炎は有痛性の甲状腺腫を呈する炎症性疾患である．有痛性甲状腺疾患の中では最も頻度が高く，男女比は1：7と女性に多い．40～50代に好発し，小児期では比較的まれである．ウイルス感染などによる感冒症状に引き続いて，頸部の腫脹，疼痛および発熱を認める．触診で片葉の甲状腺腫大と圧痛を認め，側頸部から頭部にまで疼痛が及ぶこともある．頸部に発赤を認めることはほとんどない．経過中，痛みの部位が移動すること（creeping）をきたすことがある．診断は有痛性甲状腺腫に加え，検査所見で診断する（表1）[1]．

約6割において破壊性甲状腺中毒症状を呈し，手指振戦，動悸，息切れ，体重減少などの症状をきたす[2]．約6ヵ月の経過で自然治癒するself-limitingな疾患であるが，急性期には発熱，疼痛，甲状腺中毒症状を呈するため積極的に治療を行う．

表1　亜急性甲状腺炎（急性期）の診断ガイドライン（文献1）より引用）

a) 臨床所見
　有痛性甲状腺腫
b) 検査所見
　1. CRPまたは赤沈高値
　2. 遊離 T_4 高値：TSH低値（0.1μU/mL以下）
　3. 甲状腺超音波検査で疼痛部に一致した低エコー域

1) 亜急性甲状腺炎
　a) およびb) の全てを有するもの
2) 亜急性甲状腺炎の疑い
　a) とb) の1および2

除外規定：橋本病の急性増悪，嚢胞への出血，急性化膿性甲状腺炎，未分化癌

【付記】
1. 上気道感染症状の前駆症状をしばしば伴い，高熱をみることも稀でない．
2. 甲状腺の疼痛はしばしば反対側にも移動する．
3. 抗甲状腺自己抗体は高感度法で測定すると未治療時から陽性になることもある．
4. 細胞診で多核巨細胞を認めるが，腫瘍細胞や橋本病に特異的な所見を認めない．
5. 急性期は放射性ヨード（またはテクネシウム）甲状腺摂取率の低下を認める．

2 ステロイドはなぜ効くか

a. 病態生理

上気道炎や呼吸器感染症が先行することが多く，ウイルス感染の関与が疑われているが，原因ウイルスはまだ同定されていない．疾患感受性としてHLA-Bw35の保有者が多い．また，インターフェロンやリバビリン，ペグインターフェロンα-2a投与中での発症も報告され，免疫状態の変化が発症に関与されると推測される．穿刺吸引細胞診検査では多核巨細胞や類上皮細胞を認める．

b. ステロイドの作用機序

疾患の原因が特定できていないが，ステロイドによる治療が著効する．ステロイドによる炎症性サイトカイン，ケモカイン抑制によ

る抗炎症作用のみならず，活性化したリンパ球の抑制，アポトーシスなど免疫機序の抑制も関連していると考えられる．

3 初期投与の投与量，投与方法

a. 病態に即した適正な投与量は？

治療の基本は安静で，症状が軽度の場合は非ステロイド性抗炎症薬（NSAIDs）の投与で経過をみる場合もあるが，ステロイドが著効するためステロイドが禁忌な病態が存在しなければ速やかにステロイドを使用する．プレドニゾロン（プレドニン®）0.3（0.25～0.5）mg/kg/日（成人量で15～20 mg/日）の内服で開始する．

> 処方例：プレドニゾロン（プレドニン®）
> 0.3 mg/kg/日　1日2回内服

b. エビデンスはあるのか

エビデンスレベルV，推奨グレードC1．

4 治療効果の判定と「次の一手」

a. 治療効果の判定

通常ステロイドが著効し，早ければ投与当日に疼痛は消失し，1～2週間の期間で炎症所見および甲状腺腫が消失する．

b. 効きが悪いときの「次の一手」

減量が早いと再燃することがあるため，注意が必要である．診断に誤りがなければ，ステロイドが奏効するが，症状の改善がない場合は，急性化膿性リンパ節炎や橋本病の急性増悪など他の病態を考える．

5 減量のしかた，止めどきは？副作用への対応は？

a. 減量のしかた，投与終了のタイミング

プレドニゾロン0.3 mg/kg（成人量で15 mg）から開始したら，2週間ごとに0.1 mg/kg（成人量で5 mg）ずつ減量し，臨床所見および検査所見の再燃がないことを確認する．

b. 投与中の副作用にどのように対応するか

副作用等でステロイドが使用できないときはNSAIDsを投与する．

c. ステロイド薬以外の薬物療法，併用療法は？

破壊性甲状腺中毒症状を認めるときは，β遮断薬を併用する．抗甲状腺薬は使用しない．

Tips

- ステロイドが著効する疾患でありself-limitingな疾患であるが，積極的に治療を行う．基本的には，その後の甲状腺機能異常は認めず正常に治癒する．再発の頻度も少ない．

●文献
1) 日本甲状腺学会：亜急性甲状腺炎（急性期）の診断ガイドライン 2013 (http://www.japanthyroid.jp/doctor/guideline/japanese.html)
2) Nishihara E, et al. Intern Med 2008, 47：725-729

（鈴木潤一）

a. 炎症性腸疾患
潰瘍性大腸炎，Crohn 病

Key Points

1. 小児の炎症性腸疾患の治療は多岐にわたるが，その中でもステロイド療法は寛解導入において非常に重要な位置にある．
2. 小児の炎症性腸疾患は重症例が多いため，ステロイドの全身投与を要することが多い．
3. 成長障害や思春期遅発などの小児特有の副作用に留意する．
4. 特にステロイド抵抗例や依存例では，栄養療法や免疫調節薬などの治療を適切に併用することが大切である．

1 疾患の概念（臨床症状を含む）

潰瘍性大腸炎（ulcerative colitis：UC），Crohn 病（Crohn's disease：CD）などの炎症性腸疾患（inflammatory bowel disease：IBD）は，遺伝的素因，免疫異常，腸内細菌叢，環境素因などさまざまな因子が発症に関与していると考えられるが，いまだに原因不明の腸管の慢性炎症性疾患である．UC，CD ともに増加傾向であり，約 15％が小児期に発症する．小児期発症例は成人例と比較して病変が広範囲であり，重症化しやすい傾向がある[1]．

症状としては，UC では腹痛，下痢，血便を認める．CD では UC と同様に腹痛，下痢，血便を認めるが，UC と異なり全消化管に病変を認める場合もあるため，肛門病変のみならず体重減少や成長障害を伴うことがより多い．

2 ステロイドはなぜ効くか

ステロイドの作用としては抗炎症作用や免疫抑制作用が主体である．プロスタグランジンやロイコトリエンを抑制することで毛細血管透過性を減少させて炎症部位への白血球の遊走と貪食作用を抑えるほか，活性化したTリンパ球にアポトーシス誘導するなど免疫反応を抑制する．さらに，単球，マクロファージに対して抗原提示能を抑制することで炎症を鎮静化させると考えられる．

3 初期投与の投与量，投与方法

a. 治療方針

本邦の治療指針では UC，CD ともに軽症～中等症以上の重症例，またメサラジン製剤に抵抗性を示す症例に寛解導入目的で適応となる．これらはわが国の治療指針だけでなく，ヨーロッパ小児栄養消化器肝臓学会，欧州 Crohn 病・大腸炎学会においてもコンセンサスが示されている治療法である[2,3]．

UC，CD すべての症例において，まず，栄養療法と 5-ASA 製剤から治療を開始する．

b. ステロイド療法

ステロイド療法に関しては，軽症～中等症の UC では，プレドニゾロン 0.5～1 mg/kg/日（最大 40 mg/日）の経口もしくは静注で開始する．1～2 週間で効果がみられない場合はプレドニゾロン最大 2 mg/kg/日（最大 60 mg/日）まで増量して静注投与を行う．

中等症～重症の UC では，手術の適応に留意しながらプレドニゾロン 1～2 mg/kg/日

（最大 60 mg/日）の静脈投与を行う．

CD では，初期量としてプレドニゾロン 1 ～ 2 mg/kg/日（最大 40 ～ 60 mg/日）を投与する．臨床症状の改善が認められた場合は同量で 2 ～ 4 週間継続する．

c. ステロイドパルス療法

UC, CD いずれにおいても，重症～劇症例や 5-ASA 不応例に対してはステロイドパルス療法が選択されることがある．一般的な方法として，メチルプレドニゾロン 30 mg/kg/日（最大 1,000 mg/日）1 日 1 回点滴静注を 3 日間連続で行い，その後の 4 日間は休薬するという計 7 日間を 1 クールとして，これを 2 ～ 3 クール行う．症状が改善した場合は後療法としてステロイドの全身投与（プレドニゾロン 1 ～ 2 mg/kg/日）を行う．この治療法は海外の報告では否定的な見解が多いが[4]，本邦では比較的安全で効果的に寛解導入が得られたとの報告がある[5,6]．

d. ステロイド局所療法

UC は直腸から連続性の病変を認めることが特徴であり，直腸炎型，左側大腸炎型など炎症が局所に限局している場合は局所療法が選択される．本邦で使用できる薬剤はベタメタゾン（ステロネマ®注腸，リンデロン®坐剤），プレドニゾロン（プレドネマ®注腸），ブデソニド（レクタブル®注腸フォーム）がある．**ステロイド局所療法は直腸粘膜からの吸収が良好であるため長期間使用する場合は全身投与と同等の副作用を示す場合があるため注意する．** 投与量は表 1[6]に示す．

レクタブル®は 2017 年 9 月に UC において承認された新しい薬剤である．ブデソニドのバイオアベイラビリティは約 16 % であるため，局所の抗炎症効果は保ったまま全身への影響は少なく，従来のステロイド薬より全身性の副作用は少ないとされる．また，投与後の体位変換が必要ないため，患児の QOL を向上させる可能性もあるが，本邦では小児への使用経験が少ないため安全性は確立していない．

表 1　ステロイド注腸の種類と投与量
（文献 6）より引用改変）

種類	用量（1 日量）
プレドネマ®注腸	10 ～ 20 kg：5 ～ 10 mg 20 ～ 30 kg：10 ～ 20 mg 40 kg 以上：20 mg
ステロネマ®注腸	10 ～ 20 kg：0.5 ～ 1.0 mg 20 ～ 30 kg：1 ～ 2 mg 40 kg 以上：2 mg
リンデロン®坐剤	10 ～ 20 kg：0.5 mg 20 ～ 30 kg：1 mg 40 kg 以上：1 ～ 2mg
レクタブル®注腸フォーム	1 日 2 回　1 回 2 mg

> **処方例**
> - 軽症～中等症の UC：プレドニゾロン 0.5 ～ 1 mg/kg/日（最大 40 mg/日）の経口もしくは静注
> - 中等症～重症の UC：プレドニゾロン 1 ～ 2 mg/kg/日（最大 60 mg/日）の静脈投与
> - CD：プレドニゾロン 1 ～ 2 mg/kg/日（最大 40 ～ 60 mg/日）の投与

4　治療効果の判定と「次の一手」

治療効果は臨床症状の改善をもって判定されることが多い．UC では疾患活動性を評価することができる Pediatric Ulcerative Colitis Activity Index（PUCAI）が用いられることが多い．しかし，これはあくまでも臨床的寛解であり，内視鏡的な寛解（粘膜の正常化）が必ずしも伴っていないことに留意する．IBD に対するステロイド療法の位置づけは寛解導入療法の中のひとつであり，寛解維持療法として使用することは推奨されない．まずは，粘膜が再生する 2 ～ 3 週間はしっかりステロ

イド療法などで寛解導入し，その後，**維持療法に入ってからは，早期にステロイドから離脱し，また，再燃予防の目的で免疫調節薬などを併用していく**．特に，小児 IBD の場合，ステロイド漸減に伴い再燃・増悪しステロイド離脱が困難な依存例と，適正なステロイド使用にもかかわらず効果が不十分である抵抗例を認めることが多い．これら両者は難治例であり，次の一手として免疫調節薬，生物学的製剤，手術などの治療に関しても積極的に検討していく必要がある．

図1　ステロイド漸減例（文献 7）より引用）

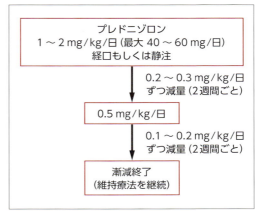

5 減量のしかた，副作用への対応

寛解を認めたのち，4〜8週間かけて漸減していく．決められた漸減方法はなく，明確なエビデンスも確立されていない．本邦では初期量から 0.2〜0.3 mg/kg/日ずつ 2 週間ごとに減量し，投与量が 0.5 mg/kg/日まで漸減できたら 0.1〜0.2 mg/kg/日ずつ漸減するとしている（図1）[7]．

他項で述べられているように副作用はさまざまある．満月様顔貌，尋常性ざ瘡など外見的な容姿の副作用は思春期の小児に大きな精神的苦痛を与え，怠薬などコンプライアンスの低下を招く可能性がある．患児，家族への説明を十分に行う一方，長期間のステロイドの使用を避けることが大切である．早期にコントロールがつきステロイドの投与量が減量されれば中心性肥満などの症状が改善されることを説明し，心のケアをしていく必要がある．

Tips

- 小児 IBD におけるステロイド療法は，寛解導入においては十分量を使用し炎症を早期に抑える一方，寛解維持においてはその使用を控えることで，患児の QOL を保っていくことが重要である．

●文献
1) Jeshion WC, et al. J Clin Gastroenterol 2000, 30：294-298
2) Ruemmele FM, et al. J Crohns 2014, 8：1179-1207
3) Turner D, et al. J Pediatr Gastroenterol Nutr 2012, 55：340-361
4) Rosenberg W, et al. J Clin Gastroenterol 1990, 12：40-41
5) Nagata S, et al. Digestion 2010, 81：188-192
6) Kudo T, et al. Pediatrics International 2011, 53：974-979
7) 佐藤真教他．小児科診療 2017, 4：467-472

〈佐藤真教，大塚宜一〉

Ⅱ 各論　B 疾患別のステロイド療法　11. 消化器疾患

b. 好酸球性消化管疾患
好酸球性食道炎，好酸球性胃腸炎

Key Points
1. 診断には生検による好酸球性炎症の証明が必須である．
2. 第一選択薬として EoE には PPI，EGE には全身性ステロイド薬の投与を行う．
3. 成分栄養剤を含む栄養療法を併用するなど，ステロイドの減量・中止を心がける．

1 疾患の概念（臨床症状を含む）

好酸球性消化管疾患（eosinophilic gastrointestinal disorders：EGID）は好酸球の消化管局所への異常な集積から好酸球性炎症が生じ，消化管組織が傷害され，機能不全を起こす疾患の総称であり，診断には内視鏡検査による消化管粘膜組織の生検が必須である．部位により好酸球性食道炎（eosinophilic esophagitis：EoE），好酸球性胃炎（eosinophilic gastritis：EG），好酸球性胃腸炎（eosinophilic gastroenteritis：EGE），好酸球性大腸炎（eosinophilic colitis：EC）に大別され，EG，EC はしばしば EGE に包括される[1〜3]．

原因による分類では一次性の多くはアレルギー反応が主と考えられ，何らかの原疾患に伴う二次性の消化管好酸球増多の場合は原疾患病名が採用されることが多い．

発症する時期により，病態も分けて考える必要があり，新生児・乳児期の発症である新生児・乳児食物蛋白誘発胃腸症（新生児・乳児消化管アレルギー）においても病理学的に EGID と診断される例があるが，本項では幼児期・学童期以降発症の一次性の EGID について解説する．

2 ステロイドはなぜ効くか

ステロイドは好酸球のグルココルチコイドレセプターに結合し，直接的に好酸球のアポトーシスを促進させる．また，好酸球は IL-3，IL-5，GM-CSF などのサイトカインがないと 24〜72 時間でアポトーシスするが，ステロイドはこれらのサイトカインの発現を抑制することで間接的にも好酸球のアポトーシスを誘導する[4]．

3 初期投与の投与量，投与方法

EGID は EoE と EGE で治療方針が異なる．
a. EoE
EoE ではまずプロトンポンプ阻害薬（PPI）に対する反応が重要である．約半数の症例は PPI の投与により症状や検査での異常が消失する PPI-responsive esophageal eosinophilia（PPI-REE）と診断される．PPI 抵抗性の EoE に以下の局所ステロイド療法が選択される[3]．

> 処方例：フルチカゾン換算
> 88〜440μg/日　1日2回

食後に気道に吸入しないよう口腔内に噴霧し嚥下あるいは，5 mL 程度の水に噴霧したものを嚥下する．嚥下後は口腔内をうがいし 30〜60 分は禁飲食とする．PPI，局所ステロイド療法ともに EoE に対する保険適応はない．
b. EGE
EGE の治療に関しては，現在までにエビデ

ンスレベルの高い報告は少ない．第一選択薬としてプレドニゾロンなどの全身作用ステロイド薬の経口投与が推奨されている[3]．

> 処方例：プレドニゾロン（プレドニン®）
> 0.5〜2mg/kg/日　1日2〜3回内服

4 治療効果の判定と「次の一手」

効果判定は体重増加の回復を含めた臨床症状の改善が重要である．EoEでは症状が改善すれば必ずしも内視鏡による再検は必要ない．EGEはしばしば慢性化しやすく，炎症性腸疾患との鑑別が困難な症例も多いため，内視鏡検査も含めた経過観察が望ましい．

ステロイド依存性，抵抗性の場合，抗アレルギー薬（抗ヒスタミン薬，ロイコトリエン受容体拮抗薬，スプラタストトシル酸塩），免疫抑制薬（アザチオプリン，シクロスポリン，タクロリムス），生物学的製剤（メポリズマブ，オマリズマブ）などがあるが，十分なエビデンスはない．

原因食物の除去による食事療法は，EoEでは根本的な治療となり得るが，EGEでは治癒は得られないという報告が多い．EGID全般に原因食物の同定は困難なため，アレルゲンとなりやすい食物（鶏卵，牛乳，小麦，大豆，ピーナッツ/種実類/木の実類，甲殻魚介類/貝類）の経験的食物除去，または成分栄養療法が行われる．経験的食物除去は，食物除去によるQOLの低下は避けられず，どこの医療施設でも行える治療法ではない．また本症が，必ずしも食物抗原に対するアレルギー反応ではない可能性にも留意すべきである．

5 減量の仕方，止めどきは？副作用への対応は？

EoEの局所ステロイド療法は1〜3ヵ月で効果判定し評価する．カンジダ食道炎の発症率は15〜20％と報告されている．

EGEの全身性ステロイドの減量法に一定の見解はない．0.5〜2mg/kg/日から始め，1〜2週後から漸減することが多い．病状は一時的に軽快するが，再発も多くしばしば難渋する[5]．

中心性肥満，骨粗鬆症などの副作用に加え，小児期特有の副作用である成長障害，思春期遅延にも注意が必要である．寛解維持療法にはステロイドを用いないよう，成分栄養療法の併用などで速やかな減量・中止を念頭においた治療が望ましい．ステロイド依存例，抵抗例においては免疫調節薬も考慮する．

Tips

- 本項の内容は現在作成中である「幼児-成人好酸球性消化管疾患Minds準拠ガイドライン」を中心に作成した．欧米や本邦の成人でEoEは急増している．EGIDは近年急速に認知され始めた難治性疾患で，病態，治療ともにエビデンスの少ない部分が多い．アレルギー疾患と断定せず，好酸球の役割などを考慮して診療にあたる必要がある．

●文献
1) Rothenberg ME. J Allergy Clin Immunol 2004, 113：11-28；quiz 29
2) 日本小児アレルギー学会食物アレルギー委員会：食物アレルギー診療ガイドライン2016，海老澤元宏（監修），協和企画，2016
3) 木下芳一（編）：好酸球性消化管疾患診療ガイド，南江堂，2014
4) Druilhe A, et al. Apoptosis 2003, 8：481-495
5) Kinoshita Y, et al. J Gastroenterol 2013, 48：333-339

（山﨑　晋，大塚宜一）

a. 自己免疫性肝炎

Key Points

迅速な治療介入により長期予後は改善している．ステロイドの総投与量を減らすため，ステロイドパルス療法を治療開始時に選択することで，副作用を可能な限り回避することが重要である．

1 疾患の概念（臨床症状を含む）

自己免疫性肝炎（autoimmune hepatitis：AIH）は，肝細胞障害の成立に自己免疫機序が関与していると考えられ，慢性に経過する肝炎であり，既知の肝炎ウイルス，アルコール，薬物による肝障害，および他の自己免疫疾患に基づく肝障害は除外される．治療に際し，免疫抑制薬，特にステロイド薬が著効を奏す．また，最近の調査により急性肝炎様に発症する症例（急性発症型 AIH）の存在が少なくないことが明らかになった．

小児期の AIH はいかなる年齢でも男女を問わず発症する[1〜3]．欧米では小児例での多くが 18 歳までに発症し，最も頻度の高いのが思春期前であり，その約 75% は女児例とされている[4]．一方，わが国の小児期の AIH の報告では明らかな性差を認めない[1〜3]．臨床における特異的な徴候はなく，食欲不振，易疲労感，血小板減少，関節痛，発熱，発疹などがみられる場合もあるが，**無症状で偶発的に肝機能異常（Chance liver function disorder：Chance LFD）を契機として発見される場合が多い**[1〜3]．また黄疸を伴う急性肝炎として発症する急性発症型 AIH もある[1]．厚生労働省難治性疾患克服研究事業では 1993 年から定期的な全国調査が行われており，本邦における小児期発症の AIH に対する全国調査も行われ，徐々に小児期の AIH の実態が明らかになってきた．

2 疫学，病態生理

本邦の小児期の AIH では明らかな性差を認めない[1〜3]．小児期の急性発症型では黄疸，倦怠感，意識障害など急性肝不全として発症する例があるが，**慢性肝炎型の AIH でも急性増悪例もあるので初診時には慎重に区別しなければならない**[1]．

成人例では感染症や薬剤が AIH の誘因となり得るが，小児期には成人よりも種々のウイルス性感染に罹患する機会が多いので，成人以上に注意する必要がある．AIH は抗肝腎ミクロゾーム−1 抗体（抗 LKM−1 抗体）の有無によりタイプ I と II に分類されるが，欧米ではタイプ I では思春期例が多く，タイプ II では若年に多いとされている[4]．しかし，本邦では小児例の LKM−1 陽性のタイプ I の報告はほとんどない．また欧米では HLA の DR3 と DR4 の相関が指摘されているが，本邦では DR4 陽性例が比較的多く，欧米の症例とは遺伝的背景がやや異なると考えられる[1〜3]．

3 鑑別，診断

a. 鑑別

小児では鑑別を要する病態が多く，特にサイトメガロウイルス（CMV），エプスタイン・バーウイルス（EBV），ヒトヘルペスウイルス（HHV）−6 などのウイルスの初感染に伴って

B 疾患別のステロイド療法

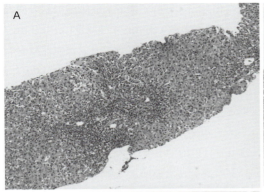
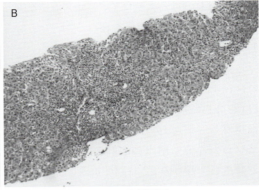
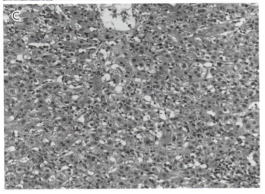

図1　急性発症型 AIH の組織所見
12歳女児．主訴は黄疸．T-Bil：7.9 mg/dL，D-Bil：6.2 mg/dL，ALT：1,315 U/L，抗核抗体陰性，IgG：1,210 mg/dL，PT%：56.1%などであった．肝組織は門脈域の著明な細胞浸潤で拡大しているが，線維増生は弱い．
A：HE 染色，弱拡大．
B：同部位のマッソン・トリクローム染色，弱拡大．
C：HE 染色，強拡大．小葉中心部は壊死炎症が著明である．

トランスアミナーゼの異常を認めることがある．その他にも Wilson 病などの先天代謝異常，原発性硬化性胆管炎（primary sclerosing cholangitis：PSC），原発性胆汁性胆管炎（primary biliary cholangitis）など，鑑別すべき疾患は多い．中でも PSC では自己抗体が陽性となる例が多く，AIH に類似した血液生化学的所見がみられることがある．さらに，PSC は AIH に合併する例（オーバーラップ）もあり，治療法と予後が異なるため AIH と PSC の鑑別は特に注意する必要がある．

b. 診断

AIH の診断には自己抗体陽性や高 IgG 血症，肝組織におけるリンパ球や形質細胞の浸潤や interface hepatitis が重要である．厚生労働省の難治性の肝・胆道疾患に関する調査研究班から発表した AIH 診療ガイドライン（2013）や International autoimmune hepatitis group（IAIHG）の自己免疫性肝炎国際診断基準があり汎用されている[5]．先に述べたように小児期発症の AIH では急性肝炎型が比較的多いが，急性発症型では自己抗体が陽転せず血清 IgG 値が高値を示さない場合もある．

診断には肝組織所見が最も重要であり，筆者らの検討では小葉中心性に壊死炎症が強く，線維化がほとんどない例を急性発症型とし，急性発症型では総ビリルビン値と ALT 値が有意に高く，自己抗体および血清 IgG 値が有意に低い[6,7]．また慢性肝炎型では門脈域周囲の炎症（interface hepatitis），肝細胞のロゼット形成，リンパ球・形質細胞の浸潤が特徴的である[6,7]．図1に急性肝炎型 AIH の組織像を示した．

4 小児期の AIH の治療

a. ステロイドパルス療法

小児では常に身体発達，特に身長を考慮しなければならない．この点を考慮して，筆者

らはAIHに対するステロイドパルス療法を提唱しており，以下に概要を述べる[8,9]．

1）初期投与の投与量，投与方法

ステロイドパルス療法はメチルプレドニゾロン（mPSL）10～30 mg/kg/日（最大1.0 g/日）を3日間投与する（エビデンスレベルV，推奨グレードC1）．すなわちメチルプレドニゾロンを5％糖水に溶解して2時間かけて静注し，残りの22時間は抗凝固療法としてヘパリン100～200 U/Kgを持続投与する．なお凝固異常が強い場合にはヘパリン化はしない．初診時にトランスアミナーゼ値が1,000 IU/L以上であれば，1週間おきに最大3クールまで行う．

> **処方例：ステロイドパルス療法**
> メチルプレドニゾロン10～30 mg/kg/日（最大1.0 g/日）を3日間投与

後療法として4日目からプレドニゾロン1.0 mg/kg（最大投与量40 mg）とアザチオプリン（AZP）0.5 mg/kg（最大投与量100 mg）を内服する．

2）減量のしかた

メチルプレドニゾロン終了時とプレドニゾロン内服開始後1週の時点でトランスアミナーゼ値が治療前より改善していれば，1～2週間おきに2.5 mg/日ずつ減量する．20 mg/日以降はプレドニゾロンを2～4週ごとに1.0 mgずつ減量し，5 mg/日を維持量とし，それ以上は減量しない[8]．トランスアミナーゼの改善を確認しながら，1～2週ごとに2.5～5.0 mg/日ずつ減量する．20 mg/kg/日以降は2～4週ごとに1.0 mgずつ減量し，0.2 mg/kgで維持する．

アザチオプリン（AZP）は治療開始日から0.5 mg/kg/日で開始し，血球系の副作用がなければ1.0 mg/kg/日まで増量する．

なお，乳幼児ではトランスアミナーゼ値の正常化もしくは肝生検で炎症細胞浸潤の消失が認められれば0.5 mgずつ減量し，0.2 mg/kgで維持する．アザチオプリンは血球減少などの副作用がないことを確認し，1 mg/kg/日まで増量する．重篤な副作用がなければ，原則として投与量は変更しない．

メチルプレドニゾロン療法を行うと，通常は4ヵ月以内でトランスアミナーゼ値やγグロブリン値は治療前より著明に改善し，肝硬変や劇症肝不全（急性肝炎重症型を含む）で発症しない限りはほぼ正常化する．

b．劇症肝不全の場合

劇症肝不全で発症した場合は，血漿交換と濾過透析による人工肝補助療法やシクロスポリンAを投与する．人工肝補助療法は凝固因子補充のみでなく，活性化したマクロファージやT細胞から分泌されるサイトカインを除去する効果もある．またシクロスポリンAは活性化したT細胞を抑制するだけでなく，ミトコンドリアの膜保護作用もあり，肝細胞に対する抗アポトーシス効果も期待できる[7]．

以上の治療により満足な結果が得られない場合は，PSCなどの他の疾患と鑑別するために直接胆道造影を行う[7]．

5 治療効果の判定と「次の一手」

a．治療効果の判定

治療目標はトランスアミナーゼ値の完全な正常化であり，組織学的にも炎症が消失することである．

b．効きが悪いときの「次の一手」

ステロイドとアザチオプリンによる治療は過半数の症例で奏効するが，約10％の症例では十分な効果が得られない．再燃や副作用により他の治療法に変更せざるを得ない場合もある．これまで報告されている治療にはシクロスポリン，タクロリムス，ミコフェノール酸モフェチル（MMF），ブデソニドなどが

ある．残念ながらわが国ではシクロスポリン，タクロリムス，ミコフェノール酸モフェチル，ブデソニドは保険収載されていない．

内科的治療でコントロールできずに肝移植をする例はまれであり，自験例はない．海外の報告では肝移植になる例は2〜3％とされている．移植適応としては急性肝不全例と末期肝硬変があるが前者のほうが多い[10,11]．移植成績は他の疾患に比べても悪くない．5年生存率は約90％である．しかし，移植後のAIH再発は約20％とされる．

6 副作用への対応は？

小児に対する長期的なステロイド投与の合併症には成長抑制，骨密度低下，肥満，多毛，眼合併症（白内障）などがある．

一般的には成長期までにいかにステロイド投与量を減量するかが重要である．骨粗鬆症の予防には活性型ビタミンD，Kを投与する．過食による脂肪肝も注意しなければならず，筆者の施設では栄養士も介入している．満月様顔貌や多毛はステロイド薬の減量に伴い改善するが，思春期の小児は自己イメージの低下や集団生活における差別の対象になることがあるので，家庭や教育現場を含めた周辺調整が必要である．

また小児では成人に比べると病識が乏しく，特に思春期には怠薬に注意する．怠薬により再燃がみられ，急性肝不全に陥る例も経験している．

7 治療の終了について

長期経過でステロイドを終了できるか否かは意見が分かれる．この点についてFloreaniらは52例のAIHの経過を観察し，1年以上にわたりトランスアミナーゼ値が正常となり，肝組織でも壊死炎症所見がなかった13例で治療を中止したところ，7例で再燃したと報告している[10]．筆者らは持続的にトランスアミナーゼが正常となりプロトコル肝生検を行い，肝組織が正常になった例にはステロイド維持療法を中止しているが，中止できるのは急性発症型AIHのみである．

Tips

- 小児期発症のAIHの診断は難しい．治療に関してはステロイドパルス療法が普及し，成人に対して用いられるようになった．この疾患を疑った場合は，ぜひ肝臓専門医と連携をとって欲しい．

●文献
1) 藤澤知雄(編)：小児臨床肝臓学，東京医学社，2017，222-225
2) Gregorio GV, et al. Hepatology 1997, 25：541-547
3) 角田智之他．肝胆膵 2014, 69：493-499
4) Mieli-Vergani G, et al. J Pediatr Gastroenterol Nutr 2009, 49：158-164
5) Alvarez F, et al. J Hepatology 1999, 31：929-938
6) 十河 剛他．日小児会誌 2006, 110：1558-1564
7) 十河 剛他：自己免疫性肝炎．小児疾患診療のための病態生理 1 第4版．小児内科 2008, 40（増刊号）：594-599
8) Sogo T, et al. Hepatol Res 2006, 34：187-192
9) 十河 剛他．小児内科 2012, 44：418-419
10) Floreani A, et al. J Autoimmun 2013, 46：7-16
11) Martin SR, et al. Liver Transpl 2011, 17：393-401

〈乾あやの〉

a. 免疫性血小板減少症

Key Points

1. 免疫学的機序により血小板減少や出血症状を起こす．
2. 血小板数および出血症状の重篤度によって治療の適応を決定する．
3. プレドニゾロン（プレドニン®）を使用する場合は，1〜2 mg/kg/日，1日2〜3回の7〜14日間の内服で改善する．
4. 自然治癒する疾患であり，プレドニゾロンの長期投与は避ける．

1 疾患の概念（臨床症状を含む）

かつては血小板減少をきたし得る原因や疾患が特定されない血小板減少症として「特発性血小板減少性紫斑病（idiopathic thrombocytopenic purpura：ITP）」の病名が使用されたが，現在，国際的には免疫学的病態を共通とする血小板減少症として「免疫性血小板減少症（immune thrombocytopenia：ITP）」の病名が使用される．

免疫異常の原因として明らかな原因が特定されないものを一次性ITP（従来のITPに相当する），自己免疫疾患などの基礎疾患や薬剤性など免疫異常の原因が特定されるものを二次性ITP（従来のITP鑑別疾患に含まれる）とする．

さらに，従来は発病・診断から6ヵ月以内に血小板減少が治癒した場合を急性ITP，6ヵ月を超えた場合は慢性ITPとしたが，国際標準化基準では診断から3ヵ月以内の血小板減少症の患者を新規診断ITP，3〜12ヵ月の患者を持続性ITP，12ヵ月を超える患者を慢性ITPとしている[1]．

小児の一次性ITPは2〜6歳をピークに発症する．症状は紫斑や点状出血，鼻出血などの出血症状が多く（30〜90％），次いで歯肉出血や下血，血尿（5〜20％）で，頭蓋内出血などの重篤出血はまれである（0.5％未満）．

血液検査では血小板単独の減少を認め，小児の一次性ITPの場合は，約80％が血小板数20,000/μL以下となる．出血症状の重篤度によっては貧血を認める場合もあるが，多系統の血球減少症や出血症状以外の症状を認める場合は，鑑別診断が重要である．

小児の一次性ITPは自然軽快する疾患であり，約80％は診断後12ヵ月以内に血小板数が正常化する．一方で，約20％は慢性ITPとなる．初発時の年齢（10歳以上），血小板数（20,000/μL以上），先行感染やワクチン接種歴の欠如などが慢性ITPのリスク因子とされる．

2 ステロイドはなぜ効くか

a. 病態生理

小児の一次性ITPは感染症やワクチン接種を契機に発症することが多く，血小板や巨核球の膜表面上の糖タンパク抗原（GPⅡb/Ⅲaなど）に対する自己抗体の産生により，脾マクロファージによる抗体結合血小板の貪食や巨核球による血小板産生低下が起こり，血小板減少およびそれによる出血症状をきたす．

b. ステロイドの作用機序

ステロイドのITPに対する作用は，脾マク

ロファージによる抗体結合血小板貪食の抑制，自己血小板に対する抗体産生の抑制，血小板産生の増加，微小血管内皮の安定化など，いくつかの機序によるものと推察されている．

3 初期投与の投与量，投与方法

a. 病態に即した適正な投与量は？

小児の一次性 ITP は自然軽快する疾患であり，経過観察が基本である．治療介入が頭蓋内出血や慢性 ITP への進展防止に役立つというエビデンスは乏しい．

日本小児血液学会（現・日本小児血液・がん学会）のガイドラインでは，血小板数 20,000/μL 未満かつ広範な紫斑や粘膜出血を認めた場合に，免疫グロブリン大量療法（IVIG）0.8〜1 g/kg またはプレドニゾロン（プレドニン®）1〜2 mg/kg/日・1日2〜3回の7〜14日間内服を行うことが推奨されている[2]．なお，米国血液学会のガイドラインでは，出血症状が重度の場合のみ治療適応ありとしている[3]．

> 処方例：プレドニゾロン（プレドニン®）
> 1〜2 mg/kg/日・1日2〜3回内服

b. エビデンスはあるのか

エビデンスレベルⅠ，推奨グレードB．

4 治療効果の判定と「次の一手」

a. 初期治療に不応あるいは再燃した場合

IVIG やプレドニゾロンによる治療介入後数週間以内に，再度血小板減少をきたすことが多い．この場合でも初発時と同様に血小板数と出血症状の程度により治療介入の適応を決定する．

b. 生命を脅かす重大出血時

頭蓋内出血など生命を脅かす重大出血があるときは血小板数にかかわらず，IVIG（1 g/kg），ステロイド大量療法（プレドニゾロン 30 mg/kg やデキサメタゾン 0.6 mg/kg/日を4日間など），血小板輸血，リツキシマブ投与などを，状況によっては複数組み合わせて行う．

c. 慢性 ITP

小児の一次性 ITP の約 20％が慢性 ITP へと進展する．思春期の成人の女性でリスクが高くなる．さらに，他の血小板減少をきたし得る疾患の鑑別も重要である．

慢性 ITP の治療目標は疾患の治癒ではなく，出血の予防である．したがって，新規診断 ITP と同様，血小板数ではなく出血症状の有無や重篤度によってステロイドや IVIG などの治療介入を検討する．ステロイドや IVIG 以外の薬物療法として，リツキシマブやトロンボポエチン受容体作動薬などが考慮される（表1）．これらの薬物療法を行ったにもかかわらず，血小板減少や出血症状が 12 ヵ月以上継続する場合には，脾摘の適応となる．脾摘の有効率は 70〜80％にのぼる．

5 減量のしかた，止めどきは？ 副作用への対応は？

一次性 ITP は自然軽快する疾患であることから，プレドニゾロン 1〜2 週間投与後は 1 週間程度で漸減・中止し，副作用の原因となる長期投与は避ける．再燃を繰り返す場合や慢性 ITP の場合でステロイドを中止することにより出血症状のコントロールができない場合は，他の治療法への切り替えを検討する（表1）．また，先天性血小板減少症など，他の疾患である可能性についても検討する．

表1 難治性ITPに対する治療選択肢

治療薬	投与量	奏効率	奏効が得られるまでの時間(週)	主な有害事象
リツキシマブ*	375 mg/m²を1週間間隔で4回静注	60%, 完全奏効率は40%, 5年奏効率は20〜25%	1〜8	インフュージョン・リアクション, 血清病, B型肝炎ウイルスの再活性化, 進行性多巣性白質脳症(まれ)
ロミプロスチム*	1〜10 μg/kgを週1回皮下投与	80%, 持続奏効率は40〜50%	1〜4	骨髄線維化, 反応性血小板増多, 血栓症
エルトロンボパグ*	12.5〜50 mgを1日1回内服(錠剤のみ)	80%, 持続奏効率は40〜50%	1〜2	骨髄線維化, 反応性血小板増多, 血栓症, 肝障害

*いずれも適応は慢性ITPのみで, 小児適応はない

- 一次性ITPの診断確定のための骨髄検査について, 臨床像や血液検査所見が典型的であった場合には原則不要であることが各種ガイドラインに記載されている. しかし, ITPの診断は除外診断によることから, ステロイド療法を検討する場合には検査を行うことが望ましい. 特に, 急性リンパ性白血病や再生不良性貧血などの疾患はステロイドの使用によりマスクされてしまう可能性があり, 診断の大幅な遅延につながり得る.

●文献
1) 今泉益栄:血小板の異常. 日本小児血液・がん学会(編), 小児血液・腫瘍学, 診断と治療社, 2015, 434-437
2) 白幡 聡他. 日本小児血液会誌 2004, 18:210-218
*3) Neunert C, et al. Blood 2011, 117:4190-4207

(富澤大輔)

Ⅱ 各論 B 疾患別のステロイド療法 13. 血液疾患

b. 血栓性血小板減少性紫斑病

Key Points

1. 後天性 TTP は von Willebrand 因子切断酵素である ADAMTS13 に対する自己抗体が産生されることによって，血栓性微小血管障害，溶血性貧血，血小板減少，臓器障害をきたす疾患である．
2. 治療の第一選択は新鮮凍結血漿（FFP）を置換液とした血漿交換であり，しばしばステロイドも併用される．
3. 初期治療の効果が不十分な場合は，リツキシマブの併用を積極的に検討する．

1 疾患の概念（臨床症状を含む）

　血栓性微小血管症（thrombotic microangiopathy：TMA）は，① 微小血管障害性溶血性貧血（microangiopathic hemolytic anemia），② 消費性血小板減少，③ 微小血管内血小板血栓による臓器障害の 3 主徴を呈する疾患群であり，これに含まれる代表的な疾患が血栓性血小板減少性紫斑病（thrombotic thrombocytopenic purpula：TTP）と溶血性尿毒症症候群（hemolytic uremic syndrome：HUS）である．

　TTP の古典的診断基準（Moschcowitz の 5 徴候）は血小板減少，微小血管障害性溶血性貧血，腎機能障害，動揺性精神神経症状，発熱であり，HUS の診断基準（Gasser の 3 徴候）は血小板減少，微小血管障害性溶血性貧血，腎機能障害だが，近年これらの疾患の病態が明らかになるにつれ，疾患概念が大きく変化している．

　TTP の病因は von Willebrand 因子（VWF）切断酵素である ADAMTS13 活性の著減（正常の 10％未満）にあるが，その原因として ADAMTS13 遺伝子に異常があるものが先天性 TTP（Upshaw-Schulman 症候群）であり，ADAMTS13 に対する自己抗体（＞0.5 Bethesda U/mL 以上）によるものが後天性 TTP である．

　一方，HUS の 90％以上は O157 などの志賀毒素産生大腸菌（Shiga toxin-producing Escherichia coli：STEC）感染によるものであり，典型 HUS と呼ばれている．それ以外に，遺伝的な補体制御因子異常や抗 Factor H 抗体などの後天的な障害による HUS があり，非典型 HUS（atypical HUS）と呼ばれている．その他，膠原病や造血幹細胞移植後など発症機序が明らかでない TMA は，TTP，HUS いずれにも診断される場合があるが，最近は TMA として診断されることが多い．

2 ステロイドはなぜ効くか

a. 病態生理

　前述のとおり，TTP の病因は先天的（ADAMTS13 遺伝子異常）または後天的（ADAMTS13 に対する IgG 型自己抗体産生）に ADAMTS13 活性が著減することにある．ADAMTS13 活性が著減すると，血管内皮細胞から分泌直後の超巨大 VWF 重合体（unusually large VWF multimer：UL-VWFM）が切断されずに血液中に存在することになる．VWF の主な機能は血小板同士を結合させる

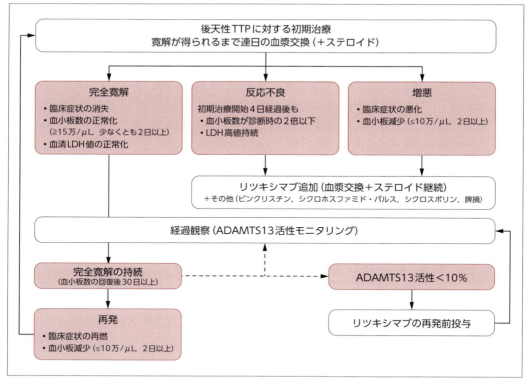

図1 後天性TTPの治療の流れ

役割にあり，その機能はVWFの分子量に依存する．そのため，微小血管に血小板血栓が形成され，末梢の臓器障害（脳神経障害や腎障害など）が発生する．

b. ステロイドの作用機序

後天性TTPの治療の第一選択は，新鮮凍結血漿（FFP）を置換液とした血漿交換であり，60〜90％の奏効が期待できる．血漿交換によってFFPに含まれるADAMTS13を補充し，ADAMTS13に対する自己抗体とUL-VWFMを血漿中から除去する．なお，血漿交換実施前の血小板輸血は病態を悪化させるため，禁忌である．さらに，ADAMTS13に対する自己抗体産生抑制を目的として，ステロイドパルス療法が行われる．

先天性TTPはFFP輸注によるADAMTS13の補充のみで効果がある．

3 初期投与の投与量，投与方法

a. 病態に即した適正な投与量は？

TTPでステロイド投与の適応となるのは，後天性TTPである．高用量メチルプレドニゾロンのほうが通常量（1〜2 mg/kg/日）よりも効果が高い可能性がある．

> 処方例：メチルプレドニゾロン 10 mg/kg/日・3日間静注，その後は 2.5 mg/kg/日・連日静注

b. エビデンスはあるのか

エビデンスレベルⅡ，推奨グレードC1．

4 治療効果の判定と「次の一手」

図1に後天性TTPに対する治療の流れを示

した．近年，後天性 TTP に対する抗 CD 20 モノクローナル抗体リツキシマブの有効性が報告されており，血漿交換などの初期治療を開始して 4 日経過後も反応不良であった場合や，増悪した場合にはリツキシマブの追加を考慮する．リツキシマブの効果が出てくるのに 2 週間程度かかる．また，血漿交換やステロイド投与は継続する必要がある．

重症例に対しては抗がん剤（ビンクリスチンやシクロホスファミド）やシクロスポリンの投与，脾摘なども考慮する．

なお，初期治療開始後 30 日を経過しても反応が得られない場合，または 60 日を経過しても持続的な完全寛解が得られない場合を難治例と定義する．

5 減量のしかた，止めどきは？副作用への対応は？

図 1 に示したように，完全寛解が得られるまでは，血漿交換およびステロイド投与を継続する必要がある．また，反応不良例や増悪例に対してリツキシマブを追加する場合も，引き続き血漿交換およびステロイド投与を継続する．完全寛解が得られた場合は中止可能だが，その場合でも ADAMTS 13 活性のモニタリングを含めた経過観察を慎重に行う必要がある．

Tips

- 後天性 TTP は小児ではまれな疾患であり，しばしば他の TMA と誤診されることも少なくない．致死的な緊急症であり，速やかに血漿交換およびステロイド療法を開始する必要がある．近年，リツキシマブの有効性が報告されているほか，遺伝子組み換え ADAMTS 13 製剤や，VWF と GP 1b の相互作用を阻害する効果を持つ caplacizumab，VWF マルチマーの重合と結合を阻害する効果を持つ N-acetylcysteine などの新規薬剤が相次いで登場している．今後のさらなる治療法の改良を期待したい．

● 文献
1) 岡　俊明：後天性血栓性疾患．日本小児血液・がん学会（編），小児血液・腫瘍学，診断と治療社，2015，461-463
2) 松本雅則：血栓性微小血管症．日本血液学会（編），血液専門医テキスト，第 2 版，南江堂，2015，382-384
*3) Joly BS. Blood 2017, 129：2836-2846

（富澤大輔）

c. 血球貪食症候群

Key Points

1. 免疫の過剰活性化と高サイトカイン血症を背景にして起こる．
2. 一次性（家族性血球貪食リンパ組織球増多症候群など）および二次性（EBウイルス関連など）に分かれる．
3. 軽症例ではステロイド単独や大量ガンマグロブリン療法などで治療する．
4. 重症例や再燃例，一次性の場合は，デキサメタゾンやエトポシドを含む免疫化学療法を行い，病勢をコントロールした後に同種造血幹細胞移植を行う．

1 疾患の概念（臨床症状を含む）

血球貪食症候群（hemophagocytic syndrome）は，免疫の過剰活性化と高サイトカイン血症を背景に，持続する発熱，肝脾腫，2系統以上の血球減少，高トリグリセリド血症，NK細胞活性の低下または欠損，高フェリチン血症，可溶性IL-2受容体（sIL-2R）の高値，骨髄における血球貪食組織球増多，播種性血管内凝固（DIC）などを呈する，致死的緊急症である[1]．血球貪食性リンパ組織球症（hemophagocytic lymphohistiocytosis：HLH）とほぼ同義である．なお，本疾患の診断に血球貪食は必須ではなく，本疾患に特異的な症候でもないことに注意する必要がある．

本疾患は一次性と二次性に分類される．一次性HLHには，家族性血球貪食リンパ組織球増多症候群（familial HLH：FHL）や特定の免疫異常症（X連鎖性リンパ増殖症，Griscelli症候群，Chédiak-Higashi症候群など），原発性免疫不全症や代謝異常症に伴うものなどがある．なお，FHLは5つの病型（FHL1：9番染色体連鎖，FHL2：*PRF1*異常，FHL3：*UNC13D*異常，FHL4：*STX11*異常，FHL5：*STXBP2*異常）に分類され，血球貪食症候群を唯一の表現型とする．二次性HLHには，自己免疫疾患，悪性疾患，感染症（EBウイルス，単純ヘルペスなど），治療関連（造血幹細胞移植後，薬剤性など）などがある．特にEBV-HLHはEBウイルス感染CD8陽性T細胞がクローン増殖することが知られているが，わが国で多く，15歳未満のHLHの約半数を占める．

2 ステロイドはなぜ効くか

a. 病態生理

一次性HLHは細胞障害性Tリンパ球やNK細胞の顆粒放出異常によって，二次性HLHは感染症などが引き金となり，リンパ球とマクロファージの持続的な活性化による制御不能なサイトカイン（TNF-α，IL-6，IL-10，IL-12，sIL-2Rαなど）の過剰産生が起こる．活性化したマクロファージにより血球貪食が起こり，活性化したリンパ球が臓器に浸潤する．

b. ステロイドの作用機序

HLHの治療は，以下の3点を目的として行う．
① 活性化したCD8陽性T細胞やマクロファージ・組織球を標的として，過剰な炎症状態を抑制する．

B 疾患別のステロイド療法

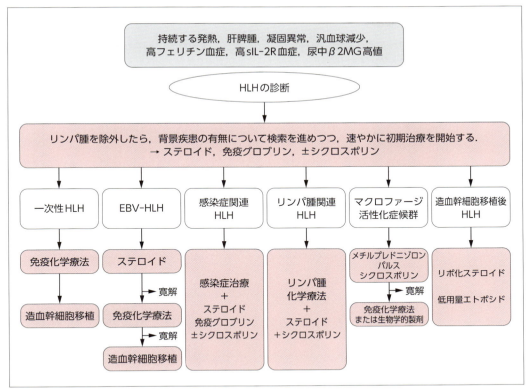

図1 HLHの病型別アプローチ（文献2）より引用）

→ 免疫グロブリン大量療法，ステロイド，シクロスポリン，エトポシド，抗胸腺細胞グロブリン（ATG）
② CD8陽性T細胞やマクロファージ・組織球を活性化させているトリガーを抑制する．
→ 抗ウイルス薬，抗菌薬
③ 一次性HLHについては，背景となる先天性疾患を治療する．
→ 同種造血幹細胞移植

　ステロイドの位置づけは上記①に相当し，活性化したT細胞に対する殺細胞効果を発揮し，T細胞が分泌するサイトカインを抑制するほか，活性化したマクロファージ・組織球にも働き，サイトカインを抑制する．

3 初期投与の投与量，投与方法

a. 病態に即した適正な投与量は？

　図1にHLHの病型別の診療の流れを示す[2]．EBV-HLHなどの二次性HLHは，軽症例から重症例まで多彩である．発熱，血球減少，肝障害，電解質異常が軽度で臓器浸潤がない例は予後良好と考えられ，初期治療では免疫グロブリン大量療法（1 g/kg）やステロイドパルス療法を実施する．特にデキサメタゾン（DEX）は中枢神経移行の点からも有効である．

処方例：デキサメタゾン10 mg/m²/日，1日2回連日静注または内服，またはメチルプレドニゾロン20～30 mg/kg/日・1回（最大1 g/日）・3日間静注

153

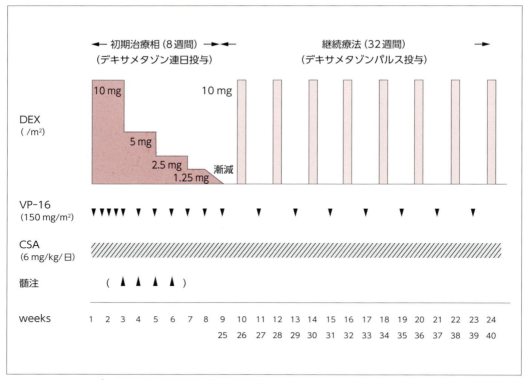

図2　HLH-2004プロトコルの概要（文献3）より引用）

しかし，高熱が持続し，汎血球減少や臓器障害，DIC の合併を有する重症例の場合，急性期の重症化および死亡を防ぐために交換輸血や血漿交換，DIC 治療，感染症の予防と治療などの救急処置および合併症管理を行う．さらに，時期を逸せずにデキサメタゾンやシクロスポリン（CSA）などの免疫抑制薬にエトポシド（VP-16）などの抗腫瘍薬を加えた免疫化学療法を行う必要がある．また，中枢神経病変を有する場合にはヒドロコルチゾンとメトトレキサートの髄注が必要である．代表的なプロトコルである HLH-2004 の概要を図2に示す[3]．

b. エビデンスはあるのか

エビデンスレベルⅢ，推奨グレード B．

4 治療効果の判定と「次の一手」

a. 治療効果の判定

発熱，脾腫，血球減少（特に血小板），高トリグリセリド血症，低フィブリノーゲン血症，高フェリチン血症などの改善，中枢神経病変合併例では髄液所見の正常化が治療効果の指標となる．特に重要なのは発熱の改善であり，ステロイド単独治療開始後 48 時間以内に解熱が得られない場合は，エトポシドを含めた免疫化学療法に移行すべきである．

b. 効きが悪いときの「次の一手」

軽症の二次性 HLH として免疫グロブリン大量投与やステロイド単独投与のみの治療で効果不十分あるいは再燃した場合は，HLH-2004 などに準じて，エトポシド投与を含む免疫化学療法に移行する．近年，EBV-HLH

に対して抗CD20モノクローナル抗体製剤リツキシマブが有効とする報告もある．

免疫化学療法を行っても効果不十分あるいは再燃した場合は，リンパ腫治療に準じた多剤併用化学療法への移行も検討し，最終的には同種造血幹細胞移植を考慮する．

一次性HLHでは，HLH-2004などに準じて免疫化学療法を行い，寛解または症状が落ち着いた段階で，速やかに同種造血幹細胞移植を行う．

5 減量のしかた，止めどきは？副作用への対応は？

十分な病勢のコントロールが得られるまでは治療を継続しなければならない．急性期を乗り切った場合でも，再燃することがあるため，注意深い観察を行う．一次性HLHの場合は免疫化学療法にて病勢コントロールが得られたら，速やかに同種造血幹細胞移植を行う．

- 二次性HLHの軽症例の一部を除いて，診断や治療には専門的な対応が必要であり，小児血液・がん専門医に委ねるべきである．
- 最近，HLHの治療としてリポ化ステロイド（デキサメタゾンパルミチン酸エステル：リメタゾン®）が使用されることがある[4]．本剤は，脂肪乳化剤を結合させたデキサメタゾン製剤であり，活性化マクロファージに取り込まれて保持される性質があることから，活性化マクロファージに対する強力な抗炎症効果とデキサメタゾンに比して副作用を軽減させる特徴がある．

●文献
1) 大賀正一：免疫調節障害：血球貪食症候群など．日本小児血液・がん学会（編），小児血液・腫瘍学，診断と治療社，2015，414-416
*2) Morimoto A, et al. Pediatr Int 2016, 58：817-825
3) Bergsten C, et al. Blood 2017, 130：2728-2738
4) Nishiwaki S, et al. Int J Hematol 2012, 95：428-433

（富澤大輔）

d. Kasabach-Merritt 現象

Key Points

1. Kasabach-Merritt 現象は，Kaposi 肉腫様血管内皮腫または房状血管腫に合併する，血小板・凝固因子の消費亢進による播種性血管内凝固症を起こす病態である．
2. 重篤な出血症状がなければ血小板輸血は避けるべきである．
3. 治療の第一選択はステロイドとビンクリスチンの併用である．

1 疾患の概念（臨床症状を含む）

Kasabach-Merritt 現象は，かつては「Kasabach-Merritt 症候群」と呼ばれ「凝固異常を伴う血管腫」として定義されていた．1996年以降，ISSVA（International Society for the Study of Vascular Anomalies）による分類が提唱され（ISSVA 分類），脈管（血管やリンパ管）が増殖する病態（vascular anomalies）を，内皮細胞増殖を伴う「脈管性腫瘍（vascular tumors）」と内皮細胞増殖を伴わない発生学的異常による「脈管奇形（vascular malformations）」の 2 群に大別する[1]．これにより，Kasabach-Merritt 現象は，2 つのまれな脈管性腫瘍，Kaposi 肉腫様血管内皮腫（Kaposiform hemangioendothelioma：KHE）または房状血管腫（tufted angioma：TA）のいずれかに合併する病態として整理された．TA は病理学的にも KHE に類似しており，現在では KHE の亜型と考えられている．なお，乳児血管腫（infantile hemangioma）で Kasabach-Merritt 現象を起こすことはない[2]．

KHE は，頭頸部・四肢・体壁・後腹膜などの皮膚や深部組織に発生する浸潤傾向の強い腫瘍で，通常は単一病変であることが多いが，多発例も存在する．生下時より認めることが多く，遅くとも生後 5 ヵ月頃までに発症する．病変局所における血管内凝固亢進により血小板や凝固因子が消費され，播種性血管内凝固（DIC）・高度の血小板減少・微小血管障害性溶血性貧血を呈する．まれに，高心拍出量性心不全をきたす．頸部・縦隔・後腹膜の KHE は特に浸潤性が強く，死亡率も高い．

2 ステロイドはなぜ効くか

a. 病態生理

KHE や TA の腫瘍内における血小板やフィブリノーゲンの消費亢進により，重篤な血小板減少等を起こす．

b. ステロイドの作用機序

Kasabach-Merritt 現象に対するステロイドの有効率は報告によりさまざまである（20～70％）．ステロイドの作用機序についても明らかではなく，微小血管内皮の安定化などが寄与することが推察されている．

3 初期投与の投与量，投与方法

a. 病態に即した適正な投与量は？

Kasabach-Merritt 現象に対する治療の第一選択は，ステロイド薬とビンクリスチン（0.05 mg/kg，週 1 回）の併用である[3]．ステロイド単独投与の有効性は高くない．なお，重篤な出血や侵襲的な処置（外科手術等）の必

要がある場合を除いて，**血小板輸血は推奨されない**．輸血によって，血小板が腫瘍内にトラップされ，腫瘍の増大，疼痛など病態の悪化につながり得る．

> 処方例：プレドニゾロン（プレドニン®）2 mg/kg/日・1日2～3回内服．または，メチルプレドニゾロン1.6 mg/kg/日・1日2～3回静注

b. エビデンスはあるのか

エビデンスレベルV，推奨グレードC1．

ム酸など），放射線治療，アクチノマイシンDやシクロホスファミドなどの抗悪性腫瘍薬などが有効とされるが，実際の効果は報告によりさまざまである．近年，プロプラノロールが乳児血管腫に対して広く使用されるようになったが，KHEやTAに対する効果は限定的である．現在最も有望と考えられているのがmTOR阻害薬シロリムスである[4]．シロリムスの代わりに同じくmTOR阻害効果のあるエベロリムスを使用して著効が得られたとする報告もある[5]．

4 治療効果の判定と「次の一手」

a. 治療効果の判定

血小板数の正常化，腫瘍径の縮小，D-ダイマー値の正常化などにより治療効果を判定する．

b. 初期治療に不応あるいは再燃した場合

Kasabach-Merritt現象に対するに二次治療として，インターフェロンα，抗血小板薬（チクロピジンなど），抗線溶薬（トラネキサ

5 減量のしかた，止めどきは？

個々の症例によって異なるが，奏効が得られれば3～4週間のステロイド投与後に漸減中止することが望ましい[3]．また，ビンクリスチンの投与期間は通常20～24週に及ぶ．治療が奏効していても腫瘍が完全に消失することはほとんどなく，血小板数の正常化など病態の改善が得られ，腫瘍径の増大傾向がなければ，必ずしも治療継続の必要はない．

Tips

- Kasabach-Merritt現象に対する治療の第一選択はステロイド薬とビンクリスチンの併用であるが，静脈アクセス等の問題ですぐにビンクリスチンが開始できない場合がある．その際にはステロイド薬を先行して開始する．

●文献

1) 上原秀一郎：良性腫瘍，血管奇形．日本小児血液・がん学会（編），小児血液・腫瘍学，診断と治療社，2015, 567-570
*2) Adams DM, et al. Pediatr Blood Cancer 2017, 69：e26716
3) Drolet BA, et al. J Pediatr 2013, 163：285-291
4) Adams DM, et al. Pediatrics 2016, 137：e20153257
5) Uno T, et al. Pediatr Blood Cancer 2015, 62：536-538

（富澤大輔）

e. 好酸球増加症

Key Points

1. 好酸球増加症の原因は多岐にわたり，二次性，腫瘍性，特発性，異常T細胞クローンの増殖によるもの，の4つに分かれる．
2. 好酸球の発生・分化・増殖にはインターロイキン（IL）-5が必須であり，各種好酸球増加症の病態にも深く関わっている．
3. 高度の好酸球増加症では心臓や肺などに重篤な組織障害を起こし得る．
4. 二次性および腫瘍性の場合を除き，プレドニゾロン（プレドニン®）は治療の第一選択である．

1 疾患の概念（臨床症状を含む）

末梢血中の好酸球数が500/μLを超える状態を好酸球増加症といい，通常は500～1,500/μLを軽度，1,500～5,000/μLを中等度，5,000/μLを超える場合を高度の増加とする[1]．高度の好酸球増加の場合，皮膚・肺・消化管・心臓・神経などの臓器が主な標的となり，組織障害が起こる．特に好酸球性心筋炎は致死的である．

好酸球増加症の原因として，以下のとおり分類される[2]．

① **二次性**：アレルギー性疾患（気管支喘息，アトピー性皮膚炎など），炎症性疾患（自己免疫疾患や炎症性腸疾患など），感染（寄生虫など），薬剤（抗けいれん薬，抗菌薬など），腫瘍（ホジキンリンパ腫など）などによる反応性好酸球増加症で，基礎疾患に伴うIL-5の産生亢進により引き起こされる．

② **腫瘍性**：増加している好酸球自体がクローナルな腫瘍細胞であるもの．WHO分類改訂第4版では，「好酸球増加と遺伝子再構成を伴う骨髄系/リンパ系腫瘍（*PDGFRA*変異，*PDGFRB*変異，*FGFR1*変異，*PCM1-JAK2*変異）」，「他の疾患に分類されない慢性好酸球性白血病」などが定義されている．前者は小児でも認めることがあるが，後者は通常高齢者にしかみられない．*CBFB-MYH11*変異陽性急性骨髄性白血病など，一部の骨髄系腫瘍においても腫瘍性の好酸球増加を認める．

③ **特発性好酸球増加症**（hypereosinophilic syndrome：HES）：末梢血好酸球数が1,500/μL以上が6ヵ月以上持続し，心臓や肺などに好酸球浸潤による臓器障害があり，二次性好酸球増加を伴う基礎疾患がないもの，と定義される．

④ **異常T細胞クローンの増殖による反応性好酸球増加症**：double negative 未熟T細胞（CD3$^+$CD4$^-$CD8$^-$）などの異常T細胞クローンによる反応性好酸球増加症．

①の二次性好酸球増加症の場合は原因の除去や基礎疾患に対する治療が重要である．②の腫瘍性好酸球増加症のうち，*PDGFRA*や*PDGFRB*変異を伴うものはイマチニブが著効する．その他の好酸球増多を伴う腫瘍性疾患は，通常の化学療法や，場合によっては造血幹細胞移植により治療される．したがって，ステロイドが治療の主体となるのは③と④であり，以降はこの2つに絞り記述する．

2 ステロイドはなぜ効くか

a. 病態生理

好酸球の発生・成熟・増殖にはTh2細胞から産生されるIL-5が必須である[3]．好酸球に含まれる好酸性顆粒は強力な陽イオン性タンパク質を含有し，細胞毒性や種々の細胞活性を有する．好酸球増加症による組織障害は，好酸球の脱顆粒による直接作用のほか，顆粒が第XII因子やトロンボモジュリンなどに作用して局所の血栓傾向を引き起こすことでも生じる．また，好酸球はロイコトリエンC4やプロスタグランジンなどを産生し，気道や血管の平滑筋収縮，血管透過性亢進に関与するほか，IL-16，eotaxin，TGF-βなどのサイトカインを分泌することで炎症の増強に携わる．

b. ステロイドの作用機序

ステロイドの好酸球増加症に対する作用は，IL-5をはじめとした各種サイトカイン抑制効果，好酸球をアポトーシスに誘導する効果による．

3 初期投与の投与量，投与方法

a. 病態に即した適正な投与量は？

> 処方例：プレドニゾロン（プレドニン®）
> 1mg/kg/日，1日2～3回内服

b. エビデンスはあるのか

エビデンスレベルV，推奨グレードB．

4 治療効果の判定と「次の一手」

a. 治療効果の判定

ステロイドが有効である．症状の改善と末梢血好酸球数を参考に治療効果を判定する．

b. 効きが悪いときの「次の一手」

ヒドロキシウレア，インターフェロンα，イマチニブ，メポリズマブ（ヒト抗IL-5モノクローナル抗体），アレムツズマブ（ヒト抗CD52モノクローナル抗体），その他の抗がん剤（シクロホスファミドなど）など．

5 減量のしかた，止めどきは？ 副作用への対応は？

好酸球増加症に対するステロイドの減量や中止方法について，一定の見解はない．長期投与が必要な場合は，ステロイドのさまざまな副作用に注意が必要である．

- 好酸球増加症の原因は多岐にわたり，また疾患概念も近年大きく変わっている．多くが二次性であり，基礎疾患の有無を含めた鑑別診断が重要である．

●文献
1) 布井博幸：好中球/好酸球/好塩基球増加症．日本小児血液・がん学会（編），小児血液・腫瘍学，診断と治療社，2015，399-402
*2) Gotlib J. Am J Hematol 2017, 92：1243-1259
3) 宮本智史他．小児内科 2016, 48：964-967

（富澤大輔）

● コラム

TAFRO症候群

　TAFRO症候群は，最近，日本から発信された新しい疾患概念である．2010年に高井らにより症例報告がなされた[1]．血小板減少（thrombocytopenia），全身浮腫・胸水・腹水（anasarca），発熱（fever），骨髄の細網線維化（reticulin fibrosis），臓器腫大（肝脾腫，リンパ節腫大，organomegaly）を呈する原因不明の疾患である．病態はIL-6，IL-2，VEGFを中心としたcytokine stormであり，急激に発症して，重症化し，時に致命的である．やや男性に多く，発症年齢の平均は50歳であるが，思春期の発症例も報告されている[2]．

　リンパ節生検組織では多中心性キャッスルマン病（multicentric Castleman's disease：MCD）に類似した所見を呈するため，MCDの一部であるという研究者もいるが，2016年に岩城らによりTAFRO症候群とMCDの相違点が明らかにされた（表1）[3]．診断基準としては，2015年厚生労働科学研究費補助金「新規疾患；TAFRO症候群の確立のための研究」班によるTAFRO症候群診断基準が作成され[4]，2017年に岩城らによるTARO-iMCDの診断基準案が作成されている[5]．

　鑑別疾患には自己免疫疾患，リンパ腫，クロウ・深瀬症候群（POEMS），抗リン脂質抗体症候群，血栓性血小板減少性紫斑病（TTP），播種性血管内凝固症候群，抗酸菌感染症を始めとする種々の感染症などが挙げられる．

　治療はステロイドが第一選択で，ステロイド大量療法（成人ではプレドニゾロン1 mg/kg/日だが，小児では2 mg/kg/日が必要かもしれない）を2週間，その後漸減する．重症例にはメチルプレドニゾロンパルス療法を行う．ステロイド抵抗例には，シクロスポリンA（CYA）を併用するが，腎不全例などCYAが使用困難な場合にはトシリズマブ，リツキシマブが使用される．

表1　TAFRO症候群とMCDの相違点（文献3）より引用改変）

	TAFRO (n = 25) 平均または陽性率	MCD (n = 19) 平均または陽性率
発熱	84.0%	18.2
体液貯留	96.0%	0
骨髄細網線維化	81.3%	ND
腹痛	32.0%	ND
血小板数	4.3万/μl	33.9万
CRP	14.9 mg/dL	5.9
IgG	1,476 mg/dL	4,775
ALP	469 IU/L	266

ND = no data

● 文献
1) 高井和江他．臨床血液 2010, 51：320-325
2) Paydas S. Critical reviews in Oncology/Hematology 2018, 128：88-95
3) Iwaki N, et al. Am J Hematol 2016, 91：220-226
4) 正木康史他．臨床血液 2016, 57：2029-2037
5) Iwaki N, et al. Sci Rep 2017, 7：42316

（冨板美奈子）

Ⅱ 各論　B 疾患別のステロイド療法　14. 腎疾患

a. ネフローゼ症候群

Key Points

1. 高度蛋白尿，低蛋白血症，浮腫，高脂血症を認める．
2. プレドニゾロン（プレドニン®）60 mg/m²/日（または 2.0 mg/kg/日）内服で開始する．
3. 初期治療 4 週間で寛解したら，国際法または長期漸減法で漸減中止する．

1 疾患の概念（臨床症状を含む）

ネフローゼ症候群（nephrotic syndrome：NS）は，糸球体毛細血管障害の結果，高度蛋白尿，低蛋白血症，全身の浮腫を生じる病気の総称である[1]．小児 NS において，国際小児腎臓病研究班（International Study of Kidney Disease in Children：ISKDC）の診断基準では，蛋白尿の基準値は夜間蓄尿で 40 mg/時/m² 以上または早朝尿で尿蛋白クレアチニン比 2 g/gCr 以上とされ，本邦の小児特発性ネフローゼ症候群診療ガイドライン 2013 でも同様の診断基準を用いている[2]．低蛋白血症については，血中アルブミン濃度 2.5 g/dL 以下とされている．低蛋白血症に伴って高コレステロール血症や浮腫が認められるが，必須ではない．

本邦における NS の発症率は 1 年間に小児 10 万人あたり 6.5 人で，男女比はおおよそ 2：1，半数は 5 歳以下で発症する[3]．NS は特発性（idiopathic）と二次性（secondary）に分類され，小児の場合，特発性 NS（idiopathic NS：INS）が全体の約 90％を占める．INS の腎組織型は，微小変化型と巣状分節性糸球体硬化症がほとんどを占め，80％以上は微小変化型，すなわち光学顕微鏡で明らかな異常を認めず，電子顕微鏡でポドサイト（たこ足細胞）と呼ばれる糸球体上皮細胞の足突起の消失を呈するものが占める．

2 ステロイドはなぜ効くか

a. 病態生理

INS の病因はいまだ不明である．これまでリンパ球の機能異常によって産生される糸球体基底膜透過性亢進因子が大量の蛋白尿出現の主な原因とされてきたが，近年の研究では，ポドサイトの障害が主因ではないかと推察されている[4]．

b. ステロイドの作用機序

グルココルチコイドがどのように NS の病態を改善するのかについて，未解明な点が多いが，ポドサイトの受容体に直接作用して蛋白尿を抑制している可能性が指摘されている．

3 初期投与の投与量，投与方法

a. 病態に即した適正な投与量は？

小児 INS の多くを占める微小変化型の約 90％はステロイドに反応するステロイド感受性 NS であり，初発時には腎生検による組織診断を行わずにプレドニゾロンで治療を開始することが一般的である．国際法もしくは長期漸減法を選択する[2]．国際法は 1960 年代に ISKDC が提唱した治療法で，現在標準法として広く用いられている．一方，KDIGO（Kidney Disease：Improving Global Outcomes）ガイドラインでは 4〜6 週間の初期治療後，減量隔日として 2〜5ヵ月間で漸減

161

する長期漸減法を推奨している．国内で国際法と長期漸減法を比較したランダム化比較試験が行われ，有効性や安全性は同等だった．

> 処方例：プレドニゾロン（プレドニン®）60 mg/m²/日または2.0 mg/kg/日（分3）・連日投与4週間（最大60 mg/日）（国際法，長期漸減法とも初期投与量は同量）

b. エビデンスはあるのか

エビデンスレベルⅡ，推奨グレードB．

4 治療効果の判定と「次の一手」

a. 治療効果の判定

プレドニゾロンの投与で，多くは1週間程度で寛解し浮腫が消失する．低蛋白血症が改善され，高コレステロール血症も改善する．尿試験紙法で早朝尿蛋白陰性を3日連続して示す，または早朝尿で尿蛋白クレアチニン比0.2 g/gCr未満を3日連続して示す場合，完全寛解という[2]．

b. 効きが悪いときの「次の一手」

プレドニゾロン 60 mg/m²/日（または2.0 mg/kg/日）を連日4週間投与しても完全寛解しない場合，ステロイド抵抗性NSと診断する．この場合，腎生検による組織学的診断を行うことが推奨されている．治療は，シクロスポリン投与が第一選択として推奨され，シクロスポリンとステロイドパルス療法の併用も寛解導入に有効とされる[2]．

5 減量のしかた，止めどきは？副作用への対応は？

a. 投与期間，減量のしかた，投与終了のタイミング

初期治療後の漸減・中止方法を示す．

1) 国際法

40 mg/m²/日または1.3 mg/kg/日・朝1回隔日投与4週間（最大40 mg/日）

2) 長期漸減法

40 mg/m²/日または1.3 mg/kg/日・朝1回隔日投与4週間（最大40 mg/日）から漸減し2〜6ヵ月間

b. 投与中の副作用にどのように対応するか

小児INSの約90％はステロイド投与により完全寛解するが，うち約70％が再発を認める．再発時にもステロイドで寛解導入を行うため，ステロイド投与期間が長期になりさまざまな副作用が問題となる．

1) 高血圧

ステロイドにより，交感神経に対する末梢血管の感受性の亢進，ミネラルコルチコイド作用によるナトリウム貯留，レニンの産生亢進などが関係し，高血圧をきたす．ステロイド性の高血圧に対しては，塩分制限し，カルシウム拮抗薬やアンギオテンシン変換酵素阻害薬を使用する．

2) 骨粗鬆症

ステロイドによる骨密度の低下や圧迫骨折には十分に注意する．ステロイド性骨粗鬆症に対する薬物療法については十分なエビデンスがない．初発治療での骨密度低下は限定的だが，再発を繰り返す症例ではステロイドの減量あるいは中止を目的としてステロイド以外の免疫抑制薬の導入を検討する．

3) 眼科的副作用

ステロイドによる主要な眼科的副作用は，緑内障と白内障である．

ステロイド緑内障は，高用量のステロイド投与開始1週間前後に眼圧が上昇することがあり，一般的にはステロイドの減量・中止により眼圧は低下する．高眼圧症の早期発見によって点眼薬などによる眼圧亢進の改善が可能であるため，ステロイド療法開始1週間程

度での眼科受診が望ましい[5]．

ステロイド白内障は，後嚢下白内障を呈することが多い．ステロイド薬を長期使用すると発症率が高くなる．定期的に眼科受診することで白内障の合併と進行状況を早期の段階で把握することが可能である．

Tips

- ステロイド投与後，数日で眼圧上昇や高血圧を認めることがある．満月様顔貌や食欲亢進は比較的短期間の使用でも生じる．長期使用により成長障害，骨粗鬆症，精神障害などの副作用がある．ステロイドの投与量や投与期間に応じて生じる副作用を理解し，全身管理することが重要である．

●文献
1) 飯島一誠：特発性ネフローゼ症候群．日本小児腎臓病学会（編），小児腎臓病学，診断と治療社，2012，215-221
2) 日本小児腎臓病学会（編）：小児特発性ネフローゼ症候群診療ガイドライン 2013，診断と治療社，2013，6-9
3) Kikunaga K, et al. Clin Exp Nephrol 2017, 21：651-657
4) 金子一成．日小児会誌 2014, 118：1324-1335
5) Kawaguchi E, et al. Pediatr Nephrol 2014, 29：2165-2171

（久保田　亘・幡谷浩史）

b. 紫斑病性腎炎

Key Points

1. 紫斑病性腎炎は IgA 血管炎に合併する腎炎である．
2. 臨床症状と腎生検所見で重症度を判断し，重症ではプレドニゾロンを中心とした多剤併用療法を選択する．
3. 治療開始数ヵ月後に尿所見が改善することが多い．

1 疾患の概念（臨床症状を含む）

　IgA 血管炎は細小動脈から毛細血管を首座とする血管炎で，紫斑をはじめ腹痛や関節痛を伴う．IgA 血管炎に合併する腎炎を紫斑病性腎炎（Henoch–Schönlein purpura nephritis：HSPN）といい，病理所見は糸球体に IgA 沈着を認め IgA 腎症に類似する．

　IgA 血管炎の 30 〜 50％に腎炎を発症する．IgA 血管炎は男児に多く，17 歳未満の発症率は年間 10 万人あたり 10 〜 20 人で，4 〜 7 歳の発症率が高い[1]．IgA 血管炎を発症後，50 〜 70％の症例で血尿や蛋白尿を認める（約 90％は 6 週間以内）．多くは自然軽快するが，約 20％に腎機能低下やネフローゼ症候群を呈するため，治療対象を見極めることが大切である．

　蛋白尿の程度と持続期間，腎機能障害やネフローゼ症候群の有無を基準に腎生検し，国際小児腎臓病研究班（International Study of Kidney Disease in Children：ISKDC）の組織分類による重症度を加味して治療方針を決定するのが一般的だが，施設によって治療方針に差がある疾患である．都立小児総合医療センターの腎生検・治療の適応を示す．

- 尿蛋白/クレアチニン比：0.5 〜 1.0 g/gCr，6 〜 12 ヵ月間持続
- 尿蛋白/クレアチニン比：1.0 g/gCr 以上，3 〜 6 ヵ月間持続
- 発症時，高血圧や血清クレアチニン値が上昇（急性腎炎症候群様）
- ネフローゼ症候群
  （血清アルブミン値 3.0 g/dL 未満が 3 ヵ月以上持続する症例は予後不良のため，2 ヵ月持続したら腎生検と治療を検討する）[2]．

　ネフローゼ症候群や急性腎炎症候群を呈する場合は，ステロイドを中心とした治療を行う．中等度の蛋白尿では，組織分類を加味し（半月体形成 50％以上など），症例ごとに検討する．

2 ステロイドはなぜ効くか

　HSPN の約 2/3 に先行感染を認める．感染以外に薬剤や予防接種などの刺激が誘因となって IgA 産生が亢進し，IgA 免疫複合体を形成し毛細血管の内皮細胞に沈着することで血管障害が惹起される．

　治療に関するメタアナリシスでは，プレドニゾロン（prednisolone：PSL）の単独治療は

無効とされる[3]．プレドニゾロンを中心に，免疫抑制薬などを併用する多剤併用療法が一般的である．重症例ではステロイドパルス療法の併用を検討する．

3 初期投与の投与量，投与方法

a. 病態に即した適正な投与量は？

飯島らが報告した多剤併用療法は，プレドニゾロン 2 mg/kg/日の連日投与 4 週間で開始し，2 mg/kg/日の隔日投与 8 週間，その後 2 週間ごとに 0.5 mg/kg ずつ減量し中止する．シクロホスファミド 2 mg/kg/日，ワルファリン 1～2 mg/日，ジピリダモール 3～6 mg/kg/日を併用する[4]．ステロイドの投与法に関するエビデンスは不十分である．都立小児総合医療センターのプレドニゾロン開始方法は飯島らと同様で，その後隔日投与で 2 mg/kg/日を 4 週間，1.5 mg/kg/日を 4 週間，1.0 mg/kg/日を 9 ヵ月，0.5 mg/kg/日を 12 ヵ月，計 2 年間で漸減中止する．

> 処方例：プレドニゾロン（プレドニン®）2 mg/kg/日（分 3）・連日投与 4 週間

b. エビデンスはあるのか

エビデンスレベルIV，推奨グレード C．

4 治療効果の判定と「次の一手」

治療開始数ヵ月後に尿所見が改善するのが一般的である．難治例ではステロイドパルス療法を検討する．近年，難治例に対しシクロスポリンの有効性を示す報告がある．

5 減量のしかた，止めどきは？副作用への対応は？

投与期間や減量方法は前述のとおりである．ステロイド療法中は高血圧，眼科合併症，骨粗鬆症，精神障害などに注意する（詳細は前項「II-B-14-a．ネフローゼ症候群」を参照）．

Tips

- 小児の HSPN では，病初期 1～3 ヵ月は自然治癒傾向が強いため治療を待つことが多いが，病状が進行する場合は直ちに検査，治療を開始する必要がある．血圧や血清クレアチニン値は年齢別に正常値が異なるため，確認して見過ごさないように注意する．

●文献
1) Pohl M, et al. Pediatr Nephrol 2015, 30：245-252
2) Wakaki H, et al. Pediatr Nephrol 2011, 26：921-925
3) Zaffanello M, et al. Pediatr Nephrol 2009, 24：1901-1911
4) Iijima K, et al. Pediatr Nephrol 1998, 12：244-248

（久保田　亘・幡谷浩史）

Ⅱ 各論　B 疾患別のステロイド療法　15. 呼吸器疾患

a. クループ症候群

Key Points

1. クループ症候群の治療にステロイドは有用である．
2. 呼吸窮迫症状の見極めが重要である．
3. 酸素投与や気道確保（気管挿管）を躊躇しない．
4. Err on the safe side.

1 疾患の概念（臨床症状を含む）[1]

　クループ症候群の病態は，喉頭およびその周辺の炎症性浮腫に引き起こされる上気道（特に声門下）狭窄（閉塞）であり，乳幼児は容易に喉頭部の狭小化を招き，呼吸困難に陥りやすい．本症の第一の特徴は"かすれた咳"で，犬吠様（barking）とかアザラシ様（seal like）などと表現され，咳嗽が日中は軽減していても夜間に増悪するのも特徴である．先行する上気道炎症状に続き犬吠様咳嗽，嗄声，吸気性喘鳴が主要症状であり，特徴的な臨床所見から診断は比較的容易である．本項では，主にウイルス性の急性喉頭気管炎について解説する．

　本症における重症度評価は，①上気道狭窄の評価，②急性呼吸窮迫症状の評価の2点に集約される．治療方針の決定に，Westleyのクループスコアが有用であるが，意識レベルとチアノーゼ（低酸素血症）の項目の重みづけが高いことがポイントである（表1）．

2 ステロイドはなぜ効くか

　ステロイド薬のクループ症候群に対する臨床的有効性はよく知られている．しかし，その作用機序や投与量，投与方法（経口または筋注）などについて多くの議論がなされている．

　ステロイド薬の薬理作用は，細胞膜を透過し，その細胞内ステロイド受容体（glucocorticoid receptor：GR）と結合し，抗炎症タンパク質を誘導し抗炎症作用を発現する．この抗炎症作用の主な機序は4つで，①NF-κB（nuclear factor-κB）依存性サイトカインの抑制，②AP-1（activator protein-1）活性の抑制によるAP-1依存性炎症反応抑制，③アネキシンⅠ［annexinⅠ，リポコルチンⅠ（lipocortinⅠ）とも呼ばれる］を産生し，細胞質ホスホリパーゼA2α（cytosolic phospholipaseA2α）を抑制し，アラキドン酸代謝抑制［プロスタグランディン（prostaglandins：PG）とロイコトリエン（leukotorienes：LT）の両者の産生抑制］，④その他，炎症性サイトカイン（TNF-α等），COX-2，ケモカインの産生抑制などである．

3 初期の投与量，投与方法[2〜4]

　クループ症候群で使用されるステロイドは，抗炎症作用の強さと長時間作用型であるためデキサメタゾン（dexamethasone：デカドロン®）が多く，投与後6時間以内で効果発現し，12時間以上効果が持続する．報告されている経口単回投与量は，0.15〜0.6 mg/kgであり，バラツキが大きく，投与経路も経口

表1 Westley クループスコア（文献5）より引用）

臨床症状	程度	スコア
吸気性喘鳴	なし 聴診器を使用して聴取できる（安静時） 聴診器を使用しなくても聴取できる（安静時）	0 1 2
陥没呼吸	なし 軽度 中等度 高度	0 1 2 3
空気の入り （呼吸音）	正常 減少 著明に減少	0 1 2
チアノーゼ	なし 興奮時に出現する 安静時にも出現する	0 4 5
意識レベル	清明 変化あり	0 5

（軽症≦2点，中等症：3～5点，重症：6～11点，呼吸窮迫≧12点）

以外に，筋注，吸入と種々の検討がなされている（デキサメタゾン 0.15 mg/kg の経口単回投与はエビデンスレベル I，推奨グレード A）．重症例で気管挿管の確率を低下させ，臨床症状を早期に軽快させたと報告されている．吸入は，経口や筋注に比し，十分な効果が得られないといわれているが，嘔吐や嚥下困難な場合には試みてみる価値はある．

プレドニゾロン（predonisolone：プレドニン®：PSL）は，1～2 mg/kg の経口投与でデキサメタゾンと同等の治療効果を認めた報告もある．ブデソニド（budesonide：パルミコート®）の吸入が，反復する痙性クループ（spasmodic croup）やステロイドの全身投与に伴う副作用回避を目的として使用される場合がある．

処方例：
①デキサメタゾン（デカドロン®注射液*）0.1 mL（0.5 mg）＋0.1％アドレナリン（ボスミン®注）1 mL（1 mg）＋生理食塩水 5 mL を混和して，0.2 mL を吸入（30分ごとに追加吸入可）
②吸入後，デキサメタゾン（デカドロン®エリキシル）0.15 mg/kg を経口単回服用
参考：デカドロン®エリキシル（0.1 mg/1 mL）
体重 10 kg の処方例：デカドロン®エリキシル 15 mL 1回頓用を内服

*デカドロン®吸入について：原則として，「リン酸デキサメタゾンナトリウム【注射薬】」を「急性閉塞性喉頭炎（クループ症候群）」に対して処方した場合，当該使用事例を審査上認める，とされており症状詳記を付すことが勧められる．

4 治療効果の判定と「次の一手」

a. 治療効果の判定

ステロイド投与（吸入，経口，筋注）後，概ね6時間以内に軽快することが多いが，クループスコア（Westley）を参考に治療効果判定するとともに入院の可否について判断する（表1，2）.

b. 治療効果が不十分な場合の「次の一手」

治療効果が不十分な場合に最も重要なことは，気道確保（気管挿管など）の適応を考慮することと急性喉頭蓋炎や気道異物などの鑑別を忘れてはならないことである．患児の気道閉塞症状（不安状態，不穏状態，発汗，易刺激性，チアノーゼなど）をチェックすることが重要である．

表2 治療効果が不十分で入院を考慮するポイント

- 初期治療の反応が乏しい
- 脱水徴候
- 呼吸窮迫がみられる
- 家族が病状の変化の的確な判断ができない
- 来院までの所要時間がかかる
- 基礎疾患がある（特に気道系）
- 24時間以内の再受診

5 減量のしかた，止めどきは？ 副作用への対応は？

クループ症候群におけるステロイド投与は，単回または2回で軽快することが多いので，減量，休薬を考慮することは少なく，大きな副作用はない．

Tips

- 上気道閉塞関連肺水腫（陰圧性肺水腫）：
  小児では本症の原因としてクループ，喉頭蓋炎，異物，抜管後喉頭浮腫などがあり，急激な上気道閉塞に伴う吸気努力により胸腔内陰圧がかかり，過度の胸腔内陰圧により右室への静脈還流量が増加する．一方で，過度の胸腔内陰圧により血管周囲間質の静水圧は低下し，肺毛細血管から肺胞への水分移動が起こる．その結果，挿管などで気道閉塞病変が急激に解除されると肺水腫を発症する場合もあるので注意する．

●文献

1) Balfour-Lynn IM, et al : Acute Infections That Produce Upper Airway Obstruction. Kendig's Disorders of the Respiratory Tract in Children, 9th ed, ELSEVIER, 2018, 406-419
2) 小児呼吸器感染症診療ガイドライン作成委員会：小児呼吸器感染症診療ガイドライン2017, 尾内一信他（監修），協和企画，2016
3) de Benedictis FM, et al. Corticosteroids in respiratory diseases in children. Am J Respir Crit Care Med 2012, 185：12-23
4) Sparrow A, et al. Prednisolone versus dexamethasone in croup : a randomised equivalence trial. Arch Dis Child 2006, 91：580-583
5) Westley CR, et al. Nebulized racemic epinephrine by IPPB for the treatment of croup : a double-blind study. Am J Dis child 1978, 132：484-487

（梅原　実）

b. 特発性間質性肺炎

Key Points
1. 呼吸器症状と画像所見から本症を疑う．
2. ステロイド内服もしくはステロイドパルス療法で治療を開始する．
3. ステロイド無効例も少なくなく，1ヵ月程度で効果判定を行い，次の一手を検討する．

1 疾患の概念（臨床症状を含む）

胸部X線写真や胸部CT画像で両側肺野にびまん性陰影を認める疾患群をびまん性肺疾患（diffuse lung disease：DLD）と呼ぶ．そのうち，主に肺の間質に慢性的な炎症をきたし，原因が特定できないものを特発性間質性肺炎（idiopathic interstitial pneumonias：IIPs）と呼ぶ．主要症状は，治療に抵抗して2週間以上持続する多呼吸と低酸素血症である．その他の症状としては，咳嗽や発熱，喘鳴，ばち指，体重増加不良，運動耐容能低下（易疲労感）などを認めることもある．長期に経過した症例では，肺高血圧，右心不全をきたすことがある．本邦には確立した小児の診断基準はない．日本小児呼吸器学会の小児特発性間質性肺炎症例登録システムの基準を表1に示す．

2 ステロイドはなぜ効くか

a. 病態生理
主に肺の肺胞間隔壁である間質で（一部の症例では肺胞や細気管支領域でも）炎症が生じ，炎症細胞が間質に集積し，組織障害を起こす．この過程で間質が肥厚し，ガス交換障害（拡散障害）をきたす．炎症が遷延すると，線維芽細胞の増殖や膠原線維の間質への沈着が起こり，線維化が進行する．びまん性肺疾患のうちステロイドが有効な症例は半数に満たないとされ[1]，なぜ効くかについては明らかになっていない．

3 初期投与の投与量，投与方法

a. 病態に即した適正な投与量は？
重症度が低く，増悪のスピードが緩徐な場合にはプレドニゾロン（プレドニン®）内服（2 mg/kg/日，分3）で治療を開始する．

> 処方例：プレドニゾロン（プレドニン®）
> 2 mg/kg/日・1日3回内服

b. エビデンスはあるのか
エビデンスレベルなし．

4 治療効果の判定と「次の一手」

a. 治療効果の判定
効果判定は，安静時（夜間睡眠時）の呼吸数や心拍数，酸素必要量，運動耐容能などの臨床所見，肺機能検査，胸部X線写真や胸部CTなどを参考に1ヵ月以上の期間をかけて行う．

b. 効きが悪いときの「次の一手」
1) ステロイドパルス療法
重症度が高く，増悪のスピードが急激な場合や，プレドニゾロン内服の効果が不十分な場合にはステロイドパルス療法を行う．メチ

II 各論

表1 小児特発性間質性肺炎診断（登録）基準（2009年2月案）

発症時年齢が15歳未満で，以下の3項目を満たし，除外項目がないもの

1) 2週間以上持続する多呼吸・低酸素血症
   症状の持続期間は治療の有無を問わずに判定する
   治療の漸減・中止により症状が再発した場合には，発症時から2週間以上を経過していればよい
   低酸素血症は動脈血液ガス（PaO_2 60torr未満）で診断することが望ましい．やむをえない場合には SpO_2 90％未満で代用してもよい

2) 胸部画像検査（単純X線写真・CT）でびまん性間質性陰影

3) 血清マーカー（KL-6，Sp-A，Sp-D）いずれか1つ以上の上昇
   KL-6の小児での基準値は 83.7〜249.9 IU/mL と報告されている
   高瀬真人，今井丈英，向後俊昭：正常新生児および非呼吸器疾患小児における血清KL-6値.
   日本小児呼吸器疾患学会雑誌 10：99-104, 1999
   Sp-A，Sp-Dの小児での基準値は Kaneko らの報告を参考にする.
   Kaneko K, Shimizu H, Ogawa Y：Pulmonary surfactant protein A in sera in childhood.
   Am J Respitr Crit Care Med 153：A210. 1996
   Kaneko K, Shimizu H, Ogawa Y：Pulmonary surfactant protein D in sera in childhood.
   Am J Respitr Crit Care Med 154：A210. 1997

除外項目
心疾患・感染症・免疫不全・膠原病・重篤な嚥下機能障害
新生児慢性肺疾患（CLD）・新生児呼吸窮迫症候群・嚢胞性肺線維症・薬剤性間質性肺炎
びまん性間質性陰影をきたしうる他の肺疾患（肺胞蛋白症、肺胞微石症など）

参考項目
- 症状　　　以下の症状・身体所見を呈することがある
　　　　　　咳嗽，喘鳴，呼吸困難
　　　　　　哺乳量低下・体重増加不良
　　　　　　運動能低下・易疲労感
　　　　　　ばち指
- 血液検査　血液ガス　動脈血液ガス分析で低酸素血症の程度を評価する
　　　　　　　　　　　通常，二酸化炭素の貯留は認めない
　　　　　　末梢血　　本症に特異的な所見はないが，白血球増多を認めることが多い
　　　　　　LDH　　　上昇することが多い
- 気管支鏡，気管支肺胞洗浄
　　　　　　肺胞蛋白症との鑑別，感染症の否定のために有用である
　　　　　　可能であれば，肺サーファクタントの分析も行う
- 肺生検　　診断のためには実施することが好ましい（確定診断は肺生検によるしかない）.
　　　　　　可能であれば，肺サーファクタントの染色，電子顕微鏡検査も行う
- 遺伝子検査　surfactant protein-C 遺伝子，ABCA3遺伝子の異常が発症に関与しているとの報告がある
- 除外診断
  - 心疾患　心臓超音波検査　先天性心疾患，とくに肺静脈還流異常を鑑別する
　　　　　　心電図　肺高血圧・右心不全の有無を確認する
  - 感染症　間質性肺炎をきたす既知の感染症を鑑別する
　　　　　　真菌や Pneumocystis jirovecii の感染症ではβグルカンの上昇が参考になる
　　　　　　喀痰の採取が困難な症例では，胃液の所見が参考になる
  - 免疫不全
　　　　　　免疫不全を疑わせる既往歴・家族歴の有無を確認する
　　　　　　白血球数（リンパ球数），免疫グロブリン，細胞表面マーカー（CD3/4/8/19）を確認する
  - 膠原病　膠原病を疑わせる症状の有無を確認する
　　　　　　赤血球沈降速度，抗核抗体，検尿などを提出する
  - 嚥下機能障害，胃食道逆流症
　　　　　　上部消化管造影などで，嚥下機能障害・胃食道逆流症の有無を確認する
　　　　　　経口摂取の中止や経管栄養などで症状が改善すれば，本症への関与が濃厚である
　　　　　　多呼吸のために，二次的に嚥下機能が障害されたり，胃食道逆流をきたすことがありうる．したがって，間質性肺炎の原因か結果かは慎重に判断する.
  - 薬剤性　間質性肺炎をきたしうる薬剤の使用歴を確認する

（日本小児呼吸器学会：「小児特発性間質性肺炎症例登録システム運用開始にともなうご協力のお願い」http://jspp1969.umin.jp/ind_img/syourei_sys_3P.pdf より引用）

ルプレドニゾロン（ソル・メドロール®）30 mg/kg（最大 1,000 mg）を，1 時間以上かけて点滴静注を 3 日間行う．パルス療法終了後には，後療法（プレドニゾロン内服，1〜2 mg/kg/日）を行う．

2）ヒドロキシクロロキン

ステロイドで十分な効果が得られない場合に使用する．実際にはステロイドとの併用療法で開始することが多い．投与量は 6〜10 mg/kg/日，分 2 が一般的で，治療効果発現には，2〜4 週以上が必要である[2]．

ヒドロキシクロロキン（プラケニル®）は本症に適応がなく，かつて網膜症のために承認が取り消された薬剤であり，適応を慎重に判断し，患者・家族の同意を得てから使用することが望ましい．使用中は眼科診察を定期的に行い，網膜症の合併についてチェックする．低血糖の関連が疑われる症例報告があり，使用中は血糖値にも注意を要する（特にステロイド併用例において，ステロイドを減量していく過程では注意が必要である）．

3）その他の免疫抑制薬

ステロイド・ヒドロキシクロロキンの併用療法でも十分な効果が得られない場合や，ヒドロキシクロロキンが使用できない場合に，その他の免疫抑制薬を使用することがある．

4）肺移植

重症度が高く進行性で，内科的治療に反応しない場合には，肺移植を検討する．国内では生体肺移植がその主な手段となる．本症は新生児から乳児期の発症が多く，移植に際してはドナーからの移植肺が胸郭に収まるかの評価が必要である．

5 減量のしかた，止めどきは？副作用への対応は？

ステロイド有効例では安静時（夜間睡眠時）の呼吸数や心拍数，酸素必要量，運動耐容能などの臨床所見，肺機能検査，胸部 X 線写真，胸部 CT，血清マーカー（LDH，KL-6，SP-D など）などを参考に時間をかけて慎重に減量する[3]．ステロイド投与中は副作用監視のため，成長，骨密度，血圧，血糖などのモニタリングを行う．

> **Tips**
> - 重症度が低ければ内服から開始し，病勢が強ければステロイドパルス療法から開始する．ステロイド無効例も少なくなく，その際はヒドロキシクロロキンの併用も考慮する必要がある．

● 文献
1) de Benedictis FM, et al. Pediatr Pulmonol 1996, 22：44-57
2) Springer C, et al. Arch Dis Child 1987, 62：76-77
3) Clement A, et al. Eur Respir J 2004, 24：686-697

（手塚純一郎）

C. 過敏性肺炎

Key Points

1. 真菌などの有機あるいは無機粉じんを反復吸入するうちに感作されて起こるアレルギー性肺炎である．
2. *T. asahii*, *T. mucoides* などによる夏型過敏性肺炎が70％以上を占め，家族内発症も約20％に認める．
3. 症状に非特異的なものが多いため，診断のためには呼吸器症状が遷延する際に本疾患を疑うことが重要である．
4. 治療の3原則は，① 原因抗原からの患者隔離，② 生活環境からの原因抗原を除去するための環境改善対策，③ ステロイド薬などの薬物療法，である．

1 疾患の概念（臨床症状を含む）

過敏性肺炎は真菌胞子，細菌，鳥類の蛋白，イソシアネートなどの有機あるいは無機粉塵を反復吸入しているうちに，これに感作されて起こるアレルギー性肺炎の総称である．呼吸細気管支から肺胞にかけて沈着した抗原に対し起きたⅢ型およびⅣ型アレルギー反応により発症するとされている．臨床的には急性と慢性に病型が分類されるが，これらのアレルギー反応は外的内的要因によってさまざまに変化するため，病型や疾患の進行に多様性を生じる．

過敏性肺炎の原因となる抗原は100以上存在する．代表的な抗原を表1に示す[1]．本症の疾患名はその発症環境を示す職業や居住状況によって命名されており，実際の抗原を示していないので注意が必要である．我が国では，高温多湿，古い木造住宅という日本の住宅環境下に生育しやすい Trichosporon 属などの真菌を吸入することによる夏型過敏性肺炎が過敏性肺炎の74.4％を占め最も多く，家族内発症も約20％と注意を要する[2]．

経気道的に侵入した抗原が呼吸細気管支から肺胞にかけて沈着し，特異抗体と免疫複合体を形成し，これが補体の関与により肺局所に急性炎症を惹起し，主としてⅢ型アレルギー反応が関与し発症する．肺内から抗原が除去できない場合には，引き続いてⅣ型アレルギー反応が起こり，肉芽腫性胞隔炎が形成されると考えられる．

急性型は，比較的大量の抗原に断続的かつ短期間曝露された場合にみられるもので，抗原曝露後4〜6時間して発熱，咳嗽，呼吸困難を呈する．抗原曝露を回避すれば症状は治まるため，夜間就寝中に曝露されるものが原因の場合，日中受診時は症状が改善し，所見に乏しいことがあるため注意を要する．

2 ステロイドはなぜ効くか

抗原曝露への過剰な免疫反応を抑制することで効果を発揮すると考えられている．

3 初期投与の投与量，投与方法

治療と再発予防の3原則は，a. 原因抗原からの患者隔離，b. 生活環境から原因抗原を

表1 過敏性肺炎の原因抗原（文献1）より引用

疾患名	発生状況	抗原
鳥関連過敏性肺炎	鳥飼育 自宅庭への鳥飛来 鶏糞肥料使用 剝製 間接曝露	鳥排泄物 鳥排泄物 鳥排泄物 羽毛 隣人のハト，公園・神社・駅の野鳥，野鳩の群棲
羽毛ふとん肺	羽毛ふとん使用	羽毛
農夫肺	酪農作業 トラクター運転	*Saccharopolyspora rectivirgula*, *Thermoactinomyces vulgaris*, *Absidia corymbifera*, *Eurotium amstelodami*, *Wallemia sebi* *Rhizopus* 属
夏型過敏性肺炎	住宅	*Trichosporon asahii*, *Trichosporon mucoides*
住宅関連過敏性肺炎	住宅	*Candida albicans*, *Aspergillus niger*, *Aspergillus fumigatus*, *Cephalosporium acremonium*, *Fusarium napiforme*, *Humicola fuscoatra*, *Peziza domiciliana*, *Penicillium corylophilum*, *Cladosporium sp.*
加湿器肺	加湿器使用	*Aspergillus flavus*？ *Phoma herbarum*？
塗装工肺	自動車塗装	イソシアネート
機械工肺 (machine operators lung)	自動車工場 (metal working fluids)	合成水溶性機械洗浄液中 *Acinetobacter lwoffii*？ *Pseudomonas fluorescens*？
小麦粉肺	菓子製造	小麦粉
コーヒー作業者肺 (coffee worker's lung)	コーヒー豆を炒る作業 (coffee roast factory)	コーヒー豆塵埃 (coffee-bean dust)
温室栽培者肺	ラン栽培（温室） キュウリ栽培（温室）	不明（木材チップの真菌） 不明
キノコ栽培者肺	シイタケ栽培 エノキダケ栽培	シイタケ胞子 エノキダケ胞子（？）
コルク肺	コルク製造作業	*Penicillium glabrum*, *Aspergillus fumigatus*, *Chrysonilia sitophila*

除去するための環境改善対策，c. ステロイド薬などの薬物療法，である[3]．

a. 原因抗原からの患者隔離

本症が疑われたらまず入院させるのが原則である．典型例では入院後数日から10日前後で症状の改善がみられることが多いが，慢性型の場合，抗原回避による症状改善に数週間を要することもある．症状の改善を待って外泊試験を行い，外泊中に再燃がなければ退院とする．

b. 環境改善対策

夏型過敏性肺炎の場合，原因抗原である *T. asahii*, *T. mucoides* は日当たりや風通しが悪い場所に繁殖しやすいため，これらの場所を中心に大掃除や住宅改修を行うのが有効である[3]．

c. 薬物療法

上記a，bによる病状改善が不十分な場合や，日常動作で息切れ・低酸素血症を認める症例はステロイド薬などの薬物療法を考慮する．病状に応じ，経口プレドニゾロン（プレドニン®）0.5～1 mg/kg/日・1日1回朝より開始・漸減する．呼吸不全を呈する場合はステロイドパルス療法も行うことがある．ステロイドの投与は急性において短期的効果は示されているものの，長期的な効果は示されておらず[4]，慢性においては効果は明らかではない[5]．

> 処方例：経口プレドニゾロン（プレドニン®）0.5～1mg/kg/日・1日1回朝

d. エビデンスはあるのか

エビデンスレベルなし．

4 治療効果の判定と「次の一手」

治療効果の判定は症状ならびに，画像，肺機能，労作時の低酸素血症の有無を指標とする．

抗原回避とステロイド薬による改善が悪い慢性型ではアザチオプリン，ミコフェノール酸モフェチルなどの免疫抑制薬の投与を考慮する．

5 減量のしかた，止めどきは？副作用への対応は？

ステロイド薬投与で効果がみられる場合は1～2週間継続し，その後2～4週間かけて漸減，中止する．抗原回避が十分にできていればステロイド薬長期投与を必要とすることは通常ない．

漸減に伴い悪化を認める場合は，原因抗原の回避徹底と再検索，診断の見直しを行うとともに，副作用の発現を監視する．

Tips

- 過敏性肺炎は急性であれば予後は良好であるが，症状は非特異的なものが多く，診断のためには呼吸器症状が遷延する際に疑うことが肝要であり，胸部X線写真が診断のきっかけとなることが多い．
- 本疾患を疑った際は，入院による抗原回避を行い，症状の推移を慎重に観察する．

●文献

1) 宮崎泰成．The LUNG perspectives 2012, 20：295-300
2) Yoshida K, et al. Occup Environ Med 1995, 52：570-574
3) 管 守隆：過敏性肺炎．永井厚志他（編），呼吸器病 New Approach 7 間質性肺炎−びまん性肺疾患，メディカルレビュー社，2002, 188-195
4) Kokkarinen JI, et al. Am Rev Respir Dis 1992, 145：3-5
5) Zacharisen MC, et al. Ann Allergy Asthma Immunol 2002, 88：175-182

（手塚純一郎）

Ⅱ 各論　B 疾患別のステロイド療法　16. アレルギー疾患

a. アレルギー性鼻炎

Key Points

1. 鼻噴霧用ステロイドは症状改善効果の強い薬剤である．
2. 鼻噴霧用ステロイドは鼻中隔ではなく側壁を狙って噴霧する．
3. 漫然と処方するのではなく，噴霧手技と治療効果を診察のたびに確認する．

1 疾患の概念（臨床症状を含む）

アレルギー性鼻炎は鼻粘膜のⅠ型アレルギーで，原則として「発作性反復性のくしゃみ」，「水性鼻汁」，「鼻閉」を3主徴とする．好発時期から通年性と季節性に分かれ，前者の多くは室内塵，ダニアレルギーで，後者のほとんどは花粉アレルギーである．季節性アレルギーはアレルギー性結膜炎を高頻度に合併している．

2 ステロイドはなぜ効くか

a. 病態生理

アレルギー性鼻炎は，アレルギー素因（アレルギーの既往歴，合併症，家族歴）をしばしば持ち，血清特異的IgE抗体レベルの上昇，局所マスト細胞，および局所と血液の好酸球の増加，粘膜の非特異的過敏性亢進などの特徴を持つ．

b. ステロイドの作用機序

ステロイド薬は多様な作用をもっているが，アレルギー性鼻炎の治療に使う目的は抗アレルギー・抗炎症作用である．鼻噴霧用ステロイドは，現在のアレルギー性鼻炎治療薬の中では症状改善効果の強い薬剤である．その作用は抗炎症作用にある．主な作用機序として，① 粘膜型マスト細胞・好酸球・リンパ球の鼻粘膜局所浸潤の抑制，② サイトカインの産生・放出の抑制，③ 血管透過性や腺分泌の抑制，④ アラキドン酸代謝の阻止によるロイコトリエン・プロスタグランジン産生の抑制などが挙げられる．アレルギー反応の即時相には効果がなく，遅発相のみに効果があるといわれているが，連用すれば即時相にも有効である．

3 初期投与の投与量，投与方法

a. 病態に即した適正な投与量は？

鼻アレルギー診療ガイドライン2016年版（以下，PG-MARJ2016）では，鼻噴霧用ステロイドの用法用量調節に関する記載はなく，それぞれの薬剤の添付文書に従った用法用量で投与する．1日1回噴霧（ナゾネックス®，アラミスト®，エリザス®）と1日2回噴霧（リノコート®，フルナーゼ®）の製剤がある．なお，ステロイド点鼻薬を処方した際にも吸入薬や外用薬と同様に投与手技（図1）を指導しておくことで，治療効果を高め，局所的副作用予防となり得る．

b. エビデンスはあるのか

PG-MARJ2016のWeb版EBM文献集では以下の記述がある．

「通年性アレルギー性鼻炎においては，鼻噴霧用ステロイド薬の1年間という長期投与の検討から，鼻粘膜局所および全身の副作用は認めないばかりか，長期に使用するほど効果

II 各論

噴霧式点鼻ステロイドについて

- 鼻粘膜の炎症を抑え，くしゃみ，鼻みず，鼻づまりなどの症状を改善します．
- 症状改善までに数日かかりますが，毎日継続して使用することにより効果を得ることができます．

1日1回！ 習慣づけましょう！

噴霧用ステロイドの使用方法

1. 鼻をかみます．
2. スプレーは歯ブラシの横に置いておき，歯磨きをする前に使いましょう．
3. 容器を振ります．
4. 本を読むときのように下を向きます．
5. 左の鼻には右手を使い，ノズルを鼻の内側から外側に向けて，噴霧しましょう．
6. 手をかえて反体側も同じようにします．
7. 使用後は鼻を強くかまないようにしましょう．歯磨きをしながら，スプレーが自然に鼻の奥へ移動するのを10分か20分ほど待ちます．これにより効果が発揮されます．

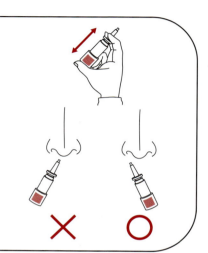

使用上のポイント
スプレーは鼻中隔（鼻の中心）ではなく，側壁をねらって噴霧しましょう．鼻血や痛みといった点鼻薬による副作用を減らす事ができます．

メンテナンス
新しいスプレーを使い始める時は，何度か空うちを行い，液が完全に霧状になるのを確認してから使用しましょう．
使用後は容器の先をティッシュで拭いて，キャップをして保存します．

図1　ステロイド点鼻薬の投与手技

が上がる可能性が示唆されている．花粉症においても花粉の飛散時期に使用することで，いずれの鼻噴霧用ステロイド薬も鼻症状の改善に効果があることが窺える．さらに，作用機序に関する検討から，肥満細胞，好酸球，活性化Tリンパ球の浸潤や局所のTh2サイトカイン産生を抑制することが明らかに示されている．また，副作用は全身ステロイド薬に比較して鼻噴霧用ステロイド薬の通常の使用量ではほとんど認めないことが報告されている．したがって，鼻噴霧用ステロイド薬は，通年性あるいは花粉症いずれにおいても有効でしかも安全に使用できる薬物として推奨できる」

4 治療効果の判定と「次の一手」

a. 治療効果の判定

PG-MARJ2016では，アレルギー性鼻炎症状の重症度分類を治療前後で評価し，一段階の改善を認めれば「改善」，二段階の改善を認めれば「著明改善」と判定するとしている．ま

た，日本アレルギー性鼻炎標準QOL調査票を用いて，治療前後の経過を評価する方法もある．診察のたびに噴霧手技と治療効果を必ず評価することが必要である．

b. 効きが悪いときの「次の一手」

治療手技や服薬遵守率，抗原曝露対策（ダニ対策や花粉対策など）でできることがないかなど，基本的な治療が確実にできているか確認する．原因アレルゲンがダニあるいはスギであれば，舌下免疫療法について情報提供を行い，導入する．

5 減量のしかた，止めどきは？副作用への対応は？

a. 投与期間，減量のしかた，投与終了のタイミング

症状の苦痛の強さは患者により異なるが，重症度分類で軽度以下なら多くは薬物投与なしで普通の生活ができる．通年性アレルギー性鼻炎で，年に数回，2週間以内程度の症状増悪なら症状安定といえよう．埃っぽいところに行くとくしゃみを連発するエピソードがなくなったり例年の症状増悪時期になっても症状増悪がなかったりするなど，抗原誘発反応の陰性化も寛解状態判定の具体的パラメーターとなり，減量あるいは治療終了の指標となる．

b. 投与中の副作用にどのように対応するか

局所的副作用として軽度の鼻内刺激感・乾燥感，鼻灼熱感，鼻出血などが時にみられる．鼻噴霧用ステロイドの噴霧を鼻中隔めがけて実施することで鼻出血を起こしやすくなる．投与手技を確認して，鼻粘膜の外壁を狙って実施するように指導し直す．これでも改善しない場合は症状が消失するまでいったん休薬して再開してみる．

c. ステロイド薬以外の薬物療法，併用療法は？

抗ヒスタミン薬，抗ロイコトリエン薬などの内服薬や点鼻用血管収縮薬など薬物療法だけでなく，手術療法も選択肢として挙げられる．手術療法の目的は鼻閉の改善にある．適応は保存的療法で改善がみられず，鼻噴霧用ステロイド薬や点鼻用血管収縮薬に対する反応性の悪いものである．

d. 予後の注意点

アレルギー性鼻炎では，ある程度症状をコントロールすることは可能となったが，治癒を得るのは困難な慢性疾患である．ダニあるいはスギが主なアレルゲンの場合は，治癒を目指してアレルゲン免疫療法を導入するのが好ましい．

Tips

- 通年性アレルギー性鼻炎は慢性的に症状があるため，鼻所見が顕著な患者であっても症状の自覚がまったくない場合も少なくない．上気道症状のある患者では日常的に鼻所見をとるように心がけて，鼻閉や鼻汁の顕著な場合には点鼻ステロイドを含めたアレルギー性鼻炎の治療を試みる．所見が改善されて，今まで存在していた頭痛や咳払いが消失したり，集中力が増して学業のパフォーマンスが向上したり，思わぬ効果が現れてくることがある．

●文献
1) 鼻アレルギー診療ガイドライン作成委員会（編）：鼻アレルギー診療ガイドライン—通年性鼻炎と花粉症—2016年版，改訂第8版，ライフ・サイエンス社，2015

（岡藤郁夫）

b. 気管支喘息　1) 長期管理

Key Points

吸入ステロイド薬は気管支喘息長期管理薬の基本となる薬剤であり，間欠型をのぞき定期的な使用が推奨される．個々の患者の特性に適した製剤を重症度に応じて選択し，アドヒアランスの向上に努め，アンダートリートメントを防ぐべきである．

1 疾患の概念（臨床症状を含む）

気管支喘息は，発作性に気道狭窄が出現し，喘鳴，咳嗽，呼気延長，呼吸困難などの症状が反復する疾患であり，基本病態は慢性気道炎症と気道過敏性の亢進である．慢性炎症という疾患の性質から抗炎症が治療の基本であるが，その中でも吸入ステロイド薬（inhaled corticosteroid：ICS）の果たす役割は大きい．本項では，長期管理薬としてのICSの使用法について筆者の考えを交えて概説していく．

2 ICSの効果と種類

ICSは気道局所に作用し，強力に炎症を抑制する．ICSの効果のエビデンスは確立しており，使用による症状の軽減，呼吸機能・気道過敏性の改善，急性増悪・入院・死亡の減少などが明らかにされている[1〜4]．用量依存性に効果が増大するが，量が多くなるほど増量の効果は乏しくなり，副作用頻度が上昇する．フルチカゾン換算で200μg/日以下であれば全身性の副作用は問題ないとされる．

小児に適応があるICSを表1に示す．ICSは大きくpressurized metered-dose inhaler (pMDI)，dry powder inhaler (DPI)，懸濁液に分けられる．

pMDIは圧縮ガスによって噴射される一定量のエアゾールを吸入する方法で吸気との同期が必要であるが，スペーサーを使用すれば年少児でも吸入できる．スペーサーは吸入効率改善，副作用軽減にも有用である．最近，さらに末梢の気道に炎症が存在する small airway asthma phenotype が注目されているが，より末梢まで届く粒子径2μm以下のICS（キュバール™，オルベスコ®）が有効であるという報告がなされ興味深い[5, 6]．

DPIは微小な粉末を吸入する方法で吸気と同期の必要がなく簡便だが，十分な吸気流量が必要（通常5歳以上）で，pMDIより上気道に沈着しやすい．

懸濁液は乳幼児でも吸入できるがネブライザーが必要である．小児気管支喘息治療・管理ガイドライン2017（JPGL2017）では一部保険適用外の高用量に設定されていることに注意する[7]．

3 ICSの小児気管支喘息長期管理における使い方

ぜひJPGL2017を熟読していただきたい[7]．表2に6〜15歳の長期管理に関する薬物療法プランを例示する．5歳以下の薬物療法プランは省略するが，基本的にICSの使用法は同様である．6歳以上ではICS/LABA (long-acting β_2 agonist) や抗IgE抗体が追加されている．治療開始時の重症度に応じて治療ス

表1 小児に適応のある吸入ステロイド薬（配合薬を含む）

剤型	名称（商品名／一般名）	小児用量	備考
pMDI	キュバール™ エアゾール／ ベクロメタゾンプロピオン酸エステル（BDP）	通常1回50μg、1日2回 最大200μg/日	アルコール含有
pMDI	フルタイド® エアゾール／ フルチカゾンプロピオン酸エステル（FP）	通常1回50μg、1日2回 最大200μg/日	
pMDI	オルベスコ® インヘラー／ シクレソニド（CIC）*	通常1回100〜200μg、1日1回 最少50μg/日	アルコール含有
pMDI	アドエア® エアゾール／ サルメテロールキシナホ酸塩・フルチカゾンプロピオン酸エステル（SFC）	最大2噴霧を1日2回 （1噴霧 FP 50μg/SLM 25μg 製剤のみ適応）	
DPI	フルタイド® ディスカス、フルタイド® ロタディスク／ フルチカゾンプロピオン酸エステル（FP）	通常1回50μg、1日2回 最大200μg/日	乳糖含有
DPI	パルミコート® タービュヘイラー／ ブデソニド（BUD）	通常1回100μgまたは200μg 1日2回 最大800μg/日	添加剤なし
DPI	アドエア® ディスカス／ サルメテロールキシナホ酸塩・フルチカゾンプロピオン酸エステル（SFC）	1回FP 100μg/SLM 50μgを1日2回 （FP 100μg/SLM 50μg 製剤のみ適応）	乳糖含有
懸濁液	パルミコート® 吸入液／ ブデソニド（BIS）	通常0.25 mgを1日2回、 または0.5 mgを1日1回	ネブライザーにて吸入

*肺内のエステラーゼにより活性代謝物に変換される局所活性化型薬剤

テップを選択する．治療が開始されたら，最近1ヵ月のコントロール状態を評価し，治療を調整していく．良好なコントロールが維持されればステップダウン，良好でない場合は，増悪因子を検討した後，ステップアップを考慮する．JPGL2017では年少児の喘息の扱いが変更され，2歳未満の「乳児喘息」は5歳以下の「乳幼児喘息」とひとくくりとなった．2歳未満と2〜5歳の喘息の差異を示すエビデンスがないためである．5歳以下の反復性喘鳴のうち，24時間以上続く呼気性喘鳴を3エピソード以上繰り返し，$β_2$刺激薬吸入後に改善する場合に乳幼児喘息と診断する．効果に乏しい場合は，長期管理薬を1ヵ月間投与し，投与中は効果があり，投与中止後に再燃する場合に乳幼児喘息とする．診断がより確実となり，ICSを含む過剰治療を防ぐことが期待される．

ICSは根治療法か，対症療法か？

ICSは根治療法となり得るのだろうか．実際はICSは対症療法であり，自然経過を変えられないとされる．Guilbertらは幼児を2年間ICSで治療した後に中止すると，3年目の症状や呼吸機能がプラセボと差がなかったことを報告し，ICSが喘息の経過に変化をもたらさないことを示した[8]．成人でICSによる早期介入がリモデリングを抑制する報告もあり，長期予後をまったく修飾しないとは結論づけられないが，少なくともICSが根本的な治療薬ではないことは確かであると考えられる．

4 ICSの副作用と注意点，対策

a. ICSによる成長障害

近年相次いでICSによる成長障害が報告された[9〜11]．中でもCAMP studyでは，ブデソニド400μgを5〜12歳から4〜6年間連日使用した患者を平均25歳までフォローし，吸入群の身長が開始から2年間で平均1.3 cm低いこと，成人に達してからも平均1.2 cm低いことが示された[11]．

1.2 cmならいいのではという考えもあるだ

II 各論

表2 小児喘息の長期管理に関する薬物療法プラン（6〜15歳）（文献7）より転載

治療ステップ		治療ステップ1	治療ステップ2	治療ステップ3*3	治療ステップ4*3
長期管理薬	基本治療	発作の強度に応じた薬物療法	下記のいずれかを使用 ▶低用量ICS ▶LTRA*1	下記のいずれかを使用 ▶中用量ICS ▶低用量SFC*2	下記のいずれかを使用 ▶高用量ICS ▶中用量SFC*2 以下の併用も可 ・LTRA ・テオフィリン徐放製剤
	追加治療	▶LTRA*1	▶上記治療薬を併用	上記に以下のいずれかを併用 ▶LTRA ▶テオフィリン徐放製剤	以下を考慮 ▶ICSのさらなる増量あるいは高用量SFCへの変更 ▶抗IgE抗体 ▶全身性ステロイド薬
短期追加治療		▶貼付薬もしくは経口薬のβ₂刺激薬（数日から2週間以内）			
		コントロール状態が改善したら中止する．改善が不十分ならばステップアップを考慮する．			
発作治療		▶SABA頓用 [改善しない場合は急性増悪（発作）への対応（文献7）第8章）を参照]			

LTRA：ロイコトリエン受容体拮抗薬　　ICS：吸入ステロイド薬
SABA：短時間作用性吸入β₂刺激薬　　SFC：サルメテロール・フルチカゾン配合剤

追加治療：基本治療によってコントロール状態が改善したものの十分なコントロールが得られない場合に1ヵ月以上の継続治療として考慮する治療．追加治療でも十分なコントロールが得られない場合はステップアップを行う．

短期追加治療：長期管理中に感冒や季節性の変動などで一過性のコントロール悪化が認められた場合に2週間以内で追加する治療．喘息や呼気延長など，明らかな急性増悪（発作）の所見はないが，運動，啼泣の後や起床時などに認められる一過性の咳嗽，覚醒するほどではない夜間の咳き込みなどが認められるときに併用し，コントロール状態が改善したら速やかに中止する．2週間以上必要である場合には，追加治療やステップアップを行う．

*1：DSCG吸入や小児喘息に適用のあるその他の経口抗アレルギー薬（Th2サイトカイン阻害薬など）を含む．
*2：SFCは5歳以上から保険適用がある．SFCの使用に際しては原則として他のβ₂刺激薬は中止する．
*3：治療ステップ3以降の治療でコントロール困難な場合は小児喘息治療に精通した医師の管理下での治療が望ましい．

吸入ステロイド薬の用量の目安（μg/日）

	低用量	中用量	高用量
FP, BDP, CIC	〜100	〜200	〜400
BUD	〜200	〜400	〜800
BIS	〜250	〜500	〜1,000

FP：フルチカゾン
BDP：ベクロメタゾン
CIC：シクレソニド
BUD：ブデソニド
BIS：ブデソニド吸入懸濁液

サルメテロール（SLM）/フルチカゾン（FP）配合剤（SFC）の用量の目安

用量	低用量	中用量	高用量
FP/SLM（μg/日）	100/50	200/100	400〜500/100
使用例	SFC 50 エアゾール 1回1吸入 1日2回	SFC 100 DPI 1回1吸入 1日2回	中用量SFC＋中用量ICSあるいはSFC 250 DPI* 1回1吸入 1日2回

※小児適用なし

SFC 50 μg エアゾール製剤：1噴霧中 FP 50 μg/SLM 25 μg，100 μg DPI製剤：1吸入中 FP 100 μg/SLM 50 μg

---

ろうが，この1.2 cmは平均である．ステロイドに対する感受性は個人差があり，人によっては抑制が大きくなる可能性があることから，筆者は決して軽視すべきではないと考える．反面，喘息のコントロールが悪ければ，そのために成長抑制が起こる可能性もある．副作用を恐れるあまりICSが不十分となれば本末転倒である．

適切にICSを使うには以下の点に留意する．
① 重症度を正確に把握し適応を判断する，②

コントロールが良好になるまでは十分に使用し，良好になったら維持できる最小量とする，③吸入指導を行う，④患者に合った吸入薬を選択する，⑤定期的に身長を測定する．漫然と惰性で使用することは避けるべきである．

b. 口腔，咽頭，喉頭の副作用

吸入した薬剤の一部は口腔内，咽喉頭の粘膜に付着し，カンジダ感染，違和感や嗄声などの副作用を起こす．副作用予防として吸入後のうがいが推奨されるが，年少児や障害児では困難である．

うがいができない児の副作用を減少させるには，次の方法がある．①吸入の適切化，②吸入薬剤・デバイスの選択，③吸入後の食事・飲水，④口腔ケアである．薬剤の肺内到達率を上げるためには，吸入指導の徹底，スペーサー使用をお勧めする．DPIからpMDI＋スペーサーへの変更によって副作用が軽減できる場合もある．吸入後，速やかに飲水，食物摂取を行うことにより消化管に薬剤を落とすこともできる．歯磨きなど口腔ケアを行うとさらに副作用が軽減できる．自力でうがいや経口摂取が困難な場合は，口腔内を拭く，水を注入し吸引するなどにより口腔内の洗浄を行う．嗄声はうがいで防ぐことは難しいが，薬剤を変更する，休薬期間を設ける，必要最少量にするなどの工夫で軽減できる．まれだが，筆者は牛乳アレルギー児が含有される乳糖中の微量な乳タンパクによりアレルギー症状を呈した経験がある．

5 吸入ステロイド薬使用における疑問点

a. 間欠投与 vs 定期投与

筆者は，最良の喘息治療は，以下の因子のバランスの上に成り立つと考えている．①治療が必要かつ十分，②副作用が最小限，③患者負担が最小限，④良好なアドヒアランス，⑤費用対効果が良好．漫然とした治療は過剰医療に，副作用への過剰な懸念は治療不足につながりかねない．ICSは定期吸入が推奨されているが，成長抑制の問題が存在する．そこで，上記バランスを保つ方法としてICSの間欠投与という考え方が出てきており，軽症持続型喘息においてその有効性が示されている[9,10,12]．しかしながら，各報告で患者背景，年齢，吸入タイミング，薬剤の種類・期間・量などが異なる点に留意する必要がある．長期の効果や呼吸機能に対する影響も検証されていない．現時点のメタ解析では，間欠投与が有効であるというエビデンスは十分でなく[13]，今後のデータの蓄積が待たれる．

b. ICSの増量 vs ICS/LABA

コントロールが良好でない場合，ICSの増量か，ICS/LABAへの変更か，迷うところである．両者を比較した論文をメタ解析した報告によると，朝夕のピークフロー (PEF) はICS/LABAの方が改善したものの，急性増悪や無症状の日数など他の指標には差がなかった[14]．両者は同等かICS/LABAがやや有効というところだろうか．筆者は効果が変わらないのであれば，副作用を考慮するとICS/LABAへの変更の方が有利と考える．

c. ICS vs ロイコトリエン受容体拮抗薬 (LTRA)

中等症持続型以上の場合は，ICSがLTRAより有効であり，ICS使用が推奨される[15]．しかしながら，年少児や軽症持続型以下の患者のデータは存在しない．筆者は，軽症持続型以下の場合はどちらも同様に有効であり，どちらが良好なアドヒアランスが期待できるかなど個々の要素を考慮した上で選択し，効果を評価すればよいと考える．

- ICS は基本的な薬剤であり定期使用が推奨されているが，効果が高いため，ついだらだらと使用してしまう場合もある．丁寧な診療に基づき，評価を行い，治療を調節し，また評価するという地道な積み重ねで，オーバートリートメントを防ぐことも大切である．

●文献
1) Rachelefsky G. Pediatrics 2009, 123：353-366
2) Calpin C, et al. J Allergy Clin Immunol 1997 100：452-457
3) Roorda RJ, et al. J Allergy Clin Immunol 2001 108：540-546
4) Suissa S, et al. N Engl J Med 2000, 343：332-336
5) Lipworth B, et al. Lancet Respir Med 2014, 2：497-506
6) Sonnappa S, et al. J Allergy Clin Immunol Pract 2017, pii：S2213-2198 (17) 30557-3
7) 日本小児アレルギー学会：小児気管支喘息治療・管理ガイドライン 2017，協和企画，2017
8) Guilbert TW, et al. N Engl J Med 2006, 354：1985-1997
9) Turpeinen M, et al. Arch Dis Child 2008, 93：654-659
10) Martinez FD, et al. Lancet 2011, 377：650-657
11) Kelly HW, et al. N Engl J Med 2012, 367：904-912
12) Zeiger RS, et al. N Engl J Med 2011, 365：1990-2001
13) Chauhan BF, et al. Cochrane Database Syst Rev 2013, 28：CD009611
14) Jose A, et al. Pediatrics 2012, 130：e650-e657
15) Chauhan BF, et al. Cochrane Database Syst Rev 2012, 16：CD002314

〈小林茂俊〉

b. 気管支喘息 2）急性増悪（発作）

Key Points

急性期の治療では，発作強度を正確に把握し，それに応じて迅速に対応することが重要である．全身性ステロイド薬は基本的な治療薬であり，必要に応じて十分量を用いる．同様の発作強度であっても，もともと重症である場合，呼吸管理の経験がある場合，社会的要因がある場合など，状況により全身性ステロイド薬の投与を早期から考慮する．

1 疾患の概念（臨床症状を含む）

気管支喘息では，感染，気候，運動など種々の要因により発作的に咳，喘鳴，呼吸困難をきたす．このように急に喘息症状が悪化することを「発作」と呼称していた．「小児気管支喘息治療・管理ガイドライン 2017（JPGL2017）」では，喘息の本態が慢性気道炎症であることから，発作を一時的な急性悪化と捉えて，「急性増悪（発作）」という表現を用いることになった[1]．ただし，症状の程度を表すときには「発作」という表現を使用する．本項では，急性増悪におけるステロイドの使用法について概説する．

2 急性増悪の医療機関における対応

まず患者状態，すなわち発作強度を正確に把握する．表1にJPGL2017の発作強度の判定法を示す[1]．発作強度は主要所見のうち最も重度のもので判定する．表2に医療機関での急性増悪に対する薬物療法プランを示す[1]．全身性ステロイド薬は原則中発作以上で使用される．中発作では$β_2$刺激薬吸入の反復でも改善に乏しい場合に，大発作以上では初期治療として投与する．小発作の場合は吸入のみで改善することが多いが，改善に乏しい場合は中発作の治療に移行する．

3 全身性ステロイド薬の投与法

a. 種類と特性，投与量

JPGLにおける使用薬剤は静注薬が① ヒドロコルチゾン（5 mg/kg，6〜8時間ごと），② プレドニゾロン/メチルプレドニゾロン（0.5〜1 mg/kg，6〜12時間ごと），経口薬が① プレドニゾロン（1〜2 mg/kg/日，分1〜3），② デキサメタゾン（0.05〜0.1 mg/kg/日，分1〜2），ベタメタゾン（0.05〜0.1 mg/kg/日，分1〜2）である[1]．

ヒドロコルチゾンは血中消失半減期が1.2時間，生物学的半減期が8〜12時間と短く，即効性があり，副腎皮質抑制は少ないが，電解質への影響は強い．ナトリウム貯留や浮腫などが生じる場合は変更を考慮する．

プレドニゾロン/メチルプレドニゾロンは，血中消失半減期が2.5〜2.8時間，生物学的半減期が12〜36時間と中間的だが，電解質への影響が少ない．デキサメタゾン，ベタメタゾンは血中消失半減期が3.5時間，生物学的半減期が36〜72時間で，電解質への影響は小さいが，副腎皮質抑制が強い[2]．

II 各論

表1 急性増悪（発作）治療のための発作強度判定（文献1）より転載

			小発作	中発作	大発作	呼吸不全
主要所見	症状	興奮状況	平静		興奮	錯乱
		意識	清明		やや低下	低下
		会話	文で話す	句で区切る	一語区切り〜不能	不能
		起坐呼吸	横になれる	座位を好む	前かがみになる	
	身体所見	喘鳴	軽度		著明	減少または消失
		陥没呼吸	なし〜軽度		著明	
		チアノーゼ	なし		あり	
	SpO₂（室内気）*¹		≧96%	92〜95%	≦91%	
参考所見	身体所見	呼気延長	呼気時間が吸気の2倍未満		呼気時間が吸気の2倍以上	不定
		呼吸数*²	正常〜軽度増加		増加	
	PEF	（吸入前）	>60%	30〜60%	<30%	測定不能
		（吸入後）	>80%	50〜80%	<50%	測定不能
	PaCO₂		<41 mmHg		41〜60 mmHg	>60 mmHg

主要所見のうち最も重度のもので発作強度を判定する．
*1：SpO₂の判定にあたっては，肺炎など他にSpO₂低下を来す疾患の合併に注意する．
*2：年齢別標準呼吸数（回/分）
　　0〜1歳：30〜60　　1〜3歳：20〜40　　3〜6歳：20〜30
　　6〜15歳：15〜30　　15歳〜：10〜30

表2 医療機関での急性増悪（発作）に対する薬物療法プラン（文献1）より転載

発作強度	小発作	中発作	大発作	呼吸不全
初期治療	β₂刺激薬吸入	酸素吸入（SpO₂≧95%） β₂刺激薬吸入反復*¹	入院 酸素吸入・輸液 β₂刺激薬吸入反復*¹ または イソプロテレノール持続吸入*³ ステロイド薬全身投与	入院 意識障害があれば人工呼吸管理 酸素吸入・輸液 イソプロテレノール持続吸入*³ ステロイド薬全身投与
追加治療	β₂刺激薬吸入反復*¹	ステロイド薬全身投与 アミノフィリン点滴静注（考慮）*² 入院治療考慮	イソプロテレノール持続吸入（増量）*³ アミノフィリン持続点滴（考慮）*² 人工呼吸管理	イソプロテレノール持続吸入（増量）*³ アミノフィリン持続点滴*² 人工呼吸管理

*1：β₂刺激薬吸入は改善が不十分である場合に20〜30分ごとに3回まで反復可能である．
*2：アミノフィリン持続点滴は痙攣などの副作用の発現に注意が必要であり，血中濃度のモニタリングを行うことを原則として，小児の喘息治療に精通した医師の管理下で行われることが望ましい．実施にあたっては，文献1）表8-8を参照のこと．

- アミノフィリン投与を推奨しない患者
  1) 2歳未満の患者
  2) 痙攣既往者，中枢神経系疾患合併例
  3) アミノフィリンやテオフィリン徐放製剤による副作用の既往がある患者

*3：イソプロテレノール持続吸入を行う場合は人工呼吸管理への移行を念頭に置く必要がある．実施にあたっては文献1）表8-12を参照のこと．

> **処方例：**
> ① ヒドロコルチゾン
>   5 mg/kg/回を6〜8時間ごと
> ② プレドニゾロンあるいはメチルプレドニゾロン
>   0.5 mg/kg/回を6〜12時間ごと
> いずれもゆっくり静注する

b. 注意点

ステロイドによるアレルギーには注意を要する．ステロイド静注により悪化し，ヒヤリとさせられた経験をお持ちの方は少なくないだろう．防腐剤のパラベン，コハク酸エステル構造を持つステロイドが原因とされるが，リン酸エステルのステロイドでも頻度は少ないが気管支収縮などを起こし得る．一般的に経口薬はアレルギーを起こしにくい．一部のメチルプレドニゾロンには微量の乳タンパクが含有されており，牛乳アレルギー児への投与は注意する．

プレドニゾロンの散剤は苦いため，年少児ではデキサメタゾンやベタメタゾンのシロップが選択に入ってくるが，量が多いこと，半減期が長く副腎皮質抑制が起こりやすいことから，必要最小限とし，日常的な使用は避ける．

ステロイドは即効性がなく効果発現に数時間を要するため，状態によっては効果発現を待たずに，より強力な他治療に移行する．

c. 早めの投与を考慮すべき場合

JPGL2017 では，全身性ステロイド薬の併用を早期から考慮すべき患者を次のように示している[1]．①治療ステップ3以上の長期管理を行っている，②過去1年間に入院の既往がある，③意識障害を伴う急性増悪や急性増悪のために気管挿管をされたことがある．その他に筆者は，月に1回以上経口ステロイド薬を使用（長期管理の再検討が必要）している場合，今までにない強い発作の場合，社会的状況により病院を受診しにくい場合なども適宜考慮することにしている．

4 ステロイド薬の投与期間・漸減

急性増悪は初期治療が大切で十分な量を投与する．投与間隔は初回投与後の効果をみて判断すると決めやすい．効果が乏しい場合には間隔は短いほうを選択し，それでも効果が乏しければ増量を検討する．努力呼吸の消失など明らかな臨床症状の改善があればステロイドは中止してよい．喘鳴が完全に消失するまで，酸素化が正常化するまで投与が続けられている場合があるが，これは過剰投与である．通常は3〜5日の使用で十分な効果が期待できる．

乳幼児の上気道感染時にはステロイドの効果が少なく，喘鳴がなかなか消失しないことがあるが，喘鳴だけで判断せず，全身状態を主な目安とするとよい．通常数日以内であればステロイドは漸減の必要はない．

5 全身性ステロイド薬使用における疑問点

a. 経静脈投与 vs 経口投与

経静脈投与と経口投与で有効性に差がないとの報告があるが[2]，日本では静注されることが多い．欧米では経口投与が多いが，それにはいくつかの理由がある．欧米では医療費抑制のために安価な経口薬が使用され，コストのかかる経静脈的管理は敬遠される．日本は世界で最も救急医療へのアクセスが容易な国であるが，欧米では救急外来はなかなか受診できないため，自宅でもできる治療がより重視される．前述のアレルギーも理由のひとつである．

ではどちらにするべきかだが，筆者は静注がよいと考える．経口薬は苦しいときには飲みづらいし，多くの患者は全身状態が不良で脱水を伴うため輸液による改善も期待できる．ルートを確保するということは安全の面からも望ましい．小児ではステロイド薬によるアレルギーは多くないが，もしあったとしても15～30分をかけてゆっくり投与することで回避しやすくなる．

b. ステロイドは何回使っていいか

JPGL2017では，全身性ステロイド薬が1ヵ月に3日間以上使用される場合は，長期管理の方法を詳細に検討する必要があるとされる．これはもちろん正しいが，そもそも全身性ステロイド薬の投与が適正であったかという問題がある．当直のときなど，そこまで重症ではなくても念のため使ってしまうことはあるのではないだろうか．過剰投与，特にシロップ剤は副腎皮質抑制をきたし得ることから，安易な投与は慎み，適応は慎重にすべきである．

c. 吸入ステロイド（ICS）の増量は急性増悪に効果があるか

急性増悪の際のICS増量は効果があるだろうか．急性増悪時に倍量あるいは4倍量使用した論文のメタ解析では有効性は示されなかった[3]．また，6歳未満の児を対象とした同様の研究はまだない．ICS増量は，全身性ステロイド薬の投与回避を期待してのことだと思われるが，現時点では効果は明確でないといわざるを得ない．

Tips

- 十分量の全身性ステロイド薬を使用することは大切であるが，筆者は発作強度や治療効果を正確に評価しないまま，ステロイド薬が過剰に使用される場合もあると考えている．急性増悪時に使用されるステロイドの量は決して少ないものではないことを念頭に置き，「なんとなく」，「だらだら」投与することは慎むべきである．

●文献
1) 日本小児アレルギー学会：小児気管支喘息治療・管理ガイドライン2017，荒川浩一他（監修），協和企画，2017
2) Jónsson S, et al. Chest 1988, 94：723-726
3) Kew KM, et al. Cochrane Database Syst Rev 2016, 7：CD007524

（小林茂俊）

Ⅱ 各論　B 疾患別のステロイド療法　17. 眼科疾患

a. アレルギー性結膜炎

Key Points

1. Ⅰ型アレルギーが関与する結膜の炎症性疾患である.
2. 症状は眼掻痒感, 充血, 眼脂, 流涙, 羞明, 異物感などである.
3. 抗アレルギー点眼薬が第一選択治療で, 効果不十分な場合にステロイド療法を併用する.
4. ステロイド点眼による眼圧上昇や白内障に注意する.

1 疾患の概念（臨床症状を含む）

アレルギー性結膜疾患は「Ⅰ型アレルギーが関与する結膜の炎症性疾患で, 何らかの自他覚症状を伴うもの」と定義される. また, 下記の4つに分類され, 症状としては軽症では掻痒感, 結膜充血などが多く, 重症では異物感, 眼分泌物, 疼痛などが起こる（図1）.

a. アレルギー性結膜炎（AC）

発症の時期から季節性アレルギー性結膜炎（SAC）と通年性アレルギー性結膜炎（PAC）に分けられ, 病態としては同様である. 結膜に増殖性変化（眼瞼結膜の乳頭増殖・増大あるいは輪部結膜の腫脹や堤防状隆起）のみられないアレルギー性結膜炎である. また, くしゃみ, 鼻汁, 鼻閉などの鼻症状が合併することがある.

b. アトピー性角結膜炎（AKC）

アトピー性皮膚炎患者に発症し, 軽症の場合はアレルギー性結膜炎と同様の症状で, 増殖性変化を伴う場合もある. また, 顔面のアトピー性皮膚炎の程度と結膜炎の程度は必ずしも相関せず, 皮膚炎の治療も重要である.

c. 春季カタル（VKC）

10歳前後の男児に多く, 春から夏にかけて症状の増悪がみられるが, 通年でみられる. また, 眼瞼結膜, 輪部結膜の増殖性変化や重症化すると角膜にプラーク形成などがみられる.

d. 巨大乳頭結膜炎（GPC）

コンタクトレンズ, 義眼装用者に春季カタルと類似した上眼瞼の巨大乳頭を伴う増殖性の結膜炎を認める. 特にソフトコンタクトレンズ装用者に多くみられる[1].

2 ステロイドはなぜ効くか

a. 病態生理

すべてのアレルギー性結膜疾患は, Ⅰ型アレルギー反応が関与しており, 局所でのIgE産生の増加, 肥満細胞の脱顆粒, 好酸球の浸潤が認められる. 肥満細胞は細胞内顆粒中にヒスタミンなどのケミカルメディエーターやプロテアーゼを持っており, 含有するプロテアーゼによって2種類に分類される. トリプターゼ（＋）キマーゼ（＋）のTC型肥満細胞とトリプターゼ（＋）キマーゼ（−）のT型肥満細胞と呼ばれ, 一般に粘膜固有層にTC型肥満細胞, 粘膜上皮層にT型肥満細胞が存在し, 正常粘膜においてはTC型肥満細胞を多く認める.

アレルギー性結膜疾患は急性期にはT型肥満細胞が増加し, 慢性期にはTC型肥満細胞が増加し, 存在比率は疾患・ステージによってさまざまである[2]. Ⅰ型アレルギーは10〜30分をピークとする即時相反応と, 6〜12時間をピークとする遅発相反応に分けられる.

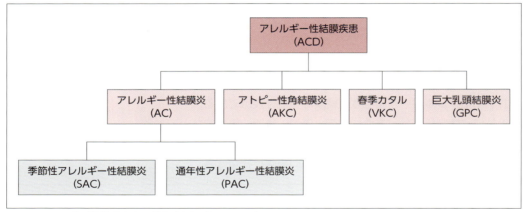

図1 アレルギー性結膜疾患の分類（文献1）より引用）

即時相反応はマクロファージなどの抗原提示細胞からの抗原情報がT細胞，B細胞，特異的IgE抗体を産生する．

この特異的IgE抗体は受容体を介して肥満細胞に結合し，脱顆粒され，同時にさまざまなケミカルメディエーターを遊離する．遅発相反応6〜12時間後にT細胞，好酸球と好中球を中心とした細胞浸潤と，ケミカルメディエーターや組織障害性蛋白などによる反応で，細胞外基質の産生や分解の関与が慢性化や難治化の原因と考えられる[3]．

b. ステロイドの作用機序

ステロイド薬は，肥満細胞や好酸球，リンパ球などの炎症細胞の浸潤抑制，サイトカインやケモカインなどの起炎物質の産生抑制，血管透過性抑制などにより，広汎な抗炎症作用を示す．

3 初期投与の投与量，投与方法

a. 病態に即した適正な投与量は？

アレルギー性結膜疾患の第一選択治療は抗アレルギー点眼薬（メディエーター遊離抑制薬，ヒスタミンH₁受容体拮抗薬）であり，効果不十分な場合にステロイド療法を併用する．

眼科領域のステロイド薬は点眼薬，眼軟膏，内服，注射があり，炎症の重症度に応じた力価のステロイド点眼薬を併用する．

> 処方例（抗アレルギー点眼薬の効果がない場合）：
> フルオロメトロン（フルメトロン®）0.1%・1日4回

b. エビデンスはあるのか

エビデンスレベルなし．

4 治療効果の判定と「次の一手」

a. 治療効果の判定

自覚症状（掻痒感，充血，異物感など）の改善や，他覚的所見にて充血，増殖性変化の改善を認める場合，治療効果ありと判断する．

b. 効きが悪いときの「次の一手」

アレルギー性結膜炎は小学生高学年〜中高生に多い疾患であり，自己点眼のコンプライアンスが悪い場合がある．実際の処方と点眼回数に差がある場合があり，点眼指導を行う．また，MAST33などでアレルゲンを特定し，曝露を減らすことも重要である．春季カタルにおいては免疫抑制点眼薬が認可されており，

ステロイド点眼薬と同等またはそれ以上の効果が期待され，ステロイド点眼液の前に使用する．

5 減量のしかた，止めどきは？副作用への対応は？

a. 投与期間，減量のしかた，投与終了のタイミング

増殖性変化の改善を得られた場合に，ステロイド点眼液の回数を漸減もしくはステロイド力価が高い場合は低力価の変更を行う．ステロイド点眼液の急な中止は再発を引き起こす可能性がある．ステロイドを漸減し，中止可能な場合は抗アレルギー点眼薬や人工涙液に切り替える．

> 初期投与：
> フルオロメトロン 0.1%・1日4回
> 　　↓改善
> フルオロメトロン 0.1%・1日2回
> 　　↓改善
> フルオロメトロン 0.02%・1日2回

b. 投与中の副作用にどのように対応するか

副作用として眼圧上昇（ステロイド緑内障），白内障，感染症の誘発などがある．特に小児では，眼圧上昇を起こす頻度が多く，突然の眼圧上昇を認めるために定期的に眼圧を測定する必要がある．

c. ステロイド以外の薬物療法，併用療法は？

治療の第一選択は抗アレルギー点眼薬であり，効果不十分な際に，ステロイド点眼薬を追加する．アレルギー性結膜炎では症状の強いときは抗アレルギー内服薬に加えて，低力価ステロイド点眼薬の併用あるいは頓用を行う．アトピー性角結膜炎で効果不十分な症例は，ステロイド点眼薬を併用するが，同時にアトピー性眼瞼炎の治療も積極的に行う必要がある．春季カタルは中等症以上の症例に対しては，免疫抑制点眼薬を追加投与する．2剤で効果不十分な重症例に対しては，さらにステロイド点眼薬を追加投与し，症状に応じてステロイド内服薬や瞼結膜下注射，外科的治療を行う場合もある．巨大乳頭結膜炎はコンタクトレンズが原因の場合は，装用中止，抗アレルギー点眼薬にて治療し，重症例にはステロイド点眼薬を追加する．

d. 予後の注意点

多くのアレルギー性結膜疾患は予後良好であるが，重症例においては治療やコントロールに難渋することがある．

Tips

- アレルギー性結膜炎の中でも増殖性変化を認められるような重症例においてステロイド点眼液を使用する．長期ステロイド投与はステロイドによる緑内障や白内障を引き起こすために注意する必要がある．

●文献
*1) アレルギー性結膜疾患診療ガイドライン編集委員会：アレルギー性結膜疾患診療ガイドライン（第2版）．日眼会誌 2010, 114：830-870
2) Morgan SJ, et al. Eye(Lond)1991, 5：729-735
3) Leonardi A, et al. Invest Ophthalmol Vis Sci 2003, 44：183-189

（青木崇倫，外園千恵）

b. ぶどう膜炎

Key Points

1. ぶどう膜炎はぶどう膜（虹彩・毛様体・脈絡膜）を中心に眼内に炎症を生じる疾患である．
2. 初期治療として，ステロイド点眼を使用する．
3. ステロイド点眼でコントロール困難な場合は免疫抑制薬，ステロイド全身投与，抗TNF-α抗体を併用する．
4. ステロイド点眼による眼圧上昇や白内障に注意する．

1 疾患の概念（臨床症状を含む）

ぶどう膜炎はさまざまな原因から虹彩・毛様体・脈絡膜（ぶどう膜と総称）を中心に眼内に炎症を生じる疾患の総称で，網膜など周辺組織も含めた眼内に起こることもある．ぶどう膜炎は，その原因により非感染性ぶどう膜炎と感染性ぶどう膜炎に大きく分けられる．

非感染性ぶどう膜炎の原因としては若年性特発性関節炎（juvenile idiopathic arthritis：JIA），尿細管間質性腎炎ぶどう膜炎症候群（tubulointerstitial nephritis and uveitis syndrome：TINU症候群），サルコイドーシス，Behçet病，川崎病に伴うぶどう膜炎などがあり，感染性ぶどう膜炎の原因としてはウイルス感染症，寄生虫，真菌性眼内炎などがある．ぶどう膜炎に類似する疾患として仮面症候群（眼内リンパ腫）があり，鑑別には注意が必要である．

小児の場合は全身性疾患の合併を伴うぶどう膜炎が多く，原因不明で確定診断がつかず治療されることもある．また，自覚症状をうまく伝えられない場合や無症候性の場合があり，初診時から慢性化していることも多い．ここでは小児特有のぶどう膜炎であるJIA，TINU症候群をとりあげる．

a. 若年性特発性関節炎（JIA）

16歳以下の小児期に発症する原因不明の慢性関節炎と定義され，小児期の慢性関節炎の中で最も頻度の高い疾患である．JIAに伴うぶどう膜炎では，自覚症状の乏しい慢性再発性虹彩毛様体炎で，自覚症状・他覚症状が乏しいことから進行して発見されることも多い．前部ぶどう膜炎が主体で，帯状角膜変性や虹彩後癒着がしばしばみられる．

b. TINU症候群

特発性の急性尿細管間質性腎炎にぶどう膜炎を合併した疾患をTINU症候群と呼ぶ．本症が疑われたら尿中$β_2$ミクログロブリン（$β_2$-MG）検査が最も有用で，10倍以上の異常高値を示すことが多い．眼所見は，前眼部炎症が中心となり虹彩毛様体炎，角膜後面沈着物を伴う前房炎症などを認め，再燃例や遷延例では，フィブリン，虹彩後癒着，前房蓄膿を呈することもある[1]．

2 ステロイドはなぜ効くか

a. 病態生理

ぶどう膜は血管が豊富な組織であり，白血球や微生物，抗原などの蛋白などを集積しやすいために炎症が起きやすく，それぞれのぶどう膜炎において病態や発症機序は異なって

いる.

感染性ぶどう膜炎では結核,梅毒,ウイルス（ヘルペスウイルス,サイトメガロウイルスなど）,寄生虫（トキソプラズマ）などが病原微生物として挙げられる.非感染性ぶどう膜炎では自己免疫が関与すると考えられており,小児では非感染性ぶどう膜炎が多い.JIAは活性化したT細胞やマクロファージの関与が指摘されており,TINU症候群では腎尿細管間質とぶどう膜との間に免疫学的共通抗原があると推定され,共通抗原に自己免疫的発症機序が働くと考えられている[2].ぶどう膜炎で最も多いサルコイドーシスでは,HLA（ヒト白血球抗原遺伝子）などの遺伝子要因を背景に,抗原によりTh1型細胞免疫反応が起こり,全身諸臓器に肉芽腫が形成されると考えられている.近年では,原因抗原としてアクネ菌などの微生物が候補として挙げられており,このようにぶどう膜炎の病態生理は多岐にわたる[3].

b. ステロイドの作用機序

ステロイド薬は,リンパ球,単球,好中球などの白血球の全般に対して抗炎症作用や自己免疫に対する免疫抑制作用が期待される.ぶどう膜炎の病態によって発症機序はさまざまであるが,広汎な抗炎症作用・免疫抑制作用により効果が認められる点から使用される.

3 初期投与の投与量,投与方法

a. 病態に即した適正な投与量は?

ぶどう膜炎の初期治療としてステロイド点眼液［ステロイド力価の高いベタメタゾンリン酸エステルナトリウム（リンデロン®）］を炎症,重症度に合わせて,回数を調整しながら用いる.また,小児では頻回の点眼が困難であることは念頭に置くべきである.成人の場合は,局所ステロイドの治療として,後部テノン嚢下注射を行う場合もあるが,小児の場合は手技が難しいことやステロイドの副作用の観点からあまり選択されない.

> 処方例：
> ベタメタゾンリン酸エステルナトリウム液0.1％（リンデロン®）・1日4回

b. エビデンスはあるのか

エビデンスレベルなし.

4 治療効果の判定と「次の一手」

a. 治療効果の判定

視力検査,眼圧,光干渉断層計などの検査所見や眼所見による炎症（前房内,硝子体内の浮遊する炎症細胞）にて判定を行う必要があり,定期的な眼科受診が必要となる.

b. 効きが悪いときの「次の一手」

局所ステロイドで効果がない場合は,治療に加えてメトトレキサートやシクロスポリンなどの免疫抑制薬やステロイド全身投与を考慮する.2013年よりシクロスポリンは非感染性ぶどう膜炎が認可されているが,メトトレキサートのほうが海外の報告が多く,慣習的にも選択されることが多い.また,免疫抑制薬にて効果が十分得られ,ステロイド全身投与は成長障害などの副作用が懸念される点から選択されることは少ない.

5 減量のしかた,止めどきは? 副作用への対応は?

a. 投与期間,減量のしかた,投与終了のタイミング

眼炎症がコントロールできている場合はステロイド点眼液の回数を漸減や,ステロイド力価の低い点眼に変更を行う.長期ステロイド点眼で白内障や緑内障の副作用が出るため

に，なるだけ低力価・少量のステロイド点眼でのコントロールを目指す．

b. 投与中の副作用にどのように対応するか

ステロイド局所投与による眼圧上昇，白内障，易感染であり，眼圧上昇を認めた場合，ステロイドの中止や中止が困難な場合は緑内障点眼を併用する．高度の白内障に対しては白内障手術，感染に対しては抗菌点眼などの治療を行う必要がある．また，ステロイド全身投与による一般的なステロイドの副作用に加えて，小児の場合は成長阻害に注意が必要である．

c. ステロイド以外の薬物療法，併用療法は？

2016年より，難治性非ぶどう膜炎に対しては，抗TNF-α抗体（ヒュミラ®）が適応となり，選択できるようになった[4]．局所，全身ステロイド療法・免疫抑制薬を併用しても治療困難な例に選択される．また，JIAではアスピリンなどの非ステロイド性抗炎症薬，抗リウマチ薬の適応がある．JIAの難治例には抗IL-6単クローン抗体であるトシリズマブ（アクテムラ®），抗TNF-α抗体薬エタネルセプト（エンブレル®），アダリムマブ（ヒュミラ®）の適応となるが，エタネルセプトはぶどう膜炎を悪化させる可能性が指摘されており，別の薬剤を選択するべきである[5]．

d. 予後の注意点

ステロイド点眼による緑内障や白内障に加え，全身投与が必要な症例では，重篤な副作用が起こらないか，小児科・膠原病内科・眼科での連携が必要である．

Tips

- 小児ぶどう膜炎の多くはステロイド点眼にてコントロール可能であるが，長期のステロイド使用が必要になることが多く，緑内障や白内障の合併症に注意が必要である．また，慢性・遷延化する場合は重篤な視力障害を残す場合もある．

●文献
※1) 中井 慶．あたらしい眼科 2012, 29：1347-1351
2) Shimazaki K, et al. Ocul Immunol Inflamm 2008, 16：51-53
3) 丸山和一．あたらしい眼科 2016, 33：535-541
4) 蕪城俊克．あたらしい眼科 2017, 34：505-511
5) Levy-Clarke G, et al. Ophthalmology 2014, 121：785-796

（青木崇倫，永田健児）

Ⅱ 各論　B 疾患別のステロイド療法　18. 耳鼻咽喉科疾患

a. 突発性難聴，ANCA 関連血管炎性中耳炎

Key Points

1. 突発性難聴の小児例では，自覚症状の表現がはっきりしないため，突発的に起きた難聴かわからず，診断が困難な場合がある．
2. 突発性難聴では，発症後 2 週間以内の早期治療が効果的である．
3. ANCA 関連血管炎性中耳炎（OMAAV）では，ステロイドと免疫抑制薬の併用療法が再燃の予防や聴力予後に関してより良好である．
4. OMAAV では，聾耳は治療しても回復しないので，聾に進行するまでに治療を開始することが必要である．

A. 突発性難聴

1 疾患の概念（臨床症状を含む）

　突然，難聴を生じ，患者がそのとき何をしているか明言できる場合，その難聴を突発難聴と呼ぶ．それら突発難聴のうち，内耳に起因し，かつ原因が不明のものを突発性難聴と呼ぶ．難聴は変動せず，めまいを伴う場合がある．原因が不明であるため，除外診断が必要である．病因として，現段階では循環障害とウイルス感染が有力視されているが，さまざまな疾患を内包していると思われる．厚生省特定疾患突発性難聴調査研究班より診断基準（案）が提唱されている（表1）[1]．

　突発性難聴は小児ではきわめてまれであり，18 歳未満の発生は 1 万人に 1 人の割合とされ，突発性難聴患者のうち 14 歳以下の占める割合は 3.5 % とされている[2]．小児例では，自覚症状の表現がはっきりしないため，突発に起こった難聴かわからず，診断が困難な場合がある．また，機能性（心因性）難聴も小児では特に考慮しなければならない．純音聴力検査で 40 〜 80 dB の水平型の聴力像を呈す

表 1　突発性難聴診断基準（案）
（厚生労働省難治性聴覚障害に関する研究班，2015 年）
（文献 1）より引用）

```
主症状
1. 突然発症
2. 高度感音難聴
3. 原因不明

参考事項
1. 難聴（純音聴力検査での隣り合う 3 周波数で各
   30 dB 以上の難聴が 72 時間以内に生じた）
   (1) 急性低音障害型感音難聴と診断される例を除外
       する
   (2) 他覚的聴力検査またはそれに相当する検査で機
       能性難聴を除外する
   (3) 文字どおり即時的な難聴，または朝，目が覚め
       て気づくような難聴が多いが，数日をかけて悪
       化する例もある
   (4) 難聴の改善・悪化の繰り返しはない
   (5) 一側性の場合が多いが，両側性に同時罹患する
       例もある
2. 耳鳴
   難聴の発生と前後して耳鳴を生ずることがある
3. めまい，および吐気・嘔吐
   難聴の発生と前後してめまい，および吐気・嘔吐を
   伴うことがあるが，めまい発作を繰り返すことはない
4. 第 8 脳神経以外に顕著な神経症状を伴うことはない

診断の基準：主症状の全事項をみたすもの
```

るなど機能性難聴が疑わしい場合，聴性脳幹反応（ABR），耳音響放射（OAE）などの他覚的聴力検査が必要となる．

2 ステロイドはなぜ効くか

　内耳にはコルチコステロイドに対する受容体の存在が知られており，ステロイド受容体を介した抗炎症作用が突発性難聴に効果があると考えられている．また，ステロイドによる蝸牛血流量の増加が治療効果を発揮することが示唆されている．以上から，ステロイドによる内耳保護効果が指摘されているが，明確な機序はわかっていない．

3 初期投与量，投与方法

　発症後 2 週間以内の早期治療が効果的である．軽症例は内服による外来加療も可能であるが，突発性難聴の多くは高度の難聴なので，入院加療による経静脈的投与が必要となる．下記に小児突発性難聴処方例を示す[2]．

内服：
① プレドニゾロン：1 mg/kg/日（分2）
② ビタミン B_{12}：30μg/kg/日
③ ATP（アデホス顆粒）：30 mg/kg/日
点滴：
① デキサメタゾン：0.1 mg/kg/日またはメチルプレドニゾロン：1〜2 mg/kg/日
② プロスタグランジン E_1：20μg/日
③ ビタミン B_{12}：500μg/日
④ ATP（アデホス-L）：20 mg/日

エビデンスレベルⅢ，推奨グレードC1．

4 治療効果の判定と「次の一手」

　治療効果は純音聴力検査による聴力の改善で判定する．ただし，小児例では純音聴力検査が信頼できないことも多い．その場合はABR などの他覚的聴力検査が必要となる．めまいを伴うもの，聴力障害が高度である例，高音障害例が聴力予後不良とされる．また，成人例の場合はステロイドの全身投与による効果が不十分であれば，ステロイドの鼓室内局所投与も検討される[3]．小児例でも可能であれば試みてもよいと思われる．

5 減量のしかた，止めどきは？

　2 週間ほどかけてステロイドを漸減させ，中止とする．中止以後，再増悪，変動する場合は，後述する ANCA 関連血管炎性中耳炎を含めた膠原病による難聴や，ステロイド依存性難聴，メニエール病，聴神経腫瘍など他疾患の可能性が高い．

B. ANCA 関連血管炎性中耳炎（OMAAV）

1 疾患の概念（臨床症状を含む）

　ANCA 関連血管炎（AAV）は，中耳炎を含めた上気道から初発することがある[4]．AAVに伴う中耳炎は共通した臨床像を呈することから，「ANCA 関連血管炎性中耳炎（otitis media with ANCA-associated vasculitis：OMAAV）」と呼ばれる．日本耳科学会により，OMAAV に関する全国調査が行われ，診断基準（表2）が提唱され，診療の手引きも発刊されている[5]．OMAAV の全国調査から得られた OMAAV の病態は以下であった．①抗菌薬に反応しない難治性中耳炎を呈し，急速に難聴が進行する．② MPO-ANCA 陽性が 56％，PR3-ANCA 陽性が 22％であるが，両 ANCA 陰性も 17％に存在する．③顔面神経麻痺（32％）と肥厚性硬膜炎（24％）を合併しやすい．④ 肺病変（38％）や腎病変（26％）を合併することもある．⑤ 時に両側聾になる（6％）．⑥ 治療法については，ステ

表2 ANCA関連血管炎性中耳炎診断基準
(日本耳科学会OMAAV全国調査ワーキンググループ2015年)(文献5)より引用)

以下のA), B), C)の全てが該当する場合OMAAVと診断する

A) 臨床経過(以下の2項目のうち,1項目以上が該当)
　1. 抗菌薬または鼓膜換気チューブが奏効しない中耳炎
　2. 進行する骨導閾値の上昇

B) 所見(以下4項目のうち,1項目以上が該当)
　1. 既にANCA関連血管炎と診断されている.
　2. 血清PR3-ANCAまたは血清MPO-ANCAが陽性.
　3. 生検組織で血管炎として矛盾のない所見(①②のいずれか)がみられる.
　　① 巨細胞を伴う壊死性肉芽腫性炎
　　② 小・細動脈の壊死性血管炎
　4. 参考となる所見,合併症または続発症(①〜⑤のうち1項目以上が該当)
　　① 耳以外の上気道病変,強膜炎,肺病変,腎病変
　　② 顔面神経麻痺
　　③ 肥厚性硬膜炎
　　④ 多発性単神経炎
　　⑤ 副腎皮質ステロイド(プレドニゾロン換算で0.5〜1 mg/kg)の投与で症状・所見が改善し,中止すると再燃する.

C) 鑑別疾患(下記の疾患が否定される)
　① 結核性中耳炎
　② コレステリン肉芽腫
　③ 好酸球性中耳炎
　④ 腫瘍性疾患(癌,炎症性線維芽細胞腫など)
　⑤ 真珠腫性中耳炎
　⑥ 悪性外耳道炎,頭蓋底骨髄炎
　⑦ ANCA関連血管炎以外の自己免疫疾患による中耳炎及び内耳炎

ロイドと免疫抑制薬の併用療法が再燃の予防や聴力予後に関してより良好である.⑦死亡例が現病死,治療死合わせて3%にみられ,その約半数は肥厚性硬膜炎によるくも膜下出血とみられる.この全国調査で小児例は,わずか1例のみであり,小児期の発症は非常にまれと考えられる.ただし,これまでに小児におけるAAVの病態は必ずしも完全に把握されていない.今後の小児におけるAAVの病態解明が待たれる.

2 ステロイドはなぜ効くか

ステロイドの抗炎症作用および免疫抑制作用による.

3 初期投与量,投与方法

AAVのガイドライン[6]に従い,プレドニゾロン(0.3〜1 mg/kg/日)と静注シクロホスファミド(CY)パルス(IVCY:15 mg/kg/月,4週ごと)または経口CY(25〜75 mg/日)から投与開始する.しかし,顔面神経麻痺や感音難聴などの内耳障害をきたした場合は,Bell麻痺や突発性難聴の治療に準じてステロイド大量投与を行うこともあり,この限りではない.また,聾耳は治療しても回復しないので,聾に進行するまでに治療を開始することが必要である.聴力の予後としては,顔面神経麻痺,肥厚性硬膜炎合併症例やステロイド単独治療例では不良である[7].よって,ステロイドに免疫抑制薬を併用することが推奨されている[5].

エビデンスレベルⅠ,推奨グレードA.

4 治療効果の判定と「次の一手」

聴力検査を定期的に行い,治療効果を判定する.肥厚性硬膜炎合併例では,MRIを定期的に撮像し,肥厚性硬膜炎の改善を評価する.完全に寛解が得られた場合,難治性中耳炎は正常化し聴力も改善し,肥厚性硬膜炎は消失する.寛解維持中に再燃することは少なくない.聴力,ANCA,炎症反応,他病変の出現をモニターにして,再燃と判断されれば薬剤の増量や再度寛解導入療法を行う.上記の寛解導入療法にても寛解されない場合,再燃を繰り返す場合は,リツキシマブの投与も考慮される.

5 減量のしかた，止めどきは？

上記で寛解された場合，維持療法を行う．維持療法では，免疫抑制薬は，CY を同量のアザチオプリン（AZA）に変更し，プレドニゾロンは 10～20 mg/日までは，10～20％量ずつ 4～8 週間ごとに減量する．プレドニゾロンは 10 mg/日程度でしばらく維持する．さらに 10 mg/日以下に減量する場合は 4～8 週間ごとに 1 mg または 10％量ずつ注意深く減量する．一般に AAV 患者では，治療開始から 12ヵ月以内にプレドニゾロン投与を中止した場合，再燃率が有意に上昇する．再燃した場合は，最初の寛解導入療法に用いた薬剤の用法・用量の適切性を検討し，再度寛解導入療法を実施する．効果があれば，寛解導入に準じて少量ずつ減量していく．両耳とも聾にまで進行した症例では，人工内耳も考慮する．

●文献
1) 小川　郁他．Audiology Japan 2015, 58：471-472
2) 守本倫子．耳鼻・頭頸外科 2010, 82：25-32
3) 欠畑誠治．日耳鼻会報 2017, 120：873-876
4) Harabuchi Y, et al. Clinical and Experimental Nephrology 2013, 17：663-666
5) 日本耳科学会（編）：ANCA 関連血管炎性中耳炎（OMAAV）診療の手引き，金原出版，2016
6) 厚生労働科学研究費補助金難治性疾患等政策研究事業（難治性疾患政策研究事業）難治性血管炎に関する調査研究班 有村義宏他（編）：ANCA 関連血管炎診療ガイドライン 2017, 診断と治療社，2017
7) Harabuchi Y, et al. Mod Rheumatol 2017, 27：87-94

（岸部　幹，原渕保明）

b. 顔面神経麻痺

Key Points

1. 小児顔面神経麻痺は，Bell 麻痺が約半数と最多であり，以下，Hunt 症候群，耳炎性，外傷性，先天性と続く．
2. 麻痺の程度が中等度以上の症例でステロイド投与が必要であり，重症度に応じて投与量を調整する．
3. Hunt 症候群では，ステロイドと抗ウイルス薬を投与する．
4. Bell 麻痺であっても，完全麻痺例では抗ウイルス薬も併用して治療する．
5. 発症後 1 週間から 1ヵ月以内の electroneurography (ENoG) にて，患側で波形が観察されれば予後良好と考えられる．

1 原因疾患

小児の顔面神経麻痺は，全顔面神経麻痺のうち 10 〜 20 ％といわれており[1]，成人と比べて予後が良好であるとする報告[2]がある．しかし，成人と比べて正確な評価が困難なことも少なくない．また，予後良好といえども，全例が治癒しているわけではない．小児では，入学，就職，結婚といった人生のさまざまな転機を迎えていかなくてはならず，顔面神経麻痺の後遺症は社会生活に大きな支障をきたすことが考えられる．

a. 頻度

小児期に顔面神経麻痺をきたす疾患の頻度は，Bell 麻痺(特発性顔面神経麻痺)が 48 ％と最多であり，以下，Hunt 症候群 14 ％，耳炎性 11 ％，外傷性 11 ％，先天性 8 ％と続く[1]．これらのうち，1 歳以下と 15 歳以下で比較すると，耳炎性の比率が 15 歳以下で 11 ％であるのに対して，1 歳以下で 32 ％と高くなる．よって，Bell 麻痺は全年齢で最多であり，乳幼児では先天性と耳炎性の比率が高く，学童期では Hunt 症候群の比率が高いという特徴がある[1]．Hunt 症候群は，水痘・帯状疱疹ウイルス(VZV)の再活性化により耳介水疱，顔面神経麻痺，内耳障害(難聴，めまい)などをきたす．耳介水疱を認めない，zoster sine herpete (ZSH) による顔面神経麻痺もあり，Bell 麻痺中 40 ％程度に検出されたとの報告[3]があるので注意が必要である．また，Bell 麻痺と単純ヘルペスウイルス 1 型 (HSV-1) の関連も強く示唆されている．

b. 診断

原因疾患の診断では，中枢性もあり得るため顔面以外の神経学的所見がないか評価する(表1)．中枢性麻痺では前額部のしわには左右差が認められないことが鑑別点のひとつに挙げられる．末梢性では，中耳炎の有無，耳介部水疱の有無，耳下腺や頸部腫瘤による麻痺も鑑別する必要がある．

重症度診断では，麻痺の評価として 40 点法(柳原法)が頻用されている(図1)[4]．安静時の左右非対称と表情運動の 10 項目が評価される．各項目は 4 点(ほぼ正常)，2 点(部分麻痺)，0 点(高度麻痺)の 3 段階で評価され，20 点以上は軽度麻痺，10 〜 18 点は中等度麻痺，8 点以下は高度麻痺に分類される．しかし，乳幼児では困難な例も多い．そのた

II 各論

表1 小児期に顔面神経麻痺をきたす疾患

中枢性
先天性形成異常症（大脳，脳幹，顔面神経）
梗塞
外傷
腫瘍（脳幹部グリオーマなど）
多発性硬化症

末梢性
1. 感染
中耳炎・乳様突起炎
ウイルス感染症（EBV，CMV など）
ライム病
猫ひっかき病
2. 外傷
分娩外傷
頭蓋骨折（頭蓋底，側頭骨）
中耳への穿孔性外傷
3. 腫瘍
真珠腫
髄膜浸潤（白血病，転移性腫瘍，histiocytosis syndrome）
耳下腺腫瘍
聴神経腫瘍（神経線維腫症2型）
4. 代謝異常
甲状腺機能異常症
高血圧
5. 中毒
エチレングリコール
ヒ素
6. 医原性
手術（アデノイド・扁桃，耳下腺，乳突洞）
歯科治療
7. その他
Bell 麻痺
Melkersson-Rosenthal 症候群
Guillain-Barré 症候群
Sjögren 症候群
サルコイドーシス
Charcot-Marie-Tooth 病

（熊田聡子．小児内科 2010, 42（増刊号）：554-556 より引用）

め，激しく泣かせたときに，眼裂が閉じずに結膜がみえれば高度麻痺と考えられる．

予後診断では，発症後1週間から1ヵ月以内の electroneurography（ENoG）値が予後の指標となる．患側で，ENoG の波形が観察されれば予後良好と考えられる[2]．これは，顔面神経への電気刺激により顔面筋を動かし左右を比較するので，小児ではなるべく短く済ませるなどの工夫が必要となる．

c. 治療

治療では，耳炎性では，ペネム系などの抗菌薬治療を行い，中耳炎であれば鼓膜切開による排膿，乳様突起炎では乳突洞削開術などの外科的治療も考慮される．Bell 麻痺，Hunt 症候群ではステロイド投与を行うが，なるべく早期の投与が効果的であり，発症後3日以内が望ましい．また，Hunt 症候群では，抗ウイルス薬も併用する．これも発症後3日以内の投与が有効である．ZSH による顔面神経麻痺の可能性，Bell 麻痺であっても HSV-1 が関与することも多いことを考慮すると，近年では成人では Bell 麻痺であっても，中等度麻痺以上では抗ウイルス薬を併用することが推奨されている[5]．小児では，Bell 麻痺への抗ウイルス薬の使用は議論のあるところであるが，水痘の既往歴のある症例で発症後3日以内では使用すべきと考える．

2 ステロイドはなぜ効くか

神経浮腫の軽減と，これによる2次的な神経栄養血管の血流改善による．

3 初期投与量，投与方法，投与期間

ステロイドの投与が必要なのは，麻痺の程度が中等度以上の症例である．重症度によりプレドニゾロン（PSL）の投与量を調整する．抗ウイルス薬は発症後3日以内の投与であれば，より予後がよいので早期の症例では積極的に投与すべきである．小児 Bell 麻痺の軽症例では，経過観察でよいとする報告も散見される．しかし，後遺症を残す症例も少なからず存在し，ZSH もあり得ることや，Bell 麻痺

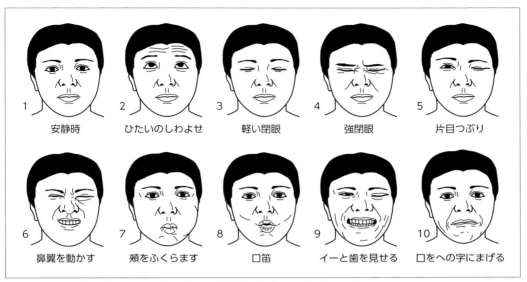

図1 40点法（柳原法）における顔面表情の評価項目（文献4）より引用改変）

であっても HSV-1 が関与することがあることを考慮すると，小児例であっても少なくとも高度麻痺例では抗ウイルス薬も併用して治療すべきと考えられる．

処方例
- 高度麻痺例：プレドニゾロン1～2 mg/kg/日を5日間経口投与し，10日で漸減終了
- 中等度麻痺例：プレドニゾロン0.5～1 mg/kg/日を初期投与し，漸減終了
- 高度麻痺例，Hunt症候群では，プレドニゾロンにアシクロビル5 mg/kg/回 1日3回8時間ごとに7日間点滴静注する

エビデンスレベルⅡ，推奨グレードC1．

4 治療効果の判定と「次の一手」

成人では，発症後1週間での ENoG 値が10％未満～無反応の場合，顔面神経減荷術も考慮される．本手術は，小児例では，成人に比べより確立されたエビデンスはまだないので，難聴の合併症もあり得ることを家族，患者に提示し，手術を行うか決めていく必要がある．

●文献
1) 柳原尚明他．小児耳鼻 1994，15：25-27
2) Baba S, et al. Otol Neurotol 2011, 32：1554-1558
3) Furuta Y, et al. Pediatr Infect Dis J 2005, 24：97-101
4) 柳原尚明他．日耳鼻会報 1977, 80：799-805
5) 村上信五：急性末梢性顔面神経麻痺に対する急性期の治療．日本顔面神経研究会（編），顔面神経麻痺診療の手引，金原出版，2011, 55-59

（岸部　幹，原渕保明）

a. アトピー性皮膚炎

Key Points

1. かゆみ，年代によって特徴的な分布を示す湿疹病変，慢性再発性の経過から診断する．
2. 炎症性皮疹に対しては十分な強さと量のステロイド外用によって寛解導入を図る．
3. 寛解導入後はステロイドあるいはタクロリムスの間欠投与により維持を図るが，再燃のたびに外用するリアクティブ療法と，再燃がなくても定期的に外用を継続するプロアクティブ療法がある．

1 疾患の概念（臨床症状を含む）

a. 疾患の定義・診断基準

日本皮膚科学会のガイドラインに従い，1) 瘙痒，2) 特徴的皮疹と分布，3) 慢性・反復性経過の3項目を満たすものを，症状の軽重を問わずアトピー性皮膚炎と診断する[1]．皮疹の分布は左右対称性で，前額，眼囲，口囲・口唇，耳介周囲，頸部，四肢関節部，体幹などに好発する．分布には年齢的な特徴があり，乳児期には頭と顔から皮疹が出現し，体幹や四肢に拡大するが，幼小児期には頸部，肘窩，膝窩などのアトピー性皮膚炎に最も特徴的な部位に皮疹が出現するようになる．思春期・成人期には顔面を含む上半身に皮疹が強くなる傾向がある．疑診例では急性あるいは慢性の湿疹とし，年齢や経過を参考にして診断する．

b. 除外診断と重要な合併症

合併はあるが除外すべき診断として，接触皮膚炎，脂漏性皮膚炎，単純性痒疹，疥癬，汗疹，魚鱗癬，皮脂欠乏性湿疹，手湿疹，皮膚リンパ腫，乾癬，免疫不全による疾患，膠原病［全身性エリテマトーデス（SLE）や皮膚筋炎］，ネザートン症候群が挙げられている．また重要な合併症として，伝染性軟属腫，伝染性膿痂疹，カポジ水痘様発疹症と，特に顔面の重症例における眼症状（白内障や網膜剝離など）が挙げられている．これら除外すべき疾患を十分に鑑別でき，重要な合併症について熟知しておくことが必要である[1]．

2 ステロイドはなぜ効くか

a. 病態生理

アトピー性皮膚炎においては，フィラグリン遺伝子変異に代表されるバリア機能低下（ドライスキン）を基礎に，環境抗原に対して容易に炎症を惹起すると考えられ，Th1タイプの接触皮膚炎（典型的な湿疹反応）で始まり，反復刺激によってTh2タイプの炎症に移行すると考えられる．アトピー素因といわれるように，自然免疫応答の異常もあって遺伝的にTh2炎症を起こしやすいと考えられる．ランゲルハンス細胞などの樹状細胞の抗原提示を受けて所属リンパ節で分化し，表皮細胞が産生するTARCなどのケモカインによって皮膚に動員され，TSLPなどのサイトカインによって活性化されたTh2細胞が，IL-4，IL-5，IL-13，IL-31などのサイトカインを産生し，好酸球浸潤，IgE高値，肥満細胞増加，末梢神経伸長などを特徴とする炎症病変を惹起する[2]．これらのサイトカインや炎症，掻破によってさらにバリアが破壊され，炎症が増悪

する．さらに最近では，特に小児やアジア人において乾癬と共通のIL-22/IL-17アクシスが関与することや，抗原非特異的にTh2タイプサイトカインを産生する2型自然リンパ球（ILC2）が関与することも示唆されている[3]．

b. ステロイドの作用機序

ステロイドは細胞増殖・分化に関わる転写因子を非選択的に阻害するが，アトピー性皮膚炎においては特に，血管透過性亢進の抑制，接着分子発現の抑制，T細胞サイトカイン産生の抑制が主作用と考えられている[4]．その他，好酸球浸潤・活性化の抑制，マクロファージ浸潤・活性化の抑制・サイトカイン産生の抑制，肥満細胞サイトカイン産生の抑制・プロスタグランジンとロイコトリエン産生の抑制，ランゲルハンス細胞抗原提示の抑制作用も知られている．

3 初期投与の投与量，投与方法

近年，保湿剤の重要性は広く認識されつつあるが，炎症の鎮静においてはやはりステロイド外用薬の有効性が高い（推奨度1，エビデンスレベルA）[1]．炎症性皮疹であっても保湿剤を塗って満足してしまう患者も多く，ステロイド外用の重要性を最初に十分説明する必要がある．皮疹の重症度に応じ，重症の皮疹にはベリーストロングあるいはストロング，中等症の皮疹にはストロングあるいはミディアム，軽症の皮疹にはミディアム以下のランクのステロイド外用薬を用い，乾燥症状主体の軽微な皮疹にはステロイドを含まない外用薬を用いることが推奨されている[1]．第2指の先端から第1関節部まで口径5mmのチューブから押し出された量（約0.5g）を成人手掌2枚分に外用する（finger tip unit）のを標準とし，初期は1日2回（朝と夜入浴後）外用する．

> 処方例（標準）：0.5gを成人手掌2枚分に外用する．初期は1日2回

4 治療効果の判定と「次の一手」

a. 治療効果の判定

皮疹の重症度にもよるが，掻破痕や水疱・びらんなどの急性病変が消失し，苔癬化や痒疹結節などの慢性病変が軽快するまで1週間から1ヵ月ほど1日2回のステロイド外用を継続する．急性病変は早期に寛解に至るが，しばらく外用を継続しないと再燃し得る．また慢性病変を寛解に導くには忍耐強い外用継続が必要である．

b. 効きが悪いときの「次の一手」

外用量が少ないかステロイドが弱い可能性があり，使用歴を確認し外用法を再度指導した上で，ステロイドの増量や皮疹を選んでランクアップを考慮する．顔面・頸部では弱いステロイドよりも<u>タクロリムス</u>の方が有効性が高く，バリアが回復すれば吸収されないことから，保湿を兼ねて広く長く外用するよう指導する．浸出液が多く痂皮をすぐ掻き破ってしまうような症例では，<u>亜鉛華軟膏を混合</u>しガーゼに伸ばして皮疹を覆う<u>密封療法</u>が有効である．

十分な薬物療法を行ってもしばしば増悪を繰り返すような症例では，増悪のタイミングを再検討し，避けるべき食物や環境因子がないか検索する．入浴法や汗対策，爪や髪の毛の手入れなどの皮膚を取り巻く環境の改善も重要である．

c. さらなる「次の一手」

抗ヒスタミン薬の併用は補助的治療に位置づけられるが，かゆみが強くじんましんを合併する症例や皮膚以外のアレルギー症状がある症例では，脳への移行が少ない非鎮静性の

第二世代抗ヒスタミン薬の併用も考慮する．
　成人の重症例や最重症例では，シクロスポリン内服，さらに生物学的製剤のデュピルマブ皮下注射が保険適応となり高い有効性が認められるが，小児では未承認である．

5 減量のしかた，止めどきは？副作用への対応は？

a. 減量のしかた

　視診と触診によって個々の皮疹の状態を確認しながら細かく外用法を指導する．「目を閉じて触ってもつるっとして周りとの差がわからない」寛解状態を目指し，寛解が近づけばステロイドは1日1回の外用とし，寛解に至れば間欠投与によってその状態を維持しながら徐々に中止する．保湿剤の全身外用は寛解後も継続する．

b. 寛解維持のしかた

　再燃のたびにステロイドを外用するリアクティブ療法と，再燃がなくても定期的にステロイドあるいはタクロリムス外用を継続するプロアクティブ療法があり，個々の症例について選択あるいは併用する．病勢の指標として推奨される血清TARC値を「目にみえない皮膚の炎症」の指標とし，正常値を維持することを目標とすることも提案されている．

c. 投与中の副作用にどのように対応するのか

　定期的な診察により皮疹の改善度と副作用の出現の有無を確認し，適宜外用内容を修正する．皮膚萎縮線条を除き，局所性副作用の多くはステロイド外用の中止あるいは適切な処置により軽快する．

d. 予後の注意点

　プロアクティブ療法によって治癒も望めるという論もあるが，アトピー性皮膚炎は遺伝的素因をもとに一生にわたって出没する可能性のある疾患であり，安易に「治癒」という言葉を用いるべきではないと考える．

Tips

- プロアクティブ療法が近年盛んにいわれている．母親が外用する乳児には有効で食物アレルギーの予防にも望ましいと考えるが，あまり厳格にならず，リアクティブ療法も認めて患者にプレッシャーを与えすぎないことが重要と考える．

●文献
1) 日本皮膚科学会アトピー性皮膚炎診療ガイドライン作成委員会：アトピー性皮膚炎診療ガイドライン2016年版．日皮会誌 2016，126：121-155
2) Kabashima K. J Dermatol Sci 2013, 70：3-11
3) Honda T, et al. J Allergy Clin Immunol 2017, 140：369-376
4) 大槻マミ太郎．薬局 2013，64：1889-1894

（金澤伸雄）

b. Stevens-Johnson 症候群・中毒性表皮壊死症

Key Points

1. SJS と TEN は粘膜を含む全身に表皮壊死をきたす重症薬疹で，オーバーラップする．
2. 小児の SJS/TEN は，成人と比べマイコプラズマなどの感染症に続発することが多い．
3. 被疑薬を中止し，早期にパルスを含むステロイド大量療法を行うが，表皮剥離が全身に及んだ段階では感染症対策を十分に行う必要がある．
4. 熱傷に準じた皮膚と粘膜の局所処置と，後遺症を残さないような眼科的治療を行う．
5. 治療中の感染症，特に CMV 再活性化に注意する．

1 疾患の概念（臨床症状を含む）

a. Stevens-Johnson 症候群（SJS，皮膚粘膜眼症候群）

高熱や全身倦怠感などを伴い，口唇・口腔，眼，外陰部などの粘膜を含む全身に，表皮の壊死性障害を認める紅斑・びらん・水疱が多発する疾患である．薬剤性が多いが，マイコプラズマやウイルス感染に伴って発症することもある．日本皮膚科学会のガイドライン[1]に従い，1) 皮膚粘膜移行部（眼・口唇・外陰部など）の広範囲で重篤な粘膜病変（出血・血痂を伴うびらんなど），2) 皮膚の汎発性の紅斑に伴う，表皮の壊死性障害に基づくびらん・水疱（外力を加えると表皮が容易に剥離すると思われる部位も含め，その面積は**体表面積の10％未満**であり，軽快後には痂皮・膜様落屑がみられる），3) 発熱，4) 病理組織での表皮の壊死性変化，5) 多形紅斑重症型を除外，の主要所見5項目をすべて満たせば，副所見を十分考慮した上で，全経過の評価により SJS と診断する．

b. 中毒性表皮壊死症（TEN，Lyell 症候群）

多くは消炎鎮痛薬，抗菌薬，抗けいれん薬，高尿酸血症治療薬などの薬剤により，SJS と同じスペクトラムにあるが，さらに広範囲に紅斑とびらんが出現する重篤な疾患である．日本皮膚科学会のガイドライン[1]に従い，1) 広範囲に分布する紅斑と**体表面積の10％を超える**水疱・びらん（外力を加えると表皮が容易に剥離すると思われる部位も含める），2) 発熱，3) ブドウ球菌性熱傷様皮膚症候群・トキシックショック症候群・伝染性膿痂疹・急性汎発性発疹性膿疱症・自己免疫性水疱症を除外，の主要所見3項目をすべて満たせば，副所見を十分考慮した上で，全経過を踏まえて総合的に TEN と診断する．SJS から進展する場合が多く，表皮剥離が体表面積の10〜30％の場合は，国際基準に準じて SJS/TEN オーバーラップと診断してもよい．

2 ステロイドはなぜ効くか

a. 病態生理

SJS と TEN いずれにおいても，組織傷害性の強い CD8 陽性エフェクターT 細胞である細胞溶解性 T 細胞（CTL）による細胞毒性型過敏反応によって，表皮の顕著なアポトーシスとリンパ球の表皮向性浸潤を認める[2]．すなわち，ランゲルハンス細胞などの樹状細胞や

II 各論

角化細胞によってクラスⅠ抗原提示されたCD8 T細胞は，樹状細胞によってクラスⅡ抗原提示され分化したCD4 T細胞のヘルプによってCTLに分化・活性化し，可溶性Fasリガンド，パーフォリン，グランザイムB，グラニュライシンなどの細胞溶解物質を放出し，角化細胞や樹状細胞をアポトーシスさせる[2,3]．特定の薬剤が重症薬疹を起こしやすい理由として，カルバマゼピンやアロプリノールなどの特定の薬剤が，特定のHLAクラスⅠ分子の抗原結合ポケットにうまくはまってCD8 T細胞を活性化し得ることが判明している[3]．

b. ステロイドの作用機序

ステロイドは細胞増殖・分化に関わる転写因子を非選択的に阻害するが，SJSとTENにおいては特に，ステロイド大量療法によって，CTLバーストといわれるCTLの活性化・増殖反応が抑えられる[4]．

3 初期投与の投与量，投与方法

a. 全身療法

薬剤性の場合は速やかに被疑薬を中止し，TENの場合は熱傷に準じた全身管理を開始した上で，ステロイド全身投与を行う．通常，プレドニゾロンまたはベタメタゾン，デキサメタゾンを，中等症ではプレドニゾロン換算0.5～1 mg/kg/日，重症では1～2 mg/kg/日で投与開始する[1]．口腔粘膜病変のために内服投与ができない場合は点滴治療を行う．一方，重症例や急激に進展する症例，皮疹が軽度でも眼合併所見の重症例では，メチルプレドニゾロン0.5～1 g/日・1回（小児では30 mg/kg/日・1回，最大1,000 mg/日）を3日間連続で点滴静注するパルス療法も考慮する（推奨度C1）．ただし，表皮剥離が全身に及んだ段階でステロイド開始する場合は，感染症対策を十分に行い，パルス療法は避ける[1]．

> 処方例：プレドニゾロン（プレドニン®）
> ・中等症：0.5～1 mg/kg/日
> ・重症：1～2 mg/kg/日

b. 併用療法

小児に多いマイコプラズマ感染による呼吸器症状がある場合は，抗菌薬投与が推奨され（推奨度B），ステロイドと併用される[1]．

c. 皮膚および粘膜の処置

疼痛を伴う滲出性紅斑や水疱・びらん部に対して，熱傷に準じた無菌的な処置を行う（推奨度C1）．具体的には，シャワーや微温湯で洗浄後，アズレン含有軟膏などの油性軟膏を伸ばしたガーゼや創傷被覆材などで被覆する．発症初期は抗炎症作用を期待して一時的にステロイド外用も行うが，二次感染に十分注意する．口唇や外陰部は，疼痛の軽減と癒着や感染の予防目的で，適宜洗浄後に油性軟膏を外用または塗布したガーゼなどで被覆する．

d. 眼科的治療

眼粘膜症状は発症年齢が低いほど重症化しやすい傾向があり，重篤な後遺症を招く恐れがあることから，小児では特に注意が必要である[1]．結膜充血を認める症例ではフルオレセイン染色により上皮欠損の有無を確認し，角膜あるいは結膜の上皮欠損もしくは偽膜形成を認めれば重症とし，0.1％ベタメタゾン点眼あるいは眼軟膏を1日6～10回局所投与し，抗菌点眼薬または眼軟膏を1日4回程度併用する[1]．もし両眼の充血がありながら眼科専門医の診察を受けるまで2日以上かかる場合には，ステロイドと抗菌薬の点眼を1日4回程度行い，眼脂や充血の程度を観察する（推奨度B）[1]．結膜充血を認めなければ，経過観察のみでよい．

4 治療効果の判定と「次の一手」

a. 治療効果の判定
解熱傾向，紅斑・表皮剝離・粘膜疹の進展の停止，びらん面からの滲出液の減少，末梢血白血球異常の改善，肝機能障害などの臓器障害の改善などを指標とする[1]．

b. 効きが悪いときの「次の一手」
効果がみられないのに漫然と同量のステロイド薬投与を継続したり，少量ずつ増量や減量を繰り返すことは避け，パルス療法を含むステロイド薬の大幅な増量や，免疫グロブリン大量静注療法（推奨度B）や血漿交換療法（推奨度C1）など他の治療法の併用を考慮する[1]．

5 減量のしかた，止めどきは？副作用への対応は？

a. 減量のしかた
初期投与量で効果がみられたら，4～7日後にプレドニゾロン換算で10 mg/日または20％程度減量し，以後は回復の程度に合わせて3～7日ごとに10 mg/日程度ずつ減量する[1]．デキサメタゾンやベタメタゾンで開始した場合は，適宜プレドニゾロンに切り替える．パルス療法を行った場合は，翌日からプレドニゾロン換算で1～2 mg/kg/日の十分量のステロイドを投与し，以後は回復の程度に合わせて上と同じように漸減する[1]．

b. 投与中の副作用にどのように対応するのか
経過中の発熱に対しては安易に解熱剤を投与せず，プロカルシトニンなどの指標も用いて感染症と原病の増悪を鑑別し，熱源を探索する[1]．腹痛・下血などの症状があれば，上部・下部消化管内視鏡検査を検討する．特にサイトメガロウイルス（CMV）再活性化に注意して適宜抗原血症検査を行い，病理検査によりCMV胃腸炎と診断されれば，ただちにガンシクロビルを投与する（推奨度A）[1]．

c. 予後の注意点
SJSとTENの致死率はそれぞれ約3～5％，20～30％と高い．患者の年齢，基礎疾患，合併症，全身状態によって治療に対する反応は大きく異なることに留意し，個々の患者の容体に即してその都度適切な治療を選択する必要がある[1]．

Tips
- SJS/TENの病態を理解し，早期に診断し十分な治療を行うことで，後遺症を回避することが重要である．

● 文献
1) 重症多形滲出性紅斑ガイドライン作成委員会：重症多形滲出性紅斑スティーヴンス・ジョンソン症候群・中毒性表皮壊死症診療ガイドライン．日皮会誌 2016，126：1637-1685
2) 池澤善郎：SJS/TENの発症機序．古江増隆（総編），皮膚科臨床アセット 第2巻 薬疹診療のフロントライン，中山書店，2011，79-89
3) Chung WH, et al. J Dermatol Sci 2012, 66：190-196
4) 池澤善郎：薬疹の治療．玉置邦彦（総編），最新皮膚科学大系 第5巻 薬疹・中毒疹，中山書店，2004，318-326

（金澤伸雄）

c. 薬剤性過敏症症候群と急性汎発性発疹性膿疱症

Key Points

1. DIHS は，特定の薬剤の長期摂取後に高熱と臓器障害を伴って発症し，薬剤中止後も HHV-6 の再活性化を伴って遷延する重症薬疹である．
2. AGEP は高熱とともに多数の小膿疱を伴う紅斑を汎発性に生じる重症薬疹である．
3. 被疑薬を中止して十分なステロイド療法を行い，再燃に備えてゆっくり減量するが，AGEP では被疑薬の中止のみで改善する例も多い．
4. DIHS では特に CMV 再活性化に注意する．
5. DIHS では 1 型糖尿病などの自己免疫疾患が続発することがある．

1 疾患の概念（臨床症状を含む）

a. 薬剤性過敏症症候群（DIHS, DRESS）

抗けいれん薬，高尿酸血症治療薬，サルファ剤，ミノサイクリン，メキシレチンなどの投与 2〜6 週間を経て高熱と臓器障害を伴って発症し，ヒトヘルペスウイルス（HHV）-6 を主とする各種ヘルペスウイルスの再活性化によって経過が遷延する重症薬疹である．

厚生労働省の重症副作用疾患別対応マニュアル[1]に従い，1) 限られた薬剤投与後に遅発性に生じ，急速に拡大する紅斑（しばしば紅皮症に移行する），2) 薬剤中止後も 2 週間以上遷延する，3) 38℃ 以上の発熱，4) 肝機能障害，5) 白血球増多（11,000/mm^3 以上）・異型リンパ球の出現（5% 以上）・好酸球増多（1,500/mm^3 以上）のうち 1 つ以上の血液学的異常，6) リンパ節腫脹，7) HHV-6 の再活性化，の主要所見 7 項目をすべて満たせば典型 DIHS，1)〜5) の 5 項目を満たせば（ただし，4) の肝機能障害の代わりにその他の重篤な臓器障害でも構わない）非典型 DIHS と診断する．

b. 急性汎発性発疹性膿疱症（AGEP）

抗菌薬，抗真菌薬，抗てんかん薬，非ステロイド性抗炎症薬，痛風治療薬などの摂取後に，高熱とともに急速に多数の無菌性小膿疱を有する汎発性の紅斑を生じ，末梢血の好中球増多を伴う重症薬疹である．

厚生労働省の重症副作用疾患別対応マニュアル[2]に従い，1) 急速に出現，拡大する紅斑，2) 紅斑上に多発する無菌性の非毛孔性小膿疱，2) 末梢血の白血球中の好中球増多（7,000/mm^3 以上），4) 38℃ 以上の発熱，の主要所見 4 項目をすべて満たせば診断できる．病理組織学的に角層下あるいは表皮内膿疱を呈し，膿疱性乾癬，角層下膿疱症，中毒性表皮壊死症，汗疹，敗血疹を除外する必要がある．

2 ステロイドはなぜ効くか

a. 病態生理

DIHS では薬剤アレルギーによる皮疹とウイルス再活性化による臓器障害の二峰性経過が特徴的である．初発の皮疹では Stevens-Johnson 症候群（SJS）/ 中毒性表皮壊死症（TEN）のような表皮壊死はなく，真皮の浮腫

と表皮への炎症細胞浸潤を認め，細胞傷害性T細胞（CTL）による細胞毒性型過敏反応が優位ながらCD4 T細胞による遅延型過敏反応も関与する[3]．さらに免疫グロブリン減少などの免疫異常が加わって，単球に潜伏感染するHHV-6が再活性化し，活性化T細胞などに感染し増殖する．

　AGEPにおいてもCTLによる細胞毒性型過敏反応が優位とされる[3]が，表皮に浸潤した活性化T細胞がIL-8のほかGM-CSF，IFN-γ，TNF-αなどのTh1型サイトカインを産生し，角化細胞がさらにIL-8を分泌しICAM-1を発現することで表皮への好中球浸潤を促す．最近ではさらにTh17細胞の関与や，一部の症例では汎発性膿疱性乾癬と同様に遺伝子変異によるIL-36受容体アンタゴニスト欠損があることが示されている．

b. ステロイドの作用機序

　SJS/TENと同様に，ステロイド大量療法によってCTLの活性化・増殖反応が抑えられる．ただし，DIHSではステロイドがむしろウイルス再活性化を促進する可能性もあり，注意を要する．

3 初期投与の投与量，投与方法

　速やかに被疑薬を中止するが，DIHSでは内服後2～6週と通常の薬疹よりも長いこと，AGEPでは市販の感冒薬なども原因となり得ることに注意する．DIHSでは通常，プレドニゾロン換算0.5～1 mg/kg/日で投与開始し，皮疹と全身症状が十分に改善するまで継続する．AGEPでは原因薬の中止と補液管理のみで自然に軽快する例も多いが，感染症の合併があれば抗菌薬を投与し，重症化しやすい基礎疾患がある例や原因薬が長期間投与された例，高齢者ではプレドニゾロン換算20～40 mg/日を投与する．急速に進行する重症型のDIHS/AGEPではステロイドパルス療法も行われる．

> **処方例：**
> プレドニゾロン換算0.5～1 mg/kg/日

　診療ガイドラインは未策定であるが，エビデンスレベルV，推奨グレードC1と思われる．

4 治療効果の判定と「次の一手」

a. 治療効果の判定

　SJS/TENと同様に，解熱傾向，紅斑や膿疱の進展の停止，末梢血白血球異常の改善，肝機能障害などの臓器障害の改善などを指標とする．

b. 効きが悪いときの「次の一手」

　通常量のステロイドが無効であればパルス療法を考慮し，それでも無効であれば免疫グロブリン大量静注療法や血漿交換療法などの併用を考慮する．ステロイド投与中に症状が遷延化すると追加治療を行っても病勢を抑えられないことが多く，初期から十分量のステロイドを投与することが重要である．

5 減量のしかた，止めどきは？副作用への対応は？

a. 減量のしかた

　症状に十分な改善がみられたら，数日～1週間ごとに初期量の1～2割ずつ減量する．ウイルス活性化による症状の再燃を認めた場合は，再燃が収まるまでステロイドは減量せずに維持する．

b. 投与中の副作用にどのように対応するのか

　サイトメガロウイルス（CMV）再活性化の場合はガンシクロビル投与を考慮し，重症であればさらに免疫グロブリン大量静注療法も

考慮する.

c. 予後の注意点

DIHS の軽快後早期に甲状腺疾患や I 型糖尿病，数年後に全身性エリテマトーデスや強皮症などの自己免疫疾患を生じることがあり，一種の免疫再構築症候群と捉えられる.

- DIHS と AGEP の病態を理解し，早期に診断し十分な治療を行うことが重要である.

●文献
1) 厚生労働省：重篤副作用疾患別対応マニュアル（薬剤性過敏症症候群）(http://www.pmda.go.jp/files/000146073.pdf)
2) 厚生労働省：重篤副作用疾患別対応マニュアル（急性汎発性発疹性膿疱症）(http://www.pmda.go.jp/files/000145283.pdf)
3) 池澤善郎：薬疹の診断. 玉置邦彦（総編），最新皮膚科学大系 第 5 巻 薬疹・中毒疹, 中山書店, 2004, 300-315

（金澤伸雄）

索 引

数字索引

Ⅰ型 IFN　109
11β-HSD1　12
11β-HSD2　12

欧文索引

A

AAV　194
AC　187
activator protein 1（AP-1）　18
ADAMTS13　149
AKC　187
ANCA 関連血管炎　194
　──性中耳炎　194
　────診断基準　195
AZP　144

B

Behçet 病　190
Bell 麻痺　197

C

CMV　205, 207
corticosteroid-binding globulin（CBG）　13
Crohn 病　137
cytokine storm　160

D

Duchenne muscular dystrophy（DMD）　127

E

EB ウイルス　100

F

Fisher 症候群　121

G

genomic action　16
glucocorticoid-induced osteoporosis（GIOP）　23
glucocorticoid receptor　2
GPC　187
GR　2, 16
GRE　18
Guillain-Barré 症候群　121

H

HHV-6　206
HLA クラスⅠ分子　204
HPA 系　12, 63
Hunt 症候群　197

I

IgA 血管炎　78
IGF-1　20
IGFBP　21
IgG4 関連漏斗下垂体炎　133
IgG4 陽性形質細胞　88
IL-6　111
ISKDC の組織分類　164
IVIG　105
IVMP 療法　106

J

juvenile idiopathic arthritis（JIA）　190

K

Kaposi 肉腫様血管内皮腫　156
Kasabach-Merritt 現象　156

M

MG　114
MR　16
multidrug resistance protein-1（MDR-1）　14
multi-target therapy　74

N

NMDAR 脳炎　124
non-genomic action　14, 16

O

OPG　24
osteoprotegerin　24

P

PAPP-A　21
　──2　21
PFAPA 症候群　81
posterior reversible encephalopathy syndrome（PRES）　33
PSL 療法　106
P 糖蛋白　14

S

SEGRA　17
sepsis　102
stanniocalcin 2（STC2）　21

T

TARC　200

TINU 症候群　190
TNF-α　111
treat-to-target 治療戦略　72
Trichosporon 属　172
tubulointerstitial nephritis and uveitis syndrome　190

V

VKC　187
VZV　197

――和文索引――

あ

亜急性壊死性リンパ節炎　109
亜急性甲状腺炎　135
アザチオプリン　144
アスピリン喘息　43
アトピー性角結膜炎　187
アトピー性皮膚炎　47
アミロイドーシス　84
アレルギー性結膜炎　187
アレルギー性鼻炎　175
アレルゲン免疫療法　177
アンテドラッグ　10

い

易感染性　48
インスリン　32
　――様成長因子結合蛋白　21
　――様増殖因子　20
インフラマソーム　84

う

ウイルス性肺炎　98
ウリナスタチン　79

お

オーバーラップ　143

か

潰瘍性大腸炎　137
可逆性後頭葉白質脳症　33
隔日投与　115
　――法　11
核内受容体スーパーファミリー　2
核崩壊産物　109
顎骨壊死　25
活性型ビタミン D 製剤　26
過敏性肺炎　172
カルシニューリン阻害薬　116
川崎病　105, 190
感音性難聴　93
寛解　161
眼筋型　114
間質性肺炎　76
肝生検　145
関節内注射　70
完全寛解　116
顔面神経減荷術　199

き

気管支喘息　178, 183
菊池病　109
偽性アレルギー反応　43
球型　114
急性肝炎様　142
急性散在性脳脊髄炎　118
急性発症型 AIH　142
吸入ステロイド［薬］　36, 178
局所的副作用　36
巨大乳頭結膜炎　187

く

グルココルチコイド　2
　――応答領域　18
　――受容体　16
　――α　111
　――誘発性骨粗鬆症　23
　――誘発性成長障害　20

　――レセプター　2
クループ症候群　166

け

形質細胞様樹状細胞　109
けいれん重積型　113
血球貪食症候群　152
血球貪食性リンパ組織球症　152
血清 RANKL　24
血栓性血小板減少性紫斑病　149
ゲノム作用　16
原発性硬化性胆管炎　143
原発性免疫不全症　91

こ

抗 IL-1 製剤　85
抗アセチルコリン受容体抗体　114
高血圧性脳症　33, 35
高サイトカイン　113
交差反応　42
好酸球性胃腸炎　140
好酸球性消化管疾患　140
好酸球性食道炎　140
好酸球増加症　158
甲状腺中毒症状　135
鼓室内局所投与　194
骨吸収マーカー　24
骨形成マーカー　24
骨転移に伴う痛み　58
コルチゾール　2

さ

催奇形性　60
細菌性髄膜炎　93
［筋線維の］再生　127
サイトカイン　96, 98
サイトメガロウイルス　205, 207
再燃　145
再発防止　116

索引

細胞毒性型過敏反応　203
細胞内グルココルチコイド活性化酵素　12
サクシゾン®　55
サルコイドーシス　190

し

自己炎症性疾患　91
自己免疫異常　115
自己免疫性疾患　114
視床下部-下垂体-副腎皮質系　12, 63
視神経脊髄炎　118
シメチジン　82
弱毒生ワクチン　50
若年性特発性炎症性ミオパチー　75
若年性特発性関節炎　69, 190
若年性皮膚筋炎　75
周術期　63
重症筋無力症　114
腫瘍による脊髄圧迫　58
春季カタル　187
消化管の閉塞に伴う痛み　58
静注シクロホスファミド　195
初期増悪　115
心筋炎　130
神経筋伝達障害　114
人工肝補助療法　144

す

髄液移行性　13
水痘・帯状疱疹ウイルス　197
頭蓋内圧亢進による頭痛　58
ステロイドアレルギー　42
ステロイド依存性難聴　194
ステロイドカバー　63
ステロイド感受性ネフローゼ症候群　161
ステロイド糖尿病　30
ステロイド白内障　28

ステロイドパルス療法　11, 70, 116, 131, 138, 144
ステロイド薬減量効果　14
ステロイド薬の減量　11
ステロイド薬の抵抗性　116
ステロイド薬服用者携帯カード　8
ステロイド離脱症候群　67
ステロイド緑内障　27
ステロイドレスポンダー　27

せ

成長障害　20, 47
成長抑制　145
セプシス　102
セレスタミン®　68
全身型　114
全身的副作用　36
選択的グルココルチコイド受容体アゴニスト　17

そ

組織移行性　13

た

ターゲット療法　9
胎児移行性　14
　──毒性　60
耐糖能異常　30
大量免疫グロブリン療法　105
タクロリムス薬　40
多剤併用療法　164, 165
多中心性キャッスルマン病　160
多発性硬化症　118
他免疫抑制薬　116
多毛　145

ち

聴神経腫瘍　194

て

低酸素血症　169
デキサメタゾン　112
デュシェンヌ型筋ジストロフィー　127
転写促進　16
転写抑制　16
伝染性単核球症　100
転倒　129
天然型コルチゾール　13

と

特発性間質性肺炎　169
突発性難聴　193
　──診断基準　193

な

生ワクチン　128
難治性中耳炎　194

に

二相性アナフィラキシー　45
尿細管間質性腎炎ぶどう膜炎症候群　190
尿蛋白/クレアチニン比　164
尿崩症　134
妊娠　60

ね

ネフローゼ症候群　161

は

敗血症　54, 102
橋本脳症　124
花むしろ様の線維化　88
バリア機能低下　200

ひ

非ゲノム作用　16
肥厚性病変　88
微小変化型ネフローゼ症候群　161

211

ビスホスホネート　25
ビタミンD　24
ヒトヘルペスウイルス-6　206
ヒドロコルチゾン　55, 64
皮膚萎縮線条　40
鼻噴霧用ステロイド　175
肥満　145
びまん性肺疾患　169

ふ

不活化ワクチン　50, 128
副腎機能不全　63
副腎クリーゼ　67
副腎皮質機能抑制　39
房状血管腫　156
フッ素化ステロイド薬　14
プレドニゾロン　114
プロアクティブ療法　202

へ

ヘパリン　112
扁桃摘出　82

ま

マイコプラズマ肺炎　96
マクロファージ活性化症候群　69
慢性ITP　146

み

ミネラルコルチコイド受容体　16

め

メチルプレドニゾロンパルス療法　73, 106, 112

メニエール病　194
免疫再構築症候群　208
免疫制御異常症　91
免疫性血小板減少症　146

ゆ

有痛性甲状腺腫　135
遊離コルチゾール　13

よ

溶血性尿毒症症候群　149

り

リンパ球性漏斗神経下垂体炎　133

検印省略

小児科ステロイドの使い方・止め方・続け方
効果は最大，副作用は最小をめざす診療のすべて

定価（本体 5,000円＋税）

2019年1月17日　第1版　第1刷発行
2020年7月15日　　同　　第2刷発行

編　者　稲毛　康司（いなもやすじ）
発行者　浅井　麻紀
発行所　株式会社 文 光 堂
　　　　〒113-0033　東京都文京区本郷7-2-7
　　　　TEL (03)3813-5478 (営業)
　　　　　　(03)3813-5411 (編集)

© 稲毛康司, 2019　　　　　　　　　印刷・製本：広研印刷

ISBN978-4-8306-3040-8　　　　　　　　Printed in Japan

- 本書の複製権，翻訳権・翻案権，上映権，譲渡権，公衆送信権（送信可能化権を含む），二次的著作物の利用に関する原著作者の権利は，株式会社文光堂が保有します．
- 本書を無断で複製する行為（コピー，スキャン，デジタルデータ化など）は，私的使用のための複製など著作権法上の限られた例外を除き禁じられています．大学，病院，企業などにおいて，業務上使用する目的で上記の行為を行うことは，使用範囲が内部に限られるものであっても私的使用には該当せず，違法です．また私的使用に該当する場合であっても，代行業者等の第三者に依頼して上記の行為を行うことは違法となります．
- JCOPY〈出版者著作権管理機構 委託出版物〉
本書を複製される場合は，そのつど事前に出版者著作権管理機構（電話03-5244-5088，FAX 03-5244-5089，e-mail：info@jcopy.or.jp）の許諾を得てください．